硕士研究生入学考试

中医综合精华笔记

中基中诊针灸分册

主编 郑婉 吴丹

中国中医药出版社
北京

图书在版编目（CIP）数据

硕士研究生入学考试中医综合精华笔记.中基中诊针灸分册/郑婉，吴丹主编.
—北京：中国中医药出版社，2017.5
ISBN 978 - 7 - 5132 - 4064 - 2

Ⅰ.①硕…　Ⅱ.①郑…　②吴…　Ⅲ.①中医医学基础—研究生—入学考试—
自学参考资料　②中医诊断学—研究生—入学考试—自学参考资料　③针灸
学—研究生—入学考试—自学参考资料　Ⅳ.① R2

中国版本图书馆 CIP 数据核字（2017）第 051088 号

中国中医药出版社出版
北京市朝阳区北三环东路 28 号易亨大厦 16 层
邮政编码　100013
传真　010 64405750
山东临沂新华印刷物流集团印刷
各地新华书店经销

开本 787×1092　1/16　印张 21.25　字数 488 千字
2017 年 5 月第 1 版　2017 年 5 月第 1 次印刷
书号　ISBN 978 - 7 - 5132 - 4064- 2

定价　65.00 元
网址　www.cptcm.com

社长热线　010 64405720
购书热线　010 64065415　010 64065413
微信服务号　zgzyycbs

书店网址　csln.net/qksd/
官方微博　http：//e.weibo.com/cptcm

淘宝天猫网址　http：//zgzyycbs.tmall.com

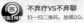

硕士研究生入学考试中医综合精华笔记
中基中诊针灸分册

编委会名单

总顾问 刘红宁

主　编 郑　婉　吴　丹

副主编 陈秀萍　贾广枝

编　委（以姓氏笔画为序）

刘　莎　李惠珍　杨　琳

林丽芳　奈雨茉　胡烈奎

赵彬彬　徐琳茜　梁鑫凌

江西中医药大学双惟班不弃疗团队的《中医综合精华笔记》即将出版了，借此机会，向不弃疗团队的全体同学——双惟学子表示诚挚的祝贺和由衷的敬意！

这是一部由在校本科学生独立编写的书籍。本科学生在大学期间有三种状况：少数人给自己加压，在完成必须的学习任务后，或选第二专业，或参加各种社会实践准备创业，或准备考研深造；大多数人是完成学业，获得毕业证、学位证；还有极少数人因各种原因不能按时完成学业。双惟班不弃疗团队显然是第一类人。这个团队有 14 名成员，在校期间，他们完成了 3467800 字的学习资料记录、写作，这本书就是从 300 多万字的学习资料中凝聚的精华。

这是一本考上研究生团队的经验总结。双惟班不弃疗团队的 14 名同学，在 2016 年同时考取硕士研究生。其中一位同学考了 400 分，团队考研平均成绩高出国家线 57 分。这部书就是他们考研的经验总结。

这是一部从学生视野出发帮助学生学习的参考书籍。与以往老师编写的复习资料有些不同，这是一部从学生的视野出发，帮助学生学习的书。哪一部分是学习重点，哪一部分是学习难点，哪一部分应该如何理解，哪一部分应该如何记忆，都来自双惟班不弃疗团队成员的切身体会。

这部书不仅可以给学中医的学生以帮助，也可以给教中医的老师以启迪，通过了解学生的学习方式，进一步提高教学效果。

我乐意推荐这本书，我更愿意推荐的是这本书形成过程中体现的不弃疗团队精神，即不抛弃，不放弃，追逐梦想，永不言弃。相信读者能从书中感受到这种精神。

江西中医药大学党委书记　刘红宁

2017 年 2 月

编 写 说 明

对于要不要考研，你是否还在犹豫？对于怎样备考，你是否还在迷茫？在犹豫和迷茫中，时间就会悄悄溜走，得不偿失。那些考研前辈的前车之鉴，难道还不够我们学习吗？考研尚在，扯什么诗和远方。当今本科生已经很难找到一份优质工作，而且考研也不仅仅是为了获得优质工作岗位，还包括获取社会认同与尊重。据有关调查资料显示，72.7% 的被调查者认为，我们的社会对高学历者的态度是尊重或以尊重为主，81.6% 的人承认自己比较重视或很重视学历。也许有些人会反驳说，那些没考研的同学事业也是顺风顺水，而在校研究生只是逃避就业问题罢了。但我们要以发展的眼光看问题，来日方长，优秀研究生的职业生涯将在高起点启航，同时，事业进程及人脉积累将呈现出本、专科同学所不曾拥有的加速发展。我们选择考研最重要的一条原因是为了以后更精致的人生。如果说物质上的富足来源于优质的工作，那么精神上的富足将来源于我们身处何种圈子。读研期间，你遇到的同学、朋友、导师都将成为你的新圈子，这些资源转化为你的另类财富，深刻地影响着你对后续人生的选择。中医类专业本科生中有不少人面临着毕业就失业的困境，此时不考研更待何时！中医考研，中医综合无疑是重头戏，我们编写《中医综合精华笔记》就是为了让同学们用最少的时间能最有效地攻克中医综合。编者虽不是资深考研辅导师，却也投入了大量的时间，用认真、负责、诚恳的态度对待这本书，以期能帮助考研学子们圆理想院校之梦。终于在我们这些中医考研"过来人"的潜心研究、编写与及时校正下，成就此书。

本书采用思维导图、表格归类等模式，把考试大纲、规划教材、历年真题糅合于一体，无论是编写内容还是编写形式都有别于其他中医综合辅导书，为了做到全面够用，我们花了大量精力透彻分析 27 年来的《中医综合考研大纲》，有条不紊、详细列出每个考点内容，但不似教材版繁杂冗长，并充分研究 1991 ～ 2017 年历年真题，在各考点后标注出题年份，帮助同学们明了各考点出题频次，能够对各考点做到心中有丘壑。

要想成为一本好的辅导书，内容不仅要全面，更要精简。为达到此目的，我们精雕细琢各知识点，帮同学们进行有针对性的复习。此外，本书为笔记总结，不设置过多的试题，旨在方便同学们高效率背诵记忆。

备战考研是一个忍受寂寞的过程，不能与二三好友去游玩，也不能常与男/女友耳鬓厮磨。考研考的不仅是大量知识的积累，是不断强大的内心，更是矢志不渝的信念。也许备战过程中会浮躁、会懈怠、会动摇，但请你想想考研对个人的提升，也请你坚信《中医综合精华笔记》始终陪伴着你，我们这些编委始终默默在你们后面，为你们加油打气。以前央视新闻有条微博说，七成网友赞成数学退出高考，下边一片叫好声。有个朋友淡淡回了句："数学就是用来把这七成人筛出去的。"多剽悍的一句话！所有被千夫所指的困难，都是为了淘汰懦夫，仅此而已。所以，努力吧，专心地背诵核心考点吧，相信《中医综合精华笔记》能为你带去一片晴空万里。

人无完人，书无完书，由于书中所涉内容繁浩，加之中医博大精深，不足之处在所难免，敬请广大考研朋友不吝指正。您的意见和建议是我们进步的不竭动力，欢迎您以电子邮件的形式（邮箱：2065991882@qq.com）反映问题。

最后，本书组稿过程中，我们得到了来江西中医药大学、中国中医药出版社在人力、物力上给予的大力支持，特别要感谢双惟实践班班主任、江西中医药大学党委书记刘红宁教授，以及双惟实践班指导老师章文春老师、温泉老师、刘海老师、吴俊老师、任淑慧老师、刘运锋老师等，同时也要感谢出版社周艳杰老师、刘昆老师、张双强老师以及其他整理者的艰辛努力，稿凡数易，深表钦佩，并致以诚挚的谢意！

本书编委会

2017 年 3 月

▶ 总 体

红色字体为历年真题考查的相关内容，2017年考试大纲新增内容用红色双划线标出，这些内容一般会在未来几年考查到，请大家熟记。重要考点都标出历年出题的频次，比如2010年的单选题2，标注为"10-2"，2010年的多选题，标注为"10X"。凡是只写年份，没有"X"符号的，都是单选题。

▶ 中基篇

红色字体为历年真题考查的相关内容，黑色加粗为重点掌握内容（主要包括原文、特性、基本的中医概念和理论等）。★标记更为突出的特点和易混淆的概念，是考试易考查的内容，需熟记。

▶ 中诊篇

红色字体为历年真题考查的相关内容，黑色加粗为重点掌握内容（主要包括原文、典型症状等）。★标记更为突出的症状和易混淆的概念，是考试易考查的内容，需熟记。

▶ 针灸篇

红色字体为历年真题考查的相关内容。针灸篇历年真题附在针灸篇最后面。针灸篇考查的知识比较广泛，大家可根据历年考查的次数来分配时间。后面病证的治疗各论部分，内容多，历年考查少，可相对略看。

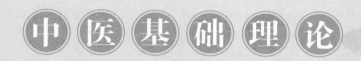

中医基础理论

第一章 绪 论

一、中医学理论体系形成的基础

中医学理论体系形成的基础：古代自然科学的渗透、古代哲学思想的影响、对生命现象的长期观察、长期医疗经验积累。（15X）

二、中医学理论体系的形成和发展

1.战国至秦汉时期的《黄帝内经》《难经》《伤寒杂病论》《神农本草经》等医学典籍的问世，标志着中医学理论体系的基本确立。

2.《黄帝内经》是现存最早的中医理论著作。

3.《伤寒杂病论》是东汉张仲景所著，包括《伤寒论》和《金匮要略》。其中《伤寒论》是中医学中成功运用辨证论治的第一部专书。

4.《神农本草经》简称《本经》或《本草经》，是我国现存最早的药物学专著。

中医学理论体系的发展

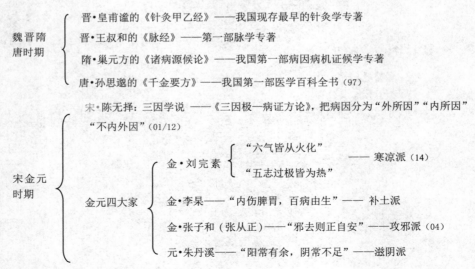

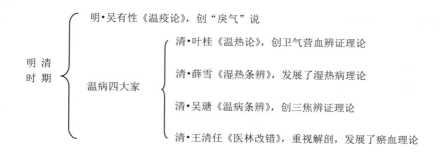

明清
时期
{
明·吴有性《温疫论》，创"戾气"说

温病四大家
{
清·叶桂《温热论》，创卫气营血辨证理论

清·薛雪《湿热条辨》，发展了湿热病理论

清·吴瑭《温病条辨》，创三焦辨证理论
}

清·王清任《医林改错》，重视解剖，发展了瘀血理论
}

三、中医学的基本特点

（一）整体观念（09）

1. 人体是一个有机整体

（1）**生理**上的整体性——①**五脏一体观**；②**形神一体观**。

（2）**病理**上的整体性。

（3）**诊治**上的整体性。

以五脏为中心的整体观中，沟通机体内外环境之间联系的是：五脏各有外候，与形体诸窍联结成整体；五脏主五志，将人的精神意识思维活动与五脏生理功能联结成整体（93X）。

2. 人与自然环境的统一性

（1）自然环境对人体**生理**的影响（**气候、昼夜晨昏、地域环境**）

①《灵枢·五癃津液别》："天暑衣厚则腠理开，故汗出，寒留于分肉之间，聚沫则为痛。天寒则腠理闭，气湿不行，水下留于膀胱，则为溺与气。"

②《素问·脉要精微论》★："春日浮，如鱼之游在波；夏日在肤，泛泛乎万物有余；秋日下肤，蛰虫将去；冬日在骨，蛰虫周密。"（08）

③《素问·生气通天论》："故阳气者，一日而主外。平旦人气生，日中而阳气隆，日西而阳气已虚，气门乃闭。"

（2）自然环境对人体**病理**的影响

①《灵枢·顺气一日分为四时》★："夫百病者，多以**旦慧、昼安、夕加、夜甚……朝则人气始生，病气衰，故旦慧**；日中人气长，长则胜邪，故安；夕则人气始衰，邪气始生，故加；夜半人气入脏，邪气独居于身，故甚也。"（05/16）

②《素问·金匮真言论》："春善病鼽衄，仲夏善病胸胁，长夏善病洞泄寒中，秋善病风疟，冬善病痹厥。"

③《素问·异法方宜论》："东方傍海而居之人易得痈疡，南方阳热潮湿之地易生挛痹。"

（3）自然环境与疾病**防治**的关系

相关内容详见《中医基础理论》。

3. 人与社会环境的统一性（17）

（1）社会环境对人体**生理**、**病理**的影响。

（2）社会环境与疾病**防治**的关系。

（二）辨证论治（02）

1. 病、证、症的基本概念。（13）

2. 辨证论治的基本概念。

3. 辨证与辨病相结合。

【真题篇】

17-1.《素问·疏五过论》"尝贵后贱"可致"脱营"，其影响因素是（ B ）

　　A. 体质因素　　　　　B. 社会环境　　　　　C. 地理差异　　　　　D. 季节因素

12-121. 下列各项中，属于中医学整体观念内容的有（ ABD ）

　　A. 形与神俱　　　　　B. 因地制宜　　　　　C. 同病异治　　　　　D. 四时养生

06-1. 根据"人与天地相应"的观点，下列哪项可对人体产生影响（ ABDE ）

　　A. 季节气候变化　　　B. 昼夜晨昏变化　　　C. 饮食偏嗜不同　　　D. 地区方域不同

　　E. 阴居以避暑

16-121. 昼夜晨昏对人体生命活动的影响有（ ABD ）

　　A. 阳气朝始生　　　　B. 阳气夜半衰　　　　C. 病情昏慧昼安　　　D. 病情夕加夜甚

第二章 精气、阴阳、五行

一、精气学说

（一）精气的基本概念

相关内容详见《中医基础理论》。

（二）精气学说的基本内容

1. 精气是构成宇宙的本原 。

2. 精气的运动与变化，包括气的运动和气化。气的运动，称为气机，主要形式有升、降、聚、散（升、降、出、入）等几种。气化，是指气的运动产生宇宙各种变化的过程。

3. 精气是天地万物相互联系的中介。

4. 天地精气化生为人。

（三）精气学说在中医学中的应用

精气学说对精气生命理论构建的影响、对整体观念构建的影响。

二、阴阳学说

（一）阴阳的概念及事物阴阳属性的相对性

1. 阴阳的概念

是对自然界相互关联的某些事物或现象对立双方属性的概括，即含有对立统一的概念。

例如四气：寒凉——阴，温热——阳；五味：辛甘淡——阳，酸苦咸——阴。（05）

《素问·阴阳应象大论》★："天地者，万物之上下也；阴阳者，血气之男女也；左右者，阴阳之道路也；水火者，阴阳之征兆也；阴阳者，万物之能始也。"（01）

2. 事物的阴阳属性

（1）绝对性

不可反称性——例如水属阴，火属阳。

（2）相对性

①阴阳属性可**互相转化**——例如重阴必阳、重阳必阴（物极必反）。

②阴阳之中复有阴阳——无限可分。

《素问·金匮真言论》*："背为阳，阳中之阳，心也；背为阳，阳中之阴，肺也；腹为阴，阴中之阴，肾也；腹为阴，阴中之阳，肝也；腹为阴，阴中之至阴，脾也。"（04）

（3）比较对象不同——事物的阴阳属性因比较对象的改变也可以发生改变。

（二）阴阳学说的基本内容

1. 阴阳对立制约**（93/96X/97/02/07/17）

（1）正常制约

《素问·脉要精微论》："冬至四十五日阳气微上，阴气微下；夏至四十五日，阴气微上，阳气微下。"

（2）制约太过

① "阳胜则热" "阳胜则阴病" → **"热者寒之"**（"热极似寒" → **"寒因寒用"**）。

② "阴胜则寒" "阴胜则阳病" → **"寒者热之"**（"寒极似热" → **"热因热用"**）。

《类经附翼·医易》："动极者，镇之以静，阴亢者，胜之以阳。"（92/97/03/11）

（3）制约不及

① "阳虚则阴盛" "阳虚则寒" → **阴病治阳** → "益火之源以消阴翳"。

② "阴虚则阳亢" "阴虚则热" → **阳病治阴** → "壮水之主以制阳光"。

2. 阴阳互根互用*

①《素问·阴阳应象大论》："阴在内，阳之守也，阳在外，阴之使也。"（91/04/12/16）

②《素问·生气通天论》王冰注："阳气根于阴，阴气根于阳；无阴则阳无以生，无阳则阴无以化。"（06/09/16）

③《素问·阴阳应象大论》：**"阳生阴长，阳杀阴藏。"**

④《春秋繁露·顺命》："孤阴不生，独阳不长。"（04/07/13X/15）

⑤《素问·生气通天论》：**"阴阳离决，精气乃绝。"**

⑥《景岳全书·补略》：**"善补阳者**，必于阴中求阳，则阳得阴助，而生化无穷；**善补阴者**，必于阳中求阴，则阴得阳升，而源泉不竭。"（94X/95/08/13X）

⑦ "阴损及阳"，"阳损及阴"。（04/13X/14）

3. 阴阳交感与互藏

（1）阴阳交感

①《周易·系辞下》："天地氤氲，万物化醇；男女构精，万物化生。"

②《道德经·四十二章》："道生一，一生二，二生三，三生万物，万物负阴而抱阳，冲气以为和。"

（2）阴阳互藏（16）

①《类经·运气类》："天本阳也，然阳中有阴；地本阴也，然阴中有阳，此阴阳互藏之道。"

②《素问·天元纪大论》："天有阴阳，地亦有阴阳……故阳中有阴，阴中有阳。"

③《素问·六微旨大论》："天气下降，气流于地；地气上升，气腾于天。故高下相召，升降相因，而变作矣。"

④《素问·天纪元大论》："动静相召，上下相临，阴阳相错，而变由生也。"

⑤《素问·阴阳应象大论》："地气上为云，天气下为雨。雨出地气，云出天气。"

4. 阴阳消长★（量变）

（1）阴阳互为消长（10）

对立制约——互为消长。

①**此长彼消**——"阴胜则阳病""阴胜则寒"；"阳胜则阴病""阳胜则热"。

②**此消彼长**——"阴虚则阳亢""阴虚则热"→"壮水之主以制阳光★"；"阳虚则阴盛""阳虚则寒"→"益火之源以消阴翳"。

《景岳全书·补略》："以寒热分阴阳，则阴阳不可混。"（此消彼长，此长彼消）

（2）阴阳皆消皆长

互根互用——**皆消皆长**。

①**此长彼亦长**——"阳生阴长"。

②**此消彼亦消**——"阳杀阴藏"。

《景岳全书·补略》：**"以精气分阴阳，则阴阳不可离。"**（此消彼亦消，此长彼亦长）

5. 阴阳转化（质变）

物极必反——重阴必阳、重阳必阴、寒极生热、热极生寒、寒甚则热、热甚则寒。

①《素问·天元纪大论》："物生谓之化，**物极谓之变**。"

②《灵枢·论疾诊尺》："四时之变，寒暑之胜，**重阴必阳，重阳必阴**；故阴主寒，阳主热，故**寒甚则热**，**热甚则寒**，故曰**寒生热，热生寒，此阴阳之变也。**"

（三）阴阳学说在中医学中的应用

阴阳学说可用于说明人体的组织结构、生理功能、病理变化（阴阳偏盛、阴阳偏衰和阴阳互损），并用于疾病的诊断与治疗。

1. 指导养生

2. 确定治疗原则

（1）**阴阳偏盛**——**实者泻之（损其有余）**

①**阳偏盛**——阳胜则热，阳胜则阴病→**"热者寒之★"**。

②**阴偏盛**——阴胜则寒，阴胜则阳病→**"寒者热之★"**。

（2）**阴阳偏衰**——**虚者补之（补其不足）**（06X/16）

①**阳偏衰**——阳虚则寒→**"阴病治阳"**→**"益火之源以消阴翳★"**。

②阴偏衰——阴虚则热→"阳病治阴"→"壮水之主以制阳光*"。

3.分析和归纳药物的性能（05）

（1）阳——温、热，辛、甘、淡，升、浮。

（2）阴——寒、凉，酸、苦、咸，沉、降。

【真题篇】

12-122.事物阴阳属性的相对性表现为（ BC ）

  A.相互交感   B.无限可分   C.相互转化   D.互根互用

92-1.下列阴和阳的概念中，最确切的是——阴和阳代表相互对立又相互关联的事物属性

04-71.以时间划分阴阳，则子时至卯时属——阴中之阳

17-2.与"阳胜则阴病"病理变化相关的是（ B ）

  A.互根互用   B.对立制约   C.交感互藏   D.相互转化

  A.气与血   B.寒与热   C.两者均是   D.两者均非

97-99.以阴阳互根互用关系为主的是（ A ）

97-100.以阴阳对立制约关系为主的是（ B ）

10-1.下列选项中，反映阴阳消长平衡关系的是（ B ）

  A.动极者，镇之以静   B.壮水之主，以制阳光

  C.善补阳者，阴中求阳   D.善补阴者，阳中求阴

02-128.阴阳偏盛的治疗，可选择（ BCD ）

  A.壮水之主，益火之源   B.实则泻之，因时制宜

  C.寒者热之，热者寒之   D.兼顾不足，配合扶阳或益阴

06-110.阴阳偏衰的治疗原则是（ ABCD ）

  A.壮水之主，以制阳光   B.阴中求阳，阳中求阴

  C.益火之源，以消阴翳   D.虚则补之

95/91-1."益火之源，以消阴翳"的治法，适用于（ E ）

  A.阴虚阳亢   B.阴阳两虚   C.阳盛伤阴   D.阴盛伤阳

  E.阳虚阴盛

13-3."阴病治阳"的含义（ D ）

  A.阳中求阴   B.阴中求阳   C.补阴以制阳   D.补阳以制阴

16-13."益火之源，以消阴翳"属于（ C ）

  A.阴中求阳   B.阳病治阴   C.阴病治阳   D.阳中求阴

三、五行学说

（一）五行的概念

五行：木、火、土、金、水五种物质及其运动变化。

（二）五行学说的基本内容

五行学说包括：五行的特性事物，五行属性的推演与归类，五行的生克、制化和乘侮。

1. 五行的特性

（1）木曰曲直*——生长、升发、条达、舒畅。

（2）火曰炎上——温热、上升、光明。

（3）土爱稼穑*——生化、承载、受纳。

（4）金曰从革——沉降、肃杀、收敛。

（5）水曰润下*——滋润、下行、寒凉、闭藏。

2. 事物属性的五行归类★★（92/96/99/00/01/09/10/11/15）

自然界								人体										
五音	五味	五色	五化	五气	五方	五季	五行	五脏	五腑	五官	五液	形体	五华	五脉	五志	五神	五声	变动
角	酸	青	生	风	东	春	木	肝	胆	目	泪	筋	爪	弦	怒	魂	呼	握
徵	苦	赤	长	暑	南	夏	火	心	小肠	舌	汗	脉	面	洪	喜	神	笑	忧
宫	甘	黄	化	湿	中	长夏	土	脾	胃	口	涎	肉	唇	缓	思	意	歌	哕
商	辛	白	收	燥	西	秋	金	肺	大肠	鼻	涕	皮	毛	浮	悲	魄	哭	咳
羽	咸	黑	藏	寒	北	冬	水	肾	膀胱	耳	唾	骨	发	沉	恐	志	呻	栗

3. 五行的生克、制化和乘侮

（1）五行的母子相及*（相生异常）

①母病及子（病情相对轻）。

一般规律：母虚引起子虚导致母子皆虚。

《难经经释》★★："邪挟生气而来，则虽进而易退，故为虚邪。"（05）如水不涵木（12）

②子病及母（病情相对重）。

"子病犯母"——子盛引起母亦盛之实证。

"子虚累母"——子虚引起母亦虚之虚证。

"子盗母气"——子盛导致母虚之虚实夹杂证。

《难经经释》★："受我之气者，其力方旺，还而相克，来势必甚，故为实邪。"（06）如心火引动肝火之心肝火旺证（99）、肺病及脾（02）。

"故水病者，下为胕肿大腹，上为喘呼不得卧。"如肾病及肺（93/98）。

（2）五行相乘与相侮★（相克异常）

①五行相乘，又称"倍克"（病情相对重）。

克得太过：太过导致的相乘，如**木旺乘土**；不及导致的相乘，如**土虚木乘**。（02）

《难经经释》★："**所不胜，克我者也。脏气本已相制，而邪气挟其力而来，残削必甚，故为贼邪。**"

《素问·五运行大论》★："**气有余，则制己所胜而侮所不胜；其不及，则己所不胜，侮而乘之，己所胜，轻而侮之。**"（01X/08/14）

②五行相侮，又称"反克"（病情相对轻）。

方向反了：太过导致的相侮，如**木旺侮金**；不及导致的相侮，如**金虚木侮**。

《难经经释》★："**所胜，我所克也。脏气受制于我，则邪气亦不能深入，故为微邪。**"（07）如肝火犯肺（95）、脾病及肝（04）。

《素问·五运行大论》★："**气有余，则制己所胜而侮所不胜；其不及，则己所不胜，侮而乘之，己所胜，轻而侮之。**"（94/01X/03/14）

③五行相乘和相侮关系。

两者主要的区别是：相乘是按五行的相克次序发生过强的克制，相侮是与五行相克次序发生相反方向的克制现象。两者之间的联系是，相乘、相侮可同时发生。如木强时，既可以乘土，又可以侮金；金虚时，既可受到木侮，又可以受到火乘。即"气有余，则制己所胜而侮所不胜；其不及，则己所不胜，侮而乘之，己所胜，轻而侮之"。

（3）五行制化

五行制化指五行之间既相互资生，又相互制约，生中有克，克中有生，以维持事物间协调平衡的正常状态。制，指五行的生与克之间的制约关系。化，即生化，指事物的正常状态。五行制化关系指五行的相生和相克两种关系的协调并存的状态，是维持五行之间动态平衡不可缺少的两种方式。

（三）五行学说在中医学中的应用

五行学说可用于说明五脏的生理功能及其相互关系，以及五脏与形体、官窍的关系，并将自然界的变化与脏腑形体官窍联系起来。说明五脏病变的相互影响与传变，可用于疾病的诊断与治疗。

1. 依据五行相生规律确定治则和治法（10）

（1）治则——**补母、泻子**（97/06/15/17）。

（2）治法

①滋水涵木法（滋肾养肝法、滋补肝肾法）——肾阴亏损而肝阴不足证、肝阳上亢证。

②益火补土法（温肾健脾法、温补脾肾法）——肾阳衰微而致脾阳不振证（96/00/11/16）。

③培土生金法（健脾生气以补肺气法）——脾虚生化乏源而致肺气虚弱证。

④金水相生法（滋养肺肾法）——肺阴亏虚不能滋肾或肾阴亏虚不能滋肺之肺肾阴虚证。

2. 依据五行相克规律确定治则和治法（07）

（1）治则——**抑强、扶弱**（14X）。

（2）治法

①**抑木扶土法**（疏肝健脾法、调理肝脾法、平肝和胃法）——肝气犯胃（木旺乘土）或肝旺脾虚（土虚木乘）之证（96/00/10）。

②**培土制水法**（敦土利水法）——脾虚不运，水湿泛滥而致水肿胀满之证（10）。

③**佐金平木法**（滋肺清肝法）——滋肺阴，清肝火，治疗肝火犯肺之证。

④**泻南补北法**（泻心火补肾水法、滋阴降火法）——肾阴不足，心火偏旺，心肾不交之证（96/00/11/13X）。

 【真题篇】

02-121. 下列符合"木曰曲直"生理特点的是（　ABCD　）

　　A. 肝主疏泄　　　　　　　　　　B. 肝体阴而用阳

　　C. 肝喜条达　　　　　　　　　　D. 肝为刚脏，主升主动

06-106. "木曰曲直"比喻肝的生理功能和特点是（　ABD　）

　　A. 肝喜条达　　B. 肝恶抑郁　　C. 肝藏血，调节血量　　D. 肝主疏泄

07-106. "土爰稼穑"所比喻的脾的生理功能有（　ACD　）

　　A. 运化水谷　　B. 统血　　C. 运化水液　　　　D. 为气血生化之源

09-121. "水曰润下"比类肾的功能，指的是（　AC　）

　　A. 藏精　　　　B. 主纳气　　C. 主水液　　　　D. 主生殖

17-3. 心火亢盛引动肝火而致心肝火旺，根据五行理论应选择的治则是（　C　）

　　A. 抑强　　　　B. 扶弱　　　C. 泻子　　　　　D. 补母

第三章 藏 象

一、藏象的概述

（一）藏象的概念

藏，指藏于体内的内脏；象，指表现于外的生理、病理现象。张景岳在《类经》中说："象，形象也。藏居于内，形见于外，故曰藏象。"

（二）藏象学说的形成

1. 古代解剖学的认识。
2. 长期生活实践的观察。
3. 古代哲学思想的渗透。
4. 医疗实践经验的积累。

（三）藏象学说的特点

1. 以五脏为中心的人体自身的整体性。
2. 五脏与自然环境的统一性。

（四）五脏、六腑与奇恒之腑的生理特点

中医学按照脏腑的生理功能特点，可分为脏、腑、奇恒之腑三类（04）。

1. 五脏——肝、心、脾、肺、肾

《素问·五脏别论》："所谓**五脏者，藏精气而不泻*也，故满而不能实***。"

五脏的共同生理特点：

①化生和贮藏精气；②实质器官；③藏而不泻，满而不实；④与经脉相络属，主里，属阴。

2. 六腑——胆、胃、小肠、大肠、膀胱、三焦

《素问·五脏别论》："**六腑者，传化物而不藏*，故实而不能满*也**。"

六腑的共同生理特点（17X）：

①受盛和传化水谷；②中空有腔；③泻而不藏，实而不满；④与经脉相络属，主表属阳；⑤以降为顺，以通为用。

3. 奇恒之腑——脑、髓、骨、脉、胆、女子胞（6个）

（1）奇恒之腑的特点

形中空似腑★，藏精气似脏★。

注意：胆既属于六腑，又属于**奇恒之腑**。

（2）奇恒之腑的生理特点

①贮藏精气；②不与水谷直接接触；③相对密闭的组织器官；④中空有腔；⑤藏而不泻，满而不实（12X）。

（五）脏腑精气阴阳的概念和作用

（1）脏腑互为表里的主要依据是：经络循行相互络属、生理配合、病理相关（98X/11X）。

（2）脏腑精气衰竭可见大骨枯槁，大肉陷下（04）。

【真题篇】

17-107. 下列各项属于六腑气机运动规律的是（ **AD** ）

    A. 以降为顺   B. 以升为用   C. 升中寓降   D. 降中寓升

二、五脏、六腑、奇恒之腑

（一）心（概说）

生理机能——**主血脉，主藏神**。

生理特性——**为阳脏而主通明**。

别称——**"君主之官""生之本★""五脏六腑之大主"**。

联系——在体合**脉**，其华在**面**；开窍于**舌**；在志为**喜**，（**藏脉舍神**）；在液为**汗**；通于**夏气**；**手少阴心经与手太阳小肠经**相络属（16）。

属性——五行属性：**火**；阴阳属性：**阳中之阳**。

开窍为**舌**依据有四：（91X/95X/98X/08X）

①《灵枢·经脉》："手少阴之别……系舌本★。"

②《灵枢·脉度》："心气通于舌★，**心和则舌能知五味矣**。"

③心主血脉，心之气血上荣于舌★。

④心主言，舌与言语、声音有关。

1. 主要生理机能（91/95/03）

（1）**主血脉**——心气**推动**和**调控**血液在脉道中运行，**流注全身**，发挥**营养**和**滋润**作用。

①主血。

心气能**推动血液运行**，以**输送营养物质**于全身脏腑形体官窍。

心有**生血**的作用，"**奉心化赤**""**中焦受气取汁，变化而赤**""**浊气归心，淫精于脉**"。

②主脉。

心气**推动**和**调控**心脏的**搏动**和脉管的**舒缩**，使**脉道通利，血流通畅**。

血液在脉中正常运行的条件：**心气充沛、血液充盈、脉道通利**。

（2）**藏神（又称主神明或主神志）**——心能**统摄**全身脏腑、经络、形体、官窍的**生理活动**，和**主司**意识、思维、情志等**精神活动**。

附：心包络（简称心包，亦称膻中）

功用：护卫心脏，代心受邪。

①《素问·灵兰秘典论》："**膻中者，臣使之官，喜乐出焉。**"

②《灵枢·邪客》："**诸邪之在于心者，皆在于心之包络。**"

2. 生理特性

心为阳脏而主通明。

【原文篇】

1.《素问·灵兰秘典论》："心者，**君主之官也**，**神明出焉**。"

2.《素问·六节藏象论》★："**心者，生之本，神之变也**。"

3.《灵枢·本神》★："心藏脉，脉舍神，**心气虚则悲，实则笑不休**。"（06）

4.《素问·调经论》★★★："**神有余则笑不休，神不足则悲**。"

5.《灵枢·邪客》★："心者，**五脏六腑之大主也**，**精神之所舍也**。"

6.《灵枢·本神》："**生之来谓之精；两精相搏谓之神；随神往来者谓之魂；并精而出入者谓之魄；所以任物者谓之心；心有所忆谓之意；意之所存谓之志；因志而存变谓之思；因思而远慕谓之虑；因虑而处物谓之智**。"（心、意、志、思、虑、智）（95/02/03/08）

《素问·六节藏象论》心者，生之本，神之变也；肺者，气之本，魄之处也；肾者，主蛰，封藏之本，精之处也；肝者，罢极之本，魂之居也；脾、胃、大肠、小肠、三焦、膀胱者，仓廪之本，营之居也。（95/12/16）

脑为髓海，膻中为气海，冲脉为十二经脉之海、为血海，胃为水谷之海。（99/09）

（二）肺（概说）

部位——位于胸腔，分居左右，覆盖于心之上，上连息道，喉为肺之门户，鼻为肺之外窍。

生理机能——主气司呼吸，主行水，朝百脉，主治节。

生理特性——肺为华盖，肺为娇脏、肺气宣降。

别称

"相傅之官"（**肺主气，司呼吸，肺朝百脉，主治节**）（09/16）。

参与**宗气**的生成，宗气贯心脉，**助心行血**；参与**全身气机调节**；辅助"君主"**治理调节**诸脏腑。

"华盖"——位置最高，形态似伞，覆盖诸脏。

"娇脏★"——外因是易受外邪侵袭，内因是痰饮火热亦易伤肺。

联系

在体合**皮**，其华在**毛**；开窍于**鼻**；在志为**悲**（**忧**），（**藏气舍魄**）；在液为**涕**；通于**秋气**；手太阴肺经与手阳明大肠经相络属。

属性——五行属性：**金**；阴阳属性：**阳中之阴**。

1. 主要生理机能

（1）主气司呼吸（16）

①主呼吸之气。

位置最高，上连息道，开窍于鼻→肺直接与外界相通→**肺是气体交换的场所**→呼浊气，吸清气。

协调肾主纳气。

②主一身之气。

参与气的生成（特别是宗气的生成）。

肺主一身之气的生成，体现于宗气的生成。宗气属后天之气，由肺吸入的自然界清气，与脾胃运化的水谷之精所化生的谷气相结合而生成。宗气在肺中生成，积存于胸中"气海"，上走息道出喉咙以促进肺的呼吸，并能**贯注心脉以助心推动血液运行★★**，还可沿三焦下行脐下丹田以资先天元气。

《灵枢·邪客》："故**宗气**积于胸中，出于喉咙，**以贯心脉★**，而行呼吸焉。"

（2）主行水

主行水：指肺气宣发肃降推动和调节全身水液的输布和排泄——即"通调水道"。

①肺气宣发——将脾气转输至肺的**水液**和水谷精微中**较清**部分**向上向外**布散，上至濡润**头面诸窍**，外达全身**皮毛肌腠**，并在卫气对腠理的调节下排出**汗液**。

②肺气肃降——将脾气转输至肺的**水液**和水谷精微中**较稠**部分**向内向下**输送濡润**其他脏腑**，将脏腑代谢所产生的**浊液**下输至**肾或膀胱**，即为**尿液**生成之源。

"肺为水之上源★""开鬼门""提壶揭盖""开上源以利下流"。

（3）朝百脉，主治节

①朝百脉（97）——指全身的血液都通过百脉流经于肺，经肺的呼吸，进行体内外清浊之气的交换，然后再通过肺气宣降作用，将富有清气的血液通过百脉输送到全身。心气是血液循环运行的基本动力，**宗气"贯心脉"★**以推动血液运行，即**肺气**具有**助心行血**的作用。

《灵枢·邪客》★："故**宗气积于胸中，出于喉咙，以贯心脉，而行呼吸**焉。"

②**主治节**——指肺气具有治理调节肺之呼吸及全身之气、血、水的作用。

肺主治节的生理作用主要表现在四个方面：治理调节**呼吸**运动、调理全身**气机**、治理调节**血液**的运行、治理调节津液代谢。

2. 生理特性

（1）**肺为华盖**

①"肺为脏之盖也"——肺位于胸腔，覆盖五脏六腑之上，位置最高→"华盖"。

②"水之上源"——肺居高位，又能行水。

③"肺者，脏之长也"——肺覆盖于五脏六腑之上，又能宣发卫气于体表保护诸脏免受外邪侵袭。

（2）**肺为娇脏**

（3）**肺气宣降（总体主降）**

①**肺气宣发——向上向外**布散气与津液。

呼出体内浊气。

将脾所转输来的津液和部分水谷精微上输头面诸窍，外达全身皮毛肌腠。

宣发卫气于皮毛肌腠，以温分肉，充皮肤，肥腠理，司开阖，将代谢后的津液压为汗液，并控制和调节汗液的排泄。

《灵枢·决气》："上焦开发，宣五谷味，熏肤，充身，泽毛，若雾露之溉，是谓气。"

②**肺气肃降——向内向下**输布气与津液。

吸入自然界之清气，并将吸入之清气与谷气相融合而成的宗气向下布散至脐下，以资元气。

将脾转输至肺的津液及部分水谷精微向下向内布散于其他脏腑以濡润之。

将脏腑代谢后产生的浊液下输于肾或膀胱，成为尿液生成之源。

肺与大肠相表里，肺气肃降，助大肠传导。

【原文篇】

1.《素问·灵兰秘典论》："肺者，相傅之官，治节出焉。"

2.《素问·六节藏象论》："肺者，气之本，魄之处也。"

3.《灵枢·本神》："肺藏气，气舍魄，肺气虚，则鼻塞不利少气，实则喘喝胸盈仰息。"

4.《素问·调经论》："气有余则喘咳上气，不足则息利少气。"

（三）脾（概说）

生理机能——**主运化，主统血**。

生理特性——**脾气主升，喜燥恶湿**。

别称——**"仓廪之官""后天之本"★"气血生化之源""水之中州"**。

联系——在体合**肉**，主四肢；开窍于**口**，其华在**唇**；在志为**思**，（**藏营舍意**）；在液为**涎**；

通于**长夏**，足太阴脾经与足阳明胃经相络属。

开窍于**口**，其华在**唇**的依据：

①饮食口味与脾运化相关；②《灵枢·脉度》："**脾气通于口，脾和则口能知五谷矣。**"

属性——五行属性：**土**；阴阳属性：**阴中之至阴**。

1. 主要生理机能

（1）主运化

含义：脾主运化，指脾具有把饮食水谷转化为水谷精微（即谷精）和津液（即水精），并把水谷精微和津液吸收、转输到全身各脏腑的生理机能。

①运化食物（水谷）——指脾气促进食物的消化和吸收并转输其精微（谷精）的功能。

"脾主为胃行其津液"、**"脾为孤脏，中央土以灌四傍"**，由胃传入小肠的食糜，经脾气进一步消化后，分为清浊两部分。**其精微部分**，经脾气的激发作用由小肠吸收，再由脾气的转输作用**输送到其他四脏**化为精气血津液，内养五脏六腑，外养四肢百骸、皮毛筋肉。

②运化水液——指脾气吸收、转输水精，调节水液代谢的功能。

"水精四布，五经并行"。

将胃和小肠消化吸收的**津液**（即水精）、大肠吸收的**水液**、肾气蒸化作用回收的**水液**，经脾气的转输作用**上输于肺**，再由肺气的宣发肃降功能输布于全身。

脾在水液代谢过程中起枢纽作用。

肺为水之上源，肾为水之下源，脾为水之中州，位居中焦为水液升降输布的枢纽；**脾气散精**，将**水精**和部分**谷精**一同**上输于肺**；其中**清纯**部分经肺气的宣发，输布于**皮毛、肌腠和头面诸窍**而润泽，输送至**皮肤肌腠**的津液被利用后可化**汗液**排出体外，**浓厚**部分经肺气的肃降，下行濡润**五脏六腑**，输送至脏腑的水精，被脏腑利用完后化为**浊液**归**肾或膀胱**，经肾气的**蒸化**作用，浊中之清上升，经脾气之转输**上达于肺**，再次参与水液代谢，浊中之浊变成**尿液**排出体外。

（2）主统血

含义：脾主统血，指脾气具有统摄、控制血液在脉中正常运行而不逸出脉外的功能。

实质：**气的固摄**作用。

2. 生理特性

（1）脾气主升

①**升清**——"清"指**水谷精微**等营养物质，"脾气升清"指脾气的升动，将胃肠道吸收的水谷精微和水液上输于心、肺等脏，通过心、肺的作用化生气血，以营养濡润全身。**脾气升清**实际上是脾气运化功能的**表现形式**。

《素问·阴阳应象大论》："清气在下，则生飧泄；浊气在上，则生䐜胀。"

《临床指南·脾胃门》："脾宜升则健，胃宜降则和。"

②**升举内脏**。

代表方：补中益气汤——胃下垂、肾下垂、子宫脱垂（阴挺）、脱肛等。

（2）喜燥恶湿

喜燥恶湿是脾的生理特性之一，与胃的喜润恶燥相对而言。脾之所以有喜燥恶湿的特性，是与其运化水液的生理机能分不开的。

"脾气散精，上归于肺""**脾生湿**""**湿困脾**""**脾喜燥而恶湿**""治湿不理脾，非其治也"。

【原文篇】

1.《素问·灵兰秘典论》："脾胃者，仓廪之官，五味出焉。"

2.《素问·六节藏象论》："脾、胃、大肠、小肠、三焦、膀胱者，仓廪之本，营之居也。"

3.《灵枢·本神》："脾藏营，营舍意，脾气虚则四肢不用，五脏不安，实则腹胀经溲不利。"

4.《素问·调经论》："形有余则腹胀，泾溲不利，不足则四肢不用。"

5.《素问·玉机真藏论》："脾为孤藏，中央土以灌四傍。"

6.《素问·玉机真藏论》："脾脉者土也，孤脏，以灌四傍者也。"

（四）肝（概说）

生理机能——**主疏泄，主藏血**。

生理特性——**肝为刚脏**＊，**主升**＊，**主动**＊，**喜条达而恶抑郁**。

别称——**"将军之官""刚脏""罢极之本**＊**"**。

联系——在体合**筋**，其华在**爪**；在窍为**目**；在志为**怒**，（**藏血舍魂**）；在液为**泪**；通于**春**气；足厥阴肝经与足少阳胆经相络属。

在窍为目的依据：

①**肝藏血，目受血而能视**。

②《灵枢·经脉》："肝足厥阴之脉……**连目系**。"

③《灵枢·脉度》："**肝气通于目，肝和则目能辨五色矣**。"

④《灵枢·大惑论》："**五脏六腑之精气，皆上注于目而为之精**。"

属性——五行属性：木；阴阳属性：阴中之阳。

1. 主要生理机能

（1）主疏泄

肝主疏泄是指肝气具有疏通、畅达全身气机，进而促进精血津液的运行输布、脾胃之气的升降、胆汁的分泌排泄以及情志的舒畅等作用。"主闭藏者肾也，司疏泄者肝也。"

①疏通、畅达全身气机。

②促进血液与津液的运行输布。

③促进脾胃运化和胆汁的分泌排泄。

④调畅情志。

⑤促进男子排精与女子排卵行经。

肝气的疏泄功能失常可分为两个方面：一为肝气郁结，疏泄失职；二是肝气亢逆，疏泄太过。

（2）主藏血

肝藏血是指肝脏具有贮藏血液、调节血量和防止出血的机能。

①**涵养肝气**；②**调节血量**；③**濡养肝及筋目**；④**为经血之源**；⑤**防止出血**。

2. 生理特性

（1）肝为刚脏——指**肝气主升主动**，具有**刚强躁急**的生理特性。

（2）肝气升发——指肝气**向上升动**和**向外发散**，以**调畅气机**的生理特性。

【原文篇】

1.《素问·灵兰秘典论》："肝者，将军之官，谋虑出焉。"

2.《素问·六节藏象论》："肝者，罢极之本，魂之居也。"（95）

3.《灵枢·本神》："肝藏血，血舍魂，肝气虚则恐，实则怒。"（17）

4.《素问·调经论》："血有余则怒，不足则恐。"

（五）肾（概说）

生理机能——**主藏精，主水，主纳气**。

生理特性——**主蛰守位**。

别称——"**作强之官**"、"**先天之本***"、"**封藏之本**"、"**水脏**"。

联系——**主骨生髓，其华在发；开窍于耳及二阴；在志为恐**，（**藏精舍志**）；**在液为唾；通于冬气**；足少阴肾经与足太阳膀胱经相络属。

属性——五行属性：**水**；阴阳属性：**阴中之阴**。

1. 主要生理机能

（1）藏精，主生长发育生殖与脏腑气化

①藏精。

②**主生长发育和生殖**。

③**推动和调控脏腑气化**。

（2）主水

①**肾气对参与水液代谢脏腑的促进作用**。

②**肾气的生尿和排尿作用**。

（3）主纳气

《难经·四难》："**呼出心与肺，吸入肾与肝。**"

《类证治载·喘证》："肺为气之主，肾为气之根；**肺主出气，肾主纳气**；阴阳相交，呼吸乃和。"

2. 生理特性——主蛰守位

含义：主蛰，喻指肾有潜藏、封藏、闭藏之生理特性，是对其藏精机能的高度概括；守位，指肾中相火（肾阳）涵于肾中，潜藏不露，以发挥其温煦、推动等作用。

【原文篇】

1.《素问·灵兰秘典论》："肾者，作强之官，伎巧出焉。"
2.《素问·六节藏象论》："肾者，主蛰，封藏之本，精之处也。"
3.《灵枢·本神》："肾藏精，精舍志，肾气虚则厥，实则胀。"
4.《素问·调经论》："志有余则腹胀飧泄，不足则厥。"
5.《素问·上古天真论》："肾者主水，受五脏六腑之精而藏之，故五脏盛，乃能泻。"
6.《素问·水热穴论》："肾者，胃之关也。关门不利，故聚水而从其类也。上下溢于皮肤，故为胕肿。"（16）
7.《素问·上古天真论》：（92/95/98/01/05/08）

"**女子**七岁，肾气盛，齿更发长。

二七，而天癸至，任脉通，太冲脉盛，月事以时下，故有子。

三七，肾气平均，故真牙生而长极。

四七，筋骨坚，发长极，身体盛壮。

五七，阳明脉衰，面始焦，发始堕。

六七，三阳脉衰于上，面皆焦，发始白。

七七，任脉虚，太冲脉衰少，天癸竭，地道不通，故形坏而无子也。

丈夫八岁，肾气实，发长齿更。

二八，肾气盛，天癸至，精气溢泻，阴阳和，故能有子。

三八，肾气平均，筋骨劲强，故真牙生而长极。

四八，筋骨隆盛，肌肉满壮。

五八，肾气衰，发堕齿槁★。

六八，阳气衰竭于上，面焦，发鬓颁白。

七八，肝气衰，筋不能动，天癸竭，精少，肾脏衰，形体皆极★。

八八，则齿发去。"

附：命门

《难经》——"左肾右命门"说（91/98）。

《内经》——"命门为目"说（91/98）。

《景岳全书》——"水火之宅"说（93/03）。

《医贯》——"七节之旁，中有小心"说（93/03）。

1.《难经》："脏各有一耳，肾独有两者，何也？然：肾两者，非皆肾也，其**左者为肾，右**

者为命门★。"

2.《灵枢·根结》："太阳根于至阴，结于命门。**命门者，目也★。**"

3.《景岳全书》："命门为元气之根，为**水火之宅★**。五脏之阴气，非此不能滋。五脏之阳气，非此不能发。"

4.《医贯》："**命门即在两肾各一寸五分之间**，当一身之中，易所谓一阳陷于二阴之中，《内经》曰，**七节之旁，中有小心是也★**，名曰命门，是为真君真主。"

（六）胆（中正之官、奇恒之腑、中精之府、清净之府）

1. 主要生理机能

（1）**贮藏和排泄胆汁**——胆汁来源于肝，由肝血化生，或自肝之余气凝聚而成。

（2）**主决断**

2. 胆为奇恒之腑

胆的形态结构与其他五腑相同，皆属中空有腔的管状或囊状器官，故为六腑之一；但因其内盛精汁，与五脏"藏精气"的功能特点相似，故又为奇恒之腑之一。

《素问·灵兰秘典论》："胆者，中正之官，决断出焉。"

（七）胃（仓廪之官）

1. 主要生理机能

（1）**主受纳水谷**——指胃气具有接受和容纳饮食水谷的作用。

（2）**主腐熟水谷**——指胃气将饮食物初步消化，并形成食糜的作用。

2. 生理特性

（1）**胃气通降**——胃气通降主要体现于饮食物的消化和糟粕的排泄过程中。

①饮食物入胃，胃容纳而不拒之。

②经胃气的腐熟作用而形成的食糜，下传小肠作进一步消化。

③食物残渣下移大肠，燥化后形成粪便。

④粪便有节制地排出体外。

（2）**喜润恶燥**——指胃当保持充足的津液以利饮食物的受纳和腐熟。胃的受纳腐熟，不仅依赖胃气的推动和蒸化，亦需胃中津液的濡润。

3. 胃气的涵义

（1）一身之气分布到胃的部分，属脏腑之气之一。

（2）是脾气与胃气的合称。

（3）是指水谷之气，即水谷之精化生的气，简称谷气。

（4）指代一身之气或正气。

《灵枢·五味》："**胃者，五脏六腑之海**也，水谷皆入于胃，五脏六腑，皆禀气于胃。"

《灵枢·海论》："**胃者水谷之海……冲脉者为十二经之海……膻中者为气之海……脑为髓**

之海。"

（八）小肠（受盛之官，化物出焉）

1. 主要生理机能

（1）主受盛化物

①指小肠接受由胃腑下传的食糜而盛纳之，即受盛作用。

②指食糜在小肠内必须停留一定的时间，由脾气与小肠的共同作用对其进一步消化，化为精微和糟粕两部分，即化物作用。

（2）主泌别清浊

指小肠中的食糜在作进一步消化的过程中，分为清浊两部分。

①清者，即水谷精微和津液，由小肠吸收，经脾气的转输作用输布全身。

②浊者，即食物残渣和部分水液，经胃和小肠之气的作用通过阑门传送到大肠。

《素问·灵兰秘典论》："小肠者，受盛之官，化物出焉。"

（九）大肠（传导之官，变化出焉）

1. 主要生理机能

（1）主传化糟粕

大肠接受由小肠下传的食物残渣，吸收其中多余的水液，形成粪便。大肠的传化糟粕，实为对小肠泌别清浊的承接。此外，尚与胃气的通降、肺气的肃降、脾气的运化、肾气的蒸化和固摄作用有关。

（2）大肠主津

大肠接受由小肠下传的含有大量水液的食物残渣，将其中的水液吸收，使之形成粪便，即所谓燥化作用。

《素问·灵兰秘典论》："大肠者，传道之官，变化出焉。"

（十）膀胱

1. 主要生理机能

（1）贮存尿液

人体的津液通过肺、脾、肾等脏的作用，布散全身，发挥其滋养濡润机体的作用。其代谢后的浊液（废水）则下归于肾或膀胱，经肾气的蒸化作用，升清降浊：清者回流体内，重新参与水液代谢，浊者变成尿液，由膀胱贮存。

（2）排泄尿液

膀胱中尿液的按时排泄，由肾气及膀胱之气的激发和固摄作用调节。

《素问·灵兰秘典论》："膀胱者，州都之官，津液藏焉，气化则能出矣。"

（十一）三焦（六腑；孤腑；决渎之官，水道出焉）

1. 六腑之三焦

三焦为六腑之一，大多认为指腹腔中的肠系膜及大小网膜等组织。

主要生理机能——①疏通水道；②运行水液。

2. 部位之三焦

（1）部位之三焦的生理机能

①通行诸气——三焦是诸气上下运行之通路。

②运行水液（三焦之气化）——三焦是全身水液上下输布运行的通道。

（2）上中下三焦部位的划分及其生理特点

①上焦——心肺、头面部、上肢。

②中焦——脾胃、肝胆（**肝亦属下焦**）。

③下焦——大小肠、肝肾、膀胱、女子胞、精室、下肢。

（3）上中下三焦的生理特点

上焦如雾，中焦如沤，下焦如渎。

①上焦——上焦主气的宣发和升散，即宣发卫气，布散水谷精微和津液以营养滋润全身。

②中焦——中焦具有消化、吸收并输布水谷精微和化生血液的作用。

③下焦——下焦主要有排泄糟粕和尿液的作用。

【原文篇】

1.《素问·灵兰秘典论》："三焦者，决渎之官，水道出焉。"

2.《灵枢·本输》："三焦者，中渎之腑也，水道出焉，属膀胱，是孤之腑*也。"

3.《难经·六十六难》："三焦者，原气之别使也，主通行三气，经历于五脏六腑。"

4.《难经·三十八难》："有原气之别焉，主持诸气，有名而无形，其经属手少阳，此外腑也。"

5.《类经·藏象类》："上焦不治则水泛高原，中焦不治则水留中脘，下焦不治则水乱二便。三焦气治，则脉络通而水道利。"

6.《灵枢·决气》："上焦开发，宣五谷味，熏肤、充身、泽毛，若雾露之溉，是谓气。"

7.《灵枢·营卫生会》："上焦如雾，中焦如沤，下焦如渎。"

8.《素问·六微旨大论》："升已而降，降者谓天；降已而升，升者谓地。"

9.《灵枢·决气》："中焦受气取汁变化而赤，是谓血。"

10.《灵枢·营卫生会》："中焦亦并胃中，出上焦之后，此所受气者，泌糟粕，蒸津液，化其精微，上注于肺脉乃化而为血，以奉生身。"

（十二）脑（髓海、元神之府）

1. 主要生理机能

（1）主宰生命活动。

（2）主司精神活动。

（3）主司感觉运动。

2. 与脏腑精气的关系

（1）"心藏神，肺藏魄，肝藏魂，脾藏意，肾藏志。"

（2）"肝藏血，血舍魂……脾藏营，营舍意……心藏脉，脉舍神……肺藏气，气舍魄……肾藏精，精舍志。"（16）

（3）"五脏六腑之精气，皆上注于目而为之精，精之窠为眼，骨之精为瞳子，筋之精为黑眼，血之精为络，其窠气之精为白眼，肌肉之精为约束裹撷，筋骨血气之精而与脉并为系，上属于脑，后出于项中。""髓海不足，则脑转耳鸣，胫酸眩冒，目无所见，懈怠安卧。"

（十三）女子胞（奇恒之腑之一，奇恒之腑是脑、髓、骨、脉、胆、女子胞的总称）

1. 主要生理机能

①主持月经；②孕育胎儿。

2. 与脏腑经脉的关系

（1）与脏腑及天癸的关系

①在五脏之中，女子胞与肝、心、脾、肾的关系尤为密切。

②天癸，是肾精肾气充盈到一定程度时体内出现的一种精微物质，有促进生殖器官发育成熟、女子月经来潮及排卵、男子精气溢泻，因而具备生殖能力的作用。

（2）与经脉的关系

①女子胞与冲、任、督、带及十二经脉，均有密切关系。其中，以冲、任、督、带脉为最。

②冲脉上渗诸阳，下灌三阴，与十二经脉相通，为十二经脉之海。冲脉又为五脏六腑之海。脏腑经络之气血皆下注冲脉，故称冲为血海。

③任脉为阴脉之海，督脉为"阳脉之海"。

④"带脉下系于胞宫，中束人身，居身之中央"既可约束、统摄冲任督三经的气血，又可固摄胞胎。

⑤十二经脉的气血通过冲脉、任脉、督脉灌注于胞宫之中，而为经血之源，胎孕之本。

（3）女子胞和哪些因素有关

①**天癸、肾精**★。

②血——固摄血液：**肝**★藏血、**脾**★统血。

行血：**心**★主血脉、肺朝百脉助心行血。

生血：**脾胃**为气血生化之源、**肾**精化血。

③**冲脉、任脉**★、督脉、带脉。

【真题篇】

95-10. 心为五脏六腑之大主，是由于（ C ）

　　A. 心者，生之本　　B. 心主身之血脉　　　　C. 心主神志　　　　　　D. 心藏脉，脉舍神

　　E. 心者，君主之官

16-4. 五脏化五液，心在液为（ C ）

　　A. 泪　　　　　　　　B. 唾　　　　　　　　C. 汗　　　　　　　　D. 涎

98-3. 对血液运行具有促进和制约调节作用的是（ B ）

　　A. 心　　　　B. 肺　　　　C. 脾　　　　D. 肝　　　　E. 肾

10-3. 助心推动和调控血行的肺功能是——朝百脉主治节

12-5. "肺主一身之气"的含义是——生成宗气，调节气机

97-3. 肺通调水道的功能依赖于——肺主宣发肃降（97/99/05/11）

96-121/00-122. 对肺通调水道具有调节作用的生理功能是（ ABCD ）

　　A. 肝主疏泄　　　　　B. 肾主气化　　　　　C. 脾主运化　　　　　D. 腠理开合

10-121. 下列选项中，协助肺通调水道的是（ BCD ）

　　A. 胃气之和降　　　　B. 肾气之蒸化　　　　C. 脾气之运化　　　　D. 三焦之气化

92-102. 肺宣发肃降功能失常，可见（ B ）（92/95/98/03）

　　A. 尿量增多　　　B. 尿量减少　　　C. 两者均有　　　D. 两者均无

95-127. 肺气虚损可导致（ ABCD ）

　　A. 腠理不密　　　　　B. 津液输布代谢失常　　　C. 肾不纳气　　　　　D. 脾失健运

91-3/94-2. "肺为水之上源"的主要依据是——肺的"通调水道"的功能

02-5/09-4. "肺为水之上源"是指其能——宣发肃降，通调水道

16-5. 肺主一身之气基于（ B ）

　　A. 肺的肃降功能　　　B. 肺的呼吸功能　　　C. 肺的百脉功能　　　D. 肺的宣发功能

　　A. 肝的藏血功能　　　B. 肝的疏泄功能　　　C. 两者均有关　　　　D. 两者均无关

92/97/99-99. 与血液的运行和调节有关的是（ C ）

92/97/99-100. 与脾主升清有关的是（ B ）

09-5/11-6. 脾主升清主要是指——脾气散精，上归于肺

94-3/95-9. 脾统血的主要作用机制是——控制血液在脉道内的运行

94-6. 下列属于脾的运化功能的有（ C ）

　　A. 腐熟水谷　　　　　B. 游溢精气　　　　　C. 输布精微　　　　　D. 升清降浊

　　E. 喜燥恶润

95-126/08-122.水谷精微的转输和布散依赖于（ ABD ）

    A.肝的疏泄功能   B.肺的宣发功能   C.肾的蒸化功能   D.脾的升清功能

04-115.脾主升清的内涵是（ ABCD ）

    A.脾的阳气上升   B.脾气以升为健   C.脾气散精，上归于肺

    D.维持脏器位置的恒定

97-6/98-4.脾主升清的确切内涵是（ C ）

    A.脾之阳气主升   B.脾气以升为健   C.脾气散精，上归于肺

    D.升已而降，若雾露之溉   E.运化水液转输周身

05-106.《素问·厥论》所说"脾主为胃行其津液者也"的含义是（ ABD ）

    A.脾能将水谷化为精微   B.脾气散精，上归于肺

    C.脾能运化水液   D.脾能转输水谷精微

10-6.脾的生理特性是（ A ）

    A.以升为健   B.其气散精   C.运化水谷   D.其气转输

11-121.脾开窍于口的内涵是（ AC ）

    A.饮食口味与脾运化有关   B.脾之合肉，其荣在唇

    C.脾气通于口   D.脾转输津液

    A.生之本   B.气之本   C.罢极之本   D.封藏之本

    E.仓廪之本

95-75.心为（ A ）

95-76.肝为（ C ）

    A.心主神志   B.脾主运化   C.两者均可   D.两者均不可

98-99.思虑过度，则影响（ C ）

98-100.肝疏泄失常，则影响（ C ）

    A.魄   B.魂   C.志   D.意

13-81.根据五神脏论，脾所藏的是（ D ）

13-82.根据五神脏论，肝所藏的是（ B ）

91-99/94-99.月经来潮与否取决于——肾主闭藏；肝主疏泄（ 91X/94/96/01 ）

92-5.最能体现肝的生理特点的是——肝为刚脏，主动，主升

02-6.肝的生理特性是——喜条达而恶抑郁

94-4.在肝的疏泄功能中，最根本的是——调畅气机

94-121.下列各项哪些符合"木曰曲直"的生理特点（ ABCD ）

    A.肝主升发   B.肝体阴而用阳   C.肝喜条达   D.肝为刚脏

02-121. 下列符合"木曰曲直"生理特点的是（ ABCD ）
　A.肝主疏泄　　　　　　　　　　B.肝体阴而用阳
　C.肝喜条达　　　　　　　　　　D.肝为刚脏，主升主动

06-106. "木曰曲直"比喻肝的生理功能和特点是（ ABD ）
　A.肝喜条达　　　B.肝恶抑郁　　　C.肝藏血，调节血量
　D.肝主疏泄

01-8. 产生"薄厥"的病因，多是——大怒

04-6. 急躁易怒主要与下列哪项功能失调有关——肝升太过

04-9. "大怒则形气绝，而血菀于上"的病机是（ B ）
　A.肝气上逆　　　B.血随气升　　　C.气机逆乱　　　D.火气上逆
　E.肺气上逆

96-7. "大怒则形气绝而血菀于上"的确切病机是（ C ）
　A.气不摄血　　　B.气机逆乱　　　C.血随气逆　　　D.血随气脱
　E.血随气结

06-7. 与肝主疏泄不密切的生理功能是（ E ）
　A.气机的调节　　B.津液的代谢　　C.血液的运行　　D.情志的调节
　E.精气的封藏

10-122. 肝开窍于目的生理基础是（ ABCD ）
　A.足厥阴经上行连接目系　　　　B.肝藏血，目受血而能视
　C.五脏六腑之精气皆上注于目　　D.肝气通于目

13-4. 肝经风热可见——目赤痒痛
　A.悲　　　　　B.喜　　　　　C.怒　　　　　D.恐

17-84. 肝气虚则（ D ）

17-85. 血有余则（ C ）

17-109. 肝藏血功能失常的病机变化是（ BD ）
　A.肝气郁结　　　B.肝血不足　　　C.肝火上炎　　　D.血不循经
　A.肾主闭藏的生理功能　　　　　B.肝主疏泄的生理功能
　C.两者都有关　　　　　　　　　D.两者都无关

91/94/01-99. 月经来潮与否，取决于（ C ）

91/94/01-100. "天癸"的至与竭，取决于（ A ）
　A.心主神志　　　B.脾主运化　　　C.二者均有　　　D.二者均无

02-99. 肝的疏泄功能异常，可影响（ C ）

02-100. 肾的藏精功能失常，可影响（ D ）

92-101. 肾的蒸化功能失常，则尿量增多或减少（92/95/98/03）

92-6. 在肾主闭藏的功能活动中，最具有生理意义的是——固摄精气，防止精气散失（92/98/00）

94-5. 肾主纳气的主要生理作用是——有助于呼吸保持一定的深度

02-7/12-4. "肾为气之根"主要指——肾主纳气（肾摄纳吸入之清气），以维持呼吸深沉

95-4/03-6.《内经》所谓"肾者，胃之关也"主要是指——肾中精气的蒸腾气化作用

12-82/16-84. "肾者，胃之关也，关门不利，故聚水而从其类也。上下溢于皮肤，故为胕肿。胕肿者，聚水而生病也"

99-121. 肾中精气的来源是——禀受于父母的"先天之精"；受五脏六腑之精气而藏之；脾胃运化的水谷精气

91/00-121/03-5. 维持呼吸功能正常的重要环节是（ D ）

    A. 心主血脉　　　　　B. 肾主蒸化　　　　　C. 肝主疏泄　　　　　D. 肾主封藏

93-13/ 04-12. "天癸"的产生取决于——肾中精气的充盈

14-4. "天癸至，任脉通，太冲脉盛"的生理基础是——肾的精气充盛

07-6. "天癸至"、"太冲脉盛"的生理效应是——月经来潮

08-5. 多唾或久唾，则易耗伤——肾中精气

09-6. 人体骨骼的发育主要依赖于——肾藏精生髓以养骨

12-123. 肾主生殖主要体现于（ ACD ）

    A. 化生天癸　　　　　B. 调理冲任督带　　　　　C. 促进生殖器官发育

    D. 促进、维持生殖机能

14-123. 肾主封藏是对肾生理功能的高度概括，体现于（ ABCD ）

    A. 藏精　　　　　B. 纳气　　　　　C. 主水　　　　　D. 固胎

96-11/02-14. 易于出现阴虚阳亢（火旺）病理变化的脏腑是（ D ）

    A. 肺、脾、肾　　　　B. 心、脾、肾　　　　C. 脾、肝、肾

    D. 心、肝、肾　　　　E. 肺、脾、肝　　　　F. 肺、肝、肾

09-121. "水曰润下"比类肾的功能，指的是（ AC ）

    A. 藏精　　　　　B. 主纳气　　　　　C. 主水液　　　　　D. 主生殖

17-4. 根据《素问》，女子"面始焦，发始堕"与哪条经脉有关（ C ）

    A. 太阴脉衰　　　　B. 少阴脉衰　　　　C. 阳明脉衰　　　　D. 少阳脉衰

    A. 元神之府　　　　B. 精明之府　　　　C. 中精之府　　　　D. 孤腑

14-81. 胆为（ C ）

14-82. 脑为（ A ）

95-125.导致胆汁分泌，排泄障碍的主要原因（ AC ）

　　A. 情志所伤　　　　　B. 痰湿内蕴　　　　　C. 脾胃湿热　　　　　D. 阴虚火旺

96/00/11-123.胆为六腑之一，又属奇恒之腑，是由于（ AC ）

　　A. 胆为"中精之府"，内藏清净之液，直接有助于饮食物的消化

　　B. 胆无传化饮食物的作用，具有藏而不泻的特点

　　C. 胆附于肝，为空腔器官，具有以通为用的特点

　　D. 胆为"中正之官"，五脏六腑皆取决于胆

04-113.胆汁的生成与排泄异常，可导致（ ABC ）

　　A. 胃失和降　　　　　B. 脾失健运　　　　　C.肝失疏泄　　　　　D. 肝升太过

09-7.胆汁的生成源于——肝之余气

　　A. 涎液　　　　　　　B. 唾液　　　　　　　C. 胆汁　　　　　　　D. 泪液

17-82.肝之余气化为（ C ）

17-83.由肾之精气化生的是（ B ）

　　A. 小肠化物，泌别清浊　　　　　　　B. 大肠传导，排出糟粕

　　C. 二者均是　　　　　　　　　　　　D. 二者均非

02-101. 胃主通降，促进（ C ）

02-102. 肺气肃降，促进（ B ）

95-11. 六腑"以降为顺，以通为用"的理论基础是——六腑是受盛水谷又传化糟粕的器官

99-7. 在脾胃的相互关系中，最根本的是——脾主升清，胃主降浊

93-4/98-6/00-3. "利小便即所以实大便"的理论依据是——二便之源均来自小肠的泌别清浊

95-6/06-107. 小肠的生理功能是（ BCD ）

　　A. 主受纳　　　　　B. 主受盛　　　　　C. 主化物　　　　　D. 泌别清浊

09-122. 影响大肠传导功能变化的因素是（ ABCD ）

　　A. 肺的肃降　　　　B. 胃的降浊　　　　C. 肾的气化　　　　D. 小肠的泌别清浊

98-75. 三焦为——孤腑（92/98）

96-1. 三焦为全身"元气"和"水液"运行的通道（96/08/12）

99-8. "中焦如沤"是比喻——消化过程中腐熟水谷的状态（93/98/99）

01-12/05-108. 三焦主持诸气的生理功能，其确切内涵是（ BCD ）

　　A. 为原气之别使　　B. 为升降出入之通道　　C. 主通行三气，经历五脏六腑

　　D. 为气化的场所　　E. 为决渎之官

92-7/93-11/04-13. 上焦生理功能的特点是——升已而降，若雾露之溉

09/16-81. 三焦为——决渎之官

17-108. "中焦如沤"描述（ BD ）

    A. 受盛化物　　　　B. 化精微，奉全身　　C. 泌别清浊　　　　D. 泌糟粕，蒸津液

07-7. 五脏六腑之精皆上注于目，其中肝之精气上注于（ B ）

    A. 瞳子　　　　　　B. 黑睛　　　　　　　C. 眼络　　　　　　D. 白睛

96-126. 髓海不足，可导致（ ABCD ）

    A. 脑转耳鸣　　　　B. 目无所见　　　　　C. 懈怠安卧　　　　D. 胫酸脚软

99-9. 下列"诸海"中错误的是（ B ）

    A. 脑为髓海　　　　B. 肺为气海　　　　　C. 冲脉为十二经脉之海

    D. 冲脉为血海　　　E. 胃为水谷之海

01-4. 下列哪项与女子胞的生理功能最为密切（ E ）

    A. 心、肝、脾、胃、冲脉、督脉　　　　B. 心、肺、肾、胃、阳明脉、带脉

    C. 心、肝、肾、胃、冲脉、任脉　　　　D. 心、肺、脾、肝、冲脉、任脉

    E. 心、肝、脾、肾、冲脉、任脉

01-99. 月经来潮与否，取决于——肾主闭藏、肝主疏泄（ 91X/94/96/01 ）

01-100. "天癸"的"至"与"竭"，取决于——肾主闭藏（ 91/94/01 ）

三、脏腑之间的关系

五脏六腑的关系	
心与肺	①血液运行 ②呼吸吐纳之间协同调节
心与脾（10）	①血液生成 ②血液运行
心与肝	①血液运行（心主行血，肝主藏血）②精神调节：心主神志，肝主疏泄，调畅情志（99X）
心与肾	"心肾相交"：①水火既济 ②精神互用 ③君相安位 （心阳下降于肾，以制约肾阴；肾阴上升，以制约心阳）（92X/94X/99X/15X）
肺与脾	①气的生成：肺主呼吸，吸入自然界的清气；脾主运化，化生水谷之精并进而化为谷气；清气与谷气在肺中汇为宗气，宗气与元气再合为一身之气 ②水液代谢
肺与肝（08/11）	调节人体气机升降方面（全身气机调畅最重要的环节是肝气主升，肺气主降）（03/08/11）
肺与肾	①水液代谢 ②呼吸运动 ③阴阳互资（98X/10X）
肝与脾（96X/02X/13X）	①疏泄与运化的相互为用 ②藏血与统血的相互协调（肝主藏血，调节血量；脾主生血，统摄血液）
肝与肾	"肝肾同源""乙癸同源"①精血同源 ②藏泄互用 ③阴阳互资互制（91/09X）
脾与肾	①先天与后天的互促互助 ②水液代谢

脾与胃	①水谷纳运相得 ②气机升降相因 ③阴阳燥湿相济（14X/15）
心与小肠（15X）	①心与小肠生理上相互为用 ②心与小肠病理上相互影响 （心经火盛，可移热于小肠；小肠热盛，可循经上炎于心）
肺与大肠（07）	肺气肃降，能促进大肠的传导；大肠传导正常，亦有利于肺气的肃降
肝与胆	①同司疏泄：肝主疏泄，分泌胆汁，胆附于肝，藏泄胆汁 ②共主勇怯：肝者，将军之官，谋虑出焉；胆者，中正之官，决断出焉
肾与膀胱	共主小便：膀胱的贮尿与排尿功能，依赖于肾的气化；膀胱贮尿排尿有度，也有利于肾气的主水功能

 【高频考点】

1. "肝肾同源"的主要依据是：精血之间互生互化（92/95/97/08/11）；乙癸同源指的是：精血互化（10）。

2. 联结"心主血脉"和"肺主呼吸"两者之间的中心环节：宗气贯心脉而司呼吸的生理功能（93/99/13）。

3. 气机升降之枢是：脾气主升，胃气主降（94/09）。

4. 在脾胃相互关系中，最根本的是：脾主升清，胃主降浊（99/03）。

5. "先天之本"与"后天之本"关系中最根本的是：脾胃运化依赖于肾的蒸化，肾中精气的充盈依赖于水谷精微之培育（99X）。

6. 一脏一腑的表里配合关系主要依据：（解剖关系不是此依据）

①经脉络属；②生理配合；③病理相关。

四、六腑之间的关系

主要体现在饮食物的消化、吸收和排泄过程中的相互关系和密切配合。

第四章　精、气、血、津液

一、精

（一）人体之精的概念

　　精，是由禀受于父母的生命物质与后天水谷精微相融合而形成的一种精华物质，是人体生命的本原，是构成人体和维持人体生命活动的最基本物质。狭义之精是指具有繁衍后代作用的生殖之精，广义之精指人体之内的血、津液及先天之精、水谷之精、生殖之精、脏腑之精等一切精华物质。精与气相对而言：精有形，是气的化生本原，藏寓于脏腑之中，主静而属阴；气无形，由精化生，运行于全身上下内外，主动而属阳。

（二）人体之精的生成

　　人体之精由禀受于父母的先天之精与后天获得的水谷之精相融合而生成。先天之精禀受于父母，是构成胚胎的原始物质。后天之精来源于水谷，又称"水谷之精"。人体之精，是以先天之精为本，并得到后天之精的不断充养而生成。先、后天之精相互促进，相互辅助，人体之精才能充盛。

（三）人体之精的功能

1. 繁衍生命。
2. 濡养。
3. 化血。
4. 化气。
5. 化神。

二、气

（一）气的概念

　　相关内容详见《中医基础理论》。

（二）气的生成和生理功能

气	气的生成 1.人体之气=①先天之精所化生的先天之气（元气）+②水谷之精所化生的水谷之气+③肺吸入自然界的清气 2.宗气=②水谷之精所化生的水谷之气+③肺吸入自然界的清气	
	人体之气的生理功能	1.推动与调控作用 2.温煦与凉润作用 （1）温煦/凉润机体→维持体温恒定 （2）温煦/凉润各脏腑、经络、形体、官窍→维持正常生理活动 （3）温煦/凉润精血津液→"得温而行，得寒而凝" 3.防御作用 4.固摄作用 5.中介作用 6.气化作用

（三）气机、气化的概念

1.**气机**：气的运动称为气机。

2.**气化**：气的运动而产生的各种变化称为气化。气化实际上是指由人体之气的运动而引起的精气血津液等物质与能量的新陈代谢过程，是生命最基本的特征之一。诸如体内精微物质的化生及输布，精微物质之间、精微物质与能量之间的互相转化，以及废物的排泄等等都属于气化。

（四）气的分布与分类：元气、宗气、营气、卫气的概念、组成、分布与主要功能

1.元气——人体生命活动的原动力，是人体最根本、最重要的气

（1）生成与分布

生成：肾藏的**先天之精**（主要）+水谷之精。

分布：通过三焦*而流行于全身*（93/94/12）。

《难经·六十六难》："三焦者，原气之别使也，主通行三气，经历于五脏六腑。"

（2）生理功能（92/97/98X/01X/11X）

①**推动****和调节人体的生长发育和生殖机能。

②**推动**和调控各脏腑、经络、形体、官窍的生理活动。

③温煦脏腑组织。

2.宗气——谷气与自然界清气相结合而积聚于胸中的气

（1）生成与分布

生成：脾胃化生水谷之气+肺吸入之清气（09）。

分布：宗气聚于胸中，通过**上出息道（呼吸道）***，**贯注心脉**及沿三焦下行的方式布散全身。

①出于肺，循喉咽，故呼则出，吸则入。

②蓄于丹田，注足阳明之气街而下行于足。

③宗气积于胸中，出于喉咙，以贯心脉而行呼吸焉（贯注于心肺之脉），宗气在胸中积聚之处称为"气海"，又名膻中。

④宗气留于海，其下者，注于气街；其上者，走于息道。（上出息道，下走气街）（91/94/97/99）

《灵枢·邪客》："宗气积于胸中，出于喉咙，以贯心脉，而行呼吸焉。"

（2）生理功能

①走息道以**行呼吸**★——语言、声音、呼吸（00/01/08/13）。

②贯心脉以**行血气**★——**心跳、脉搏等**（08/13/16）。

③积丹田**资先天**。

3. 营气——行于脉中而具有营养作用的气，又称"营血"、"营阴"、"荣气"

（1）生成与分布

生成：营者，**水谷之精气也**（水谷精微中的精华化生）。

分布：进入脉中，循脉运行全身，内入脏腑，外达肢节，终而复始，营周不休。

《素问·痹论》★："**营者，水谷之精气也。和调于五脏，洒陈于六腑，乃能入于脉也。故循脉上下，贯五脏，络六腑也。**"

《灵枢·营卫生会》★："**其清者为营，浊者为卫，营在脉中，卫在脉外，营周不休，五十度而复大会，阴阳相贯，如环无端。**"

（2）生理功能——①化生血液；②营养全身。

4. 卫气——行于脉外而具有保护作用的气，又称"卫阳"

（1）生成与分布

生成：卫者，**水谷之悍气也**（水谷精微中的慓悍滑利部分所化生）。

分布：循皮肤之中，分肉之间，熏于肓膜★，散于胸腹。

《素问·痹论》★："**卫者，水谷之悍气也。其气慓疾滑利，不能入于脉也。故循皮肤之中，分肉之间，熏于肓膜，散于胸腹。**"

《灵枢·本藏》★："**卫气和则分肉解利，皮肤调柔，腠理致密矣。**"

（2）生理功能

①防御外邪★★；②温养全身★；③调控腠理★。

【真题篇】

04-112/05-6.气的生成过程中尤为重要的是：脾胃运化（最重要）、肺的呼吸

91-123.气对尿液、汗液排泄有控制调节作用的功能是：气化功能、固摄功能、推动作用（91X/97X/01X/09X/15X）

11-124. 气对血液和津液运行的作用是：温煦作用、推动作用、固摄作用

05-76/06-8. 气能防止精、血、津液滑脱的作用称——固摄作用

05-77. 精、气、血、津液各自的新陈代谢及相互转化的作用称——气化作用

07-8/13-126. 与气的温煦作用相关的有：体温的维持恒定、脏腑经络组织器官正常的活动、血和津液的循环运行

12-125. 气的推动作用：促进人体的生长发育；激发各脏腑、经络等组织器官的生理活动；推动血和津液生成和运行、输布等代谢活动

16-125. 属于气的防御作用的是（ AC ）

A. 护卫肌表　　　　B. 振奋中气　　　　C. 驱邪外出　　　　D. 激发阳气

98-124. 元气的生理功能是（ ABC ）（98X/01X/11X）

A. 推动生长和发育　B. 温煦脏腑组织　　C. 激发脏腑组织的生理活动

D. 固摄津液以防流失

12-7. 元气流行的通道是——三焦

A. 髓海　　　　　　B. 阴脉之海　　　　C. 气海　　　　　　D. 十二经脉之海

09-83. 冲脉为（ D ）

09-84. 膻中为（ C ）

91-75. 宗气的分布是——上出息道，下走气街

96-125. 属于宗气生理功能的是（ BD ）

A. 调节腠理的开合　　　　B. 调节呼吸的强弱　　　　C. 推动人体生长发育

D. 调节心率和心律

00-5/08-11. 与语言、声音、呼吸关系最为密切的是（ C ）

A. 元气　　　　　　　　　B. 肺气

C. 宗气　　　　　　　　　D. 中气

E. 心气

13-125. 宗气的分布部位有（ ACD ）

A. 蓄于丹田，注于气街　　B. 积于气海，散于脘腹　　C. 积聚于胸中

D. 贯注于心肺之脉

16-6. 具有助心行血作用的是（ A ）

A. 宗气　　　　　　B. 营气　　　　　　C. 卫气　　　　　　D. 元气

97-76. 营气的分布是——与血同行，循脉上下，环周不休

A. 上出息道，下走气街　　　　　B. 熏于肓膜，散于胸腹

C. 通过三焦，流行全身　　　　　D. 上荣于头目

E. 与血同行，环周不休

93-75. 营气的分布是（ E ）

93-76. 元气的分布是（ C ）

 A. 推动作用　　　　B. 营养作用　　　　C. 气化作用　　　　D. 防御作用

 E. 固摄作用

92-75/97-73. 元气的主要功能是（ A ）

92-76/97-74. 卫气的主要功能是（ D ）

 A. 上出息道，下走气街　　　B. 熏于肓膜，散于胸腹　　　C. 通过三焦，流行全身

 D. 上荣于头目　　　　　　　E. 与血同行，环周不休

91-75/99-76. 宗气的分布是（ A ）

91-76/99-76. 卫气的分布是（ B ）

03/15-7. 《灵枢·本藏》所说："分肉解利，皮肤润柔，腠理致密"，主要取决于（ B ）

 A. 营卫和调　　B. 卫气和利　　C. 营气和利　　D. 宗气充盈　　E. 元气充盛

10-125. 卫气的生理功能是（ ACD ）

 A. 护卫肌表，防御邪侵　　B. 走息道以司呼吸　　C. 温养脏腑、肌表和皮毛

 D. 调控腠理开合，维持体温恒定

17-110. 受卫气影响的功能有哪些（ AC ）

 A. 汗出异常　　　B. 血行障碍　　　C. 寤寐异常　　　D. 发育障碍

三、血

（一）血的基本概念

《灵枢·决气》："中焦受气取汁变化而赤，是谓血。"

（二）血的生成

1. 化生之源（血的生成物质基础）

血的生成物质基础：水谷之精（营气＋津液）＋肾精。

2. 相关脏腑功能（心、肺、脾、胃、肾）

（1）脾胃——血液生化之源；（2）心肺——参与血液生成；（3）肾——"精血同源"。

（三）血的运行

1. 影响血液运行的因素

（1）气；（2）脉道；（3）血质；（4）病邪。

2. 血液运行相关的脏腑功能

心、肺、脾、肝（主疏泄和主藏血均有关）。

（1）心主血脉——推动；（2）肺朝百脉——宣肃；（3）脾主统血——固摄；

（4）肝**主藏血***——固摄；（5）肝**主疏泄***——推动。

（四）血的功能

1.濡养*（06X）

具体可表现在：（1）**面色红润**；（2）**肌肉壮实***；（3）**皮肤和毛发润泽有华**；（4）**感觉灵敏运动自如**。

2.化神

【真题篇】

A.元神之府　　　　B.精明之府　　　　C.中精之府　　　　D.血之府　　　　E.孤腑

92-73/98-75.三焦为（　E　）

92-74/98-76.脉为（　D　）

91/97-101/99-99.与血液运行和调节有关的是（　C　）

A.肝的疏泄功能　　B.肝的藏血功能　　C.两者均有关　　　D.两者均无关

03-14.久病卧床不起，周身疼痛，多由于（　C　）

A.寒邪凝滞经络　　　B.湿热疫毒，阻滞气血　　C.气血亏虚，经脉失养

D.气滞血瘀，经脉不和　　E.风湿损伤营卫

四、津液

（一）津液的基本概念

津液：是机体一切正常水液的总称。

1.津——清稀，流动性大，布散于皮肤、肌肉、孔窍，并能渗入血脉，起滋润作用（10X）。

2.液——稠厚，流动性小，灌注于骨节、脏腑、脑、髓，起濡养作用（97X/11X/14X）。

《灵枢·决气》：*"腠理发泄，汗出溱溱，是谓津。"

《灵枢·决气》：*"谷入气满，淖泽注于骨，骨属屈伸，泄泽补益脑髓，皮肤润泽，是谓液。"

（二）津液的代谢

1.津液的生成

《素问·逆调论》："饮入于胃，游溢精气，上输于脾，脾气散精，上归于肺，通调水道，下输膀胱，水精四布，五经并行。"

2.津液的输布——*三脏一腑（肺脾肾、三焦）+肝气疏泄*

（1）脾——"脾气散精"（输布津液）。

上归于肺，肺宣发肃降将津液布散至全身；**以灌四傍**，直接将津液布散至四周各脏腑。

（2）肺——**"肺为水之上源"，肺主行水★，宣发肃降，通调水道★**。

肺气宣发，将**津液**布散至**外周体表和身体上部**。

肺气肃降，将**津液**输布至**身体下部和内部脏腑**；**将代谢产生的浊液输送至肾或膀胱**。

（3）**肾——"肾主水"**（主宰整个过程）。

①**推动调控**——生命的原动力、气化的原动力。

②**"升清降浊"**，蒸化**浊液**，将其**清者**重新吸收，将其**浊者**化为尿液排泄。

（4）**三焦——水道通利**（运行津液）（16）。

（5）**肝★——肝主疏泄，调畅气机，气行则水行★**。

3.津液的排泄

与津液排泄有关的脏腑：肺、脾、肾、膀胱、大肠。

肺气宣发——汗液和呼吸道水气；大肠传导——粪便中夹杂的水分；

肾气的蒸化——尿液；膀胱贮存、排泄——尿液。

（三）津液的功能

1.滋润濡养。**2.充养血脉**。

【原文篇】

1.《素问·至真要大论》："诸湿肿满，皆属于脾。"

2.《素问·太阴阳明论》："脾……为胃行其津液。"

3.《素问·玉机真藏论》："脾脉者土也，孤脏，以灌四傍者也。"

4.《素问·经脉别论》："肺朝百脉，输精于皮毛。"

5.《素问·逆调论》："肾者水脏，主津液。"

6.《素问·水热穴论》："**肾者★**，胃之关也。关门不利，故聚水而从其类也。上下溢于皮肤故为附肿。"

7.《素问·灵兰秘典论》："**三焦者，决渎之官，水道出焉**。"

8.《景岳全书》："盖水为至阴，故**其本在肾★**；水化于气，故**其标在肺★**；水惟畏土，故**其制在脾★**。"

【真题篇】

A. 肾主封藏　　　　　B.肝主疏泄　　　　　C.两者均有关　　　　　D.两者均无关

96/00-99.影响月经来潮的因素（ C ）

96/00-100.影响津液运行的因素（ B ）

10-126. 津的功能是（ BCD ）

    A. 濡养脑髓　　　　B. 润养肌肤　　　　C. 润养孔窍　　　　D. 充养血脉

11-126. 下列选项中，符合液的功能的有（ BC ）

    A. 润养肌肉和孔窍　　B. 滑润关节　　　　C. 濡养脏腑和脑髓　　D. 充养血脉

97-122. 液的特性和功能是（ ABC ）

    A. 质稠厚，流动性小　　B. 灌注于骨节，脏腑，脑，髓　　　C. 濡养作用

    D. 渗注于血脉

14-125. 津液中"液"的特点有（ ABC ）

    A. 浊而黏稠　　　　B. 流动性小　　　　C. 起濡养作用　　　　D. 布散于孔窍

02-8. 津液代谢与下列哪组脏腑最为密切（ D ）

    A. 脾、肾、小肠、三焦　　　B. 脾、肝、肾、三焦　　　C. 肺、肾、三焦、小肠

    D. 肺、脾、肾、三焦　　　E. 心、肾、小肠、膀胱

08-124. 对水液代谢起重要作用的脏腑功能有（ ABCD ）

    A. 肝气疏泄通利　　B. 肺气通调水道　　C. 脾气运化转输　　D. 肾气蒸腾气化

14-7. 在津液代谢中起主要作用的是（ A ）

    A. 肾之蒸腾气化　　B. 肺之通调水道　　C. 脾之运化水液　　D. 小肠之分清泌浊

16-7. 津液在体内流注输布的通道是（ C ）

    A. 经络　　　　　　B. 腠理　　　　　　C. 三焦　　　　　　D. 脉道

17-111. 津液的功能（ ABCD ）

    A. 濡养孔窍　　　　B. 充盈血脉　　　　C. 滑利关节　　　　D. 滋润脑髓

五、精、气、血、津夜的关系

（一）精与气的关系

精气互生互化。

（二）气与血的关系

1. 气为血之帅

（1）**气能生血**＊。

（2）**气能行血**＊。

（3）**气能摄血**＊。

2. 血为气之母

（1）**血能养气**。

（2）**血能载气**。

（三）气与津液的关系

1. 气能生津。2. 气能行津。3. 气能摄津。4. 津能生气。

5. 津能载气★——"吐下之余，定无完气★"。

"吐下之余，定无完气"的生理基础是：津能载气；病机是：气随液脱（91/96/07）。

（四）精血津液之间的关系

1. 精血同源★

肾藏精，肝藏血，精能生血，血可化精——"肝肾同源★""乙癸同源"。

2. 津血同源★

"夺血者无汗，夺汗者无血★""衄家不可发汗★""亡血家不可发汗★"

依据：①血和津液都由饮食水谷精微所化生（**同源于水谷之精气★**）。

②二者可以相互资生，相互转化（**津可以化血，血可以化津★**）。

【真题篇】

97-123/98-127. 用补气法治疗出血，其主要理论依据是（ **AC** ）

A. 气能生血　　　　B. 血能载气　　　　C. 气能摄血

D. 气能行血

12-6. 用补气法治疗出血的理论依据是（ **C** ）

A. 气能生血　　　　B. 血能载气　　　　C. 气能摄血　　　　D. 气能行血

06-9/14-6. 治疗血虚病证，配用补气药物的生理基础是（ **A** ）

A. 气能生血　　　　B. 气能行血　　　　C. 气能摄血　　　　D. 血能载气

E. 津血同源

10-124. 气对血液生成的作用是（ **AC** ）

A. 气化作用　　　　B. 温煦作用　　　　C. 推动作用　　　　D. 固摄作用

94-8/13-7. 治疗血瘀证，常酌配补气行气药物，其机理是（ **B** ）

A. 气能生血　　　　B. 气能行血　　　　C. 气能摄血　　　　D. 血能载气

E. 以上都不是

91-5/07-9. "吐下之余，定无完气"的生理基础是（ **D** ）

A. 气能生津　　　　B. 津能化气　　　　C. 气能摄津　　　　D. 津能载气

E. 气能行津

97-7/09-12/11-7. "夺血无汗，夺汗者无血"，说明下列哪两者之间的关系（ C ）

　　A. 气与血　　　　　B. 气与津液　　　　C. 津液与血　　　　D. 津液与汗

　　E. 血与精

04-116/05-107. "津血同源"的主要依据是（ ABD ）

　　A. 津可以化血，血可以化津　　　　B. 津血源于水谷精气

　　C. 髓能生血，津能养髓　　　　　　D. 津亏则血燥，血燥则津枯

10-7. "亡血家不可发汗"的生理基础是（ D ）

　　A. 气能摄津　　　B. 气能生津　　　C. 血能载气　　　D. 津血同源

11-5. 精血互生互化的依据是——肝肾同源

16-124. 化生血液的物质基础是（ AB ）

　　A. 水谷精微　　　B. 肾精　　　　C. 元气　　　　D. 宗气

17-5. "治痰先治气"的理论依据是（ C ）

　　A. 气能生津　　　B. 气能载津　　　C. 气能行津　　　D. 气能摄津

第五章　经　络

一、经络的概念及经络系统的组成

经络：是经脉和络脉的总称，是运行全身气血，联络脏腑形体官窍、沟通上下内外，感应传导信息的通路系统，是人体结构的重要组成部分。

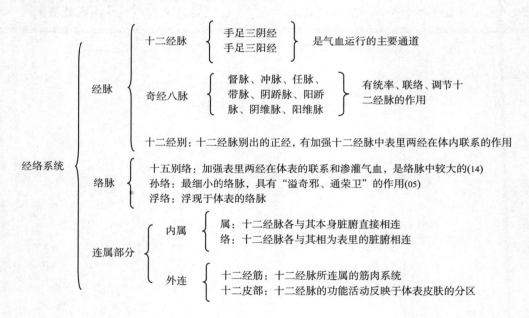

二、十二经脉

（一）十二经脉的名称

相关内容详见《中医基础理论》。

（二）十二经脉的走向和交接规律

1.手之三阴，从胸走手；手之三阳，从手走头；足之三阳，从头走足；足之三阴，从足走胸腹。

2. 这样构成一个"阴阳相贯，如环无端"的循环途径。

3. 相为表里的阴经与阳经在四肢末端交接；同名手足阳经在头面部交接；同名手足阴经在胸部交接。

（三）十二经脉的分布规律

1. 在四肢部，阴经分布在内侧面，阳经分布在外侧面。大体上，太阴、阳明在前缘；少阴、太阳在后缘；厥阴、少阳在中线。

2. 在头面部，阳明经行于面部、额部；太阳经行于面颊、头顶及头后部；少阳经行于头侧部。

3. 在躯干部，手三阳经行于肩胛部；足三阳经中阳明经行于前（胸、腹面），太阳经行于后（背面），少阳经行于侧面。手三阴经均从腋下走出，足三阴经均行于腹面。

（四）十二经脉的表里关系

1. 相为表里的两条经脉，都在四肢末端交接。

2. **在小腿下半部和足背部，肝经在前缘，脾经在中线**。在**内踝尖上八寸**处交叉后，脾经在前缘，肝经在中线。

（五）十二经脉的流注次序

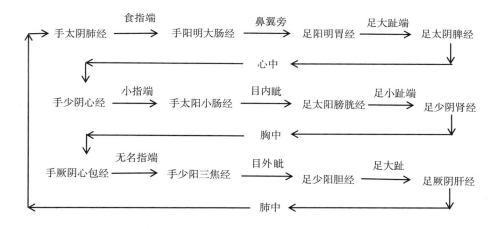

（六）十二经脉的循行部位（详细内容见针灸篇）

经脉名称	起点	终点
手太阴肺经	中焦（胃）	拇指末端
手阳明大肠经	食指末端	鼻旁与胃经相接
足阳明胃经	鼻旁	二趾（及中趾）
足太阴脾经	大趾	舌下
手少阴心经	心中	小指末端与小肠经相接

续表

经脉名称	起点	终点
手太阳小肠经	小指末端	目内眦与膀胱经相接
足太阳膀胱经	目内眦	小趾与肾经相接
足少阴肾经	小趾	挟舌本
手厥阴心包经	胸中	中指末端
手少阳三焦经	无名指末端	目眶下
足少阳胆经	目外眦	四趾
足厥阴肝经	大趾	头顶

【高频考点】

1. 循行于腹面的经脉，自内向外的顺序为：任脉，足少阴肾经，足阳明胃经，足太阴脾经，足厥阴肝经（94/99/13X）。

2. 十二经脉气血流注的形式为循环贯注（95/07）。

3. 十二经脉循行中，阴经与阳经的交接部位是：手指端、足趾端（02X）。

4. 十二经脉气血流注，阴经和阴经的交接部位有：肺中、胸中（07X）。

5. 交接于目内眦的两条经脉：手太阳经和足太阳经（08/12）。

6. 交接于足小趾端的两条经脉是：足太阳经与足少阴经（07）。

7. 足阳明胃经在足大趾端交于足太阴脾经（09），手太阴肺经在食指端交于手阳明大肠经。

8. 手厥阴心包经起于胸中（06），任脉的终点是目眶下（94）。

9. 分布于下肢外侧前缘的经脉是足阳明胃经（12），分布于上肢内侧前缘的经脉是手太阴肺经（15），分布于上肢内侧后缘的经脉为手少阴心经（16）。

10. 循行到达颠顶的经脉有足太阳膀胱经、足厥阴肝经（16X）。

三、奇经八脉

（一）奇经八脉的主要生理机能（奇经八脉的循行部位见针灸篇）

1. 奇经八脉的作用

①密切十二经脉的联系。

②调节十二经脉气血。

③与肾脏和女子胞、脑、髓等奇恒之腑在生理和病理上有一定联系。

2. 督脉

①调节阳经气血——与手足三阳经★交会于大椎而称**"阳脉之海"**。

②反映脑、髓和肾的机能。

3. 任脉

①调节阴经气血——与足三阴经交会于关元，联系手足三阴经而称**"阴脉之海"**。

②任主胞胎。

4. 冲脉

①调节十二经气血——通行上下前后，渗灌三阴三阳，称**"十二经脉之海★"**，亦为**"五脏六腑之海★"**。

②与女子月经及孕育机能有关——**冲为血海★**（99）。

5. 带脉

①约束纵行诸经，沟通腰腹部的经脉；②主司妇女带下。

6. 阳维脉

维络诸阳，联络所有阳经而与督脉★相合。

7. 阴维脉

维络诸阴，联络所有阴经而与任脉相会。

8. 阳跷脉、阴跷脉

①主司下肢运动（95）；②司眼睑之开合（95）；③左右成对，"分主一身左右阴阳"（阳跷不与督脉相交★）（10）。

 【高频考点】

1. 十二经脉气血充盛有余时，则渗注于奇经（91/06）。

2. 到达颠顶的经脉是肝经（95/03）。

3. 经过会阴部的经脉是：任脉 督脉 冲脉（94），进入脑的经脉是督脉（94）。

4. "一源三岐"是指任、督、冲脉同起于胞中，皆出于会阴，而分别循行于人身的前、后正中线和腹部两侧（94/95/06/09X）。

5. 经络气血逆乱可致厥（96）。

6. 在奇经八脉中，与精冷不育证最密切相关的是：督脉（17）。

四、经别、别络、经筋、皮部

（一）经别

经别是从十二经脉别行分出深入躯体深部，循行于胸、腹及头部的重要支脉。

1. 十二经别的循行分布特点（92/97/06/11）

离：从四肢肘膝关节以上别出；入：走入体腔脏腑深部，向心性循行。

出：浅出体表而上头面；合：阴经的经别合于相表里的阳经经别，然后一并注入六阳经脉。

2. 十二经别的生理功能（03X/04/05/11/12X）

①加强了十二经脉表里两经在体内的联系。

②加强了体表与体内、四肢与躯干的向心性联系。

③加强了十二经脉与头面部的联系。

④扩大了十二经脉的主治范围。

⑤加强了足三阴、足三阳经脉与心脏的联系。

（二）别络

别络也是经脉分出的支脉，大多分布于体表。

1. 别络的循行特点

别络从肘膝关节以下分出（97/98/09/10）。

别络有十五条，十二经脉各有一条，加上任脉、督脉的络脉和脾之大络。

2. 十五别络的生理功能

①加强了十二经脉表里两经在体表的联系。

②加强人体前、后、侧面统一联系，统率其他络脉。

③渗灌气血以濡养全身。

（三）经筋

经筋是十二经脉之气结、聚、散、络于筋肉、关节的体系。

1. 十二经筋的分布

十二经筋的分布多结聚于：关节和骨骼附近（92/02）。

2. 十二经筋的生理功能

约束骨骼、有利于关节的屈伸运动、保护脏器组织（01/07/15X）。

"宗筋主束骨而利机关也"。

（四）皮部

皮部是十二经脉功能活动反映于体表的部位，也是络脉之气散布之所在。

皮部的生理功能

①反映和传递信息；②刺激于脏腑、经络。

五、经络的生理功能及经络学说的应用

经络的生理功能包括：①沟通表里上下，联系脏腑器官；②运输渗灌作用；③感应传导作用；④调节机能平衡。

经络易考点归纳

经络易考点	
1. 连目系（13）	心、肝经
2. 与舌有关	脾（连舌本、散舌下）（95/03/05）、肾经（循喉咙、挟舌本）
3. 到达目内眦	小肠、膀胱经、阴跷脉、阳跷脉
4. 到达目锐眦	胆、三焦、小肠经
5. 既至目内眦又至目外眦的经脉（96/00/08）	手太阳小肠经
6. 与齿有关（06X）	胃（入上齿中，还出挟口，环唇）（08）、肠经
7. 环绕口唇（99/11X）	胃、大肠、肝经、冲、任、督脉
8. 与喉咙有关（07X）	肺、胃、肾经
9. 入缺盆	胃、大肠、胆、小肠、三焦经
10. 与督脉会于头顶（95/03/05）	肝、膀胱经
11. 阴维脉与任脉交于	咽部
12. 经过气街的经脉有（92/98/00）	胃、胆经
13. 交汇于督脉的经脉（94X）	足三阳经、手三阳经、阳维脉
14. 通过其经别到达头部的经脉（04）	手少阴、足太阴
15. 循行于背部的经脉（10X）	膀胱经和督脉
16. 与女子胞生理功能最为密切的经脉（01）	心、肝、脾、肾、冲脉、任脉

第六章 体 质

一、体质的概念

体质：指人类个体在生命过程中，由遗传性和获得性因素所决定的表现在形态结构、生理机能和心理活动方面综合的相对稳定的特性。换言之，体质是人群及人群中的个体，禀受于先天，受后天影响，在其生长、发育和衰老过程中所形成的与自然、社会环境相适应的相对稳定的人体个性特征。

二、体质学说的应用

1. 说明个体对某些病因的易感性。
2. 阐释发病原理。
3. 解释病理变化。
4. 指导辨证。
5. 指导治疗。
6. 指导养生。

第七章　病因与发病

一、病因

（一）中医学病因分类

葛洪三因论——一为内疾，二为外发，三为他犯。

巢元方首次提出——乖戾之气。

陈无择三因分类法——外所因、内所因、不内外因（01）。

（二）六淫的概念及致病的共同特点

1. 六淫指风、寒、暑、湿、燥、火六种外感病邪。

六淫邪气形成的原因是：四时不正之气（04）。

2. 六淫致病的共同特点： 外感性、季节性、地域性、相兼性（07X/14）。

"春善病鼽衄，仲夏善病胸胁，长夏善病洞泄寒中，秋善病风疟，冬善病痹厥"（14X）。

（三）六淫病邪各自的性质及致病特点

1. 风邪

（1）风为阳邪，轻扬开泄，易袭阳位（易侵犯人体上部和肌腠）。

（2）风性善行而数变。

（3）风性主动（96/06/09/13/15）。

（4）风为百病之长。

①风邪常兼他邪合而伤人，为外邪致病的先导。

②风邪袭人致病最多，表里内外均可遍及，可发生多种病证。

③古人甚至将风邪作为外感致病因素的总称。

2. 寒邪

（1）寒为阴邪，易伤阳气。

（2）寒性凝滞（易致气血凝滞*等）。

（3）寒性收引（易致筋脉挛急*，肢体屈伸不利）（97X/98/00/01X/09X/11X）。

《内经》认为，寒气入经而稽迟，泣而不行，客于脉外则血少，客于脉内则气不通，故卒然而痛（03X）。

3. 暑邪

（1）暑为阳邪，其性炎热。

（2）暑性升散，扰神耗气伤津（见汗多，气短，乏力）★。

（3）暑多夹湿（01/05/08/12/13）。

暑淫证候可见：舌质红或绛，脉数；气急疲乏（92）。

4. 湿邪

（1）湿为阴邪，易损伤阳气，阻遏气机。

（2）湿性重浊（重——头重如裹、四肢沉重，浊——分泌物、排泄物秽浊不清）。

（3）湿性黏滞。

（4）湿性趋下，易袭阴位（93/07/10X/12X/12/13）。

5. 燥邪

（1）燥性干涩，易伤津液。

（2）燥易伤肺（93/06X）。

导致孔窍干涩的病机是津伤化燥（10）。

6. 火邪

（1）火热为阳邪，其性燔灼趋上（易侵犯头面部，致目赤肿痛、口舌生疮、牙龈肿痛）。

（2）火热易扰心神。

（3）火热易伤津耗气★。

（4）火热易生风动血。

（5）火热易致疮痈（07/09/12/14X）。

火热证候可见：舌质红或绛，脉数；气急疲乏（92）。

火与热的主要区别：火为热之极，热极能化火；火为内生，热为外受；火多脏腑郁发或邪郁化火，其性炎上，热多泛及全身；火易耗血动血，热易耗伤阴液（00X）。

（四）疠气病邪的含义及致病特点

1. 疠气的基本概念

疠气是一类具有强烈致病性和传染性的外感病邪。

2. 疠气的致病特点（16X）

（1）发病急骤，病情危笃；（2）传染性强，易于流行；（3）一气一病，症状相似。

3. 影响疠气产生的因素：

（1）气候（湿雾瘴气，四时不正之气）。

（2）环境（水源、空气、食物污染）。

（3）预防不当，社会因素（04/05X）。

（五）七情内伤的基本概念及致病特点

1. 七情的基本概念

七情：**喜、怒、忧、思、悲、恐、惊。**

2. 七情与内脏精气的关系

3. 七情内伤的致病特点

（1）直接伤及内脏。

①七情损伤相应之脏；②七情首先影响心神；③数情交织，多伤心肝脾；④易损伤潜病之脏腑。

（2）影响脏腑气机（06/10/11/12/14）。

①**怒则气上**，肝气横逆上冲。

②**喜则气缓**，心气涣散（11）。

③**悲则气消**，损伤肺气。

④**恐则气下**，肾气不固（二便失禁、遗精滑泄）（14/16X）。

⑤**惊则气乱**《素问·举痛论》："**惊*则心无所倚，神无所归，虑无所定，故气乱矣。**"（06/10）

⑥**思则气结**，心神耗伤，脾气郁结（12）。

（3）多发为情志病证。

（4）七情变化影响病情。

【原文篇】

1. 怒则气上：指过怒导致肝气疏泄太过，气机上逆，甚则血随气逆，并走于上的病机变化。临床主要表现为头胀头痛、面红目赤、呕血，甚则昏厥猝倒；若兼发肝气横逆，可兼见腹痛、腹泻等症。《素问·生气通天论》："大怒则形气绝，而血菀于上，使人薄厥。"《素问·举痛论》："怒则气逆，甚则呕血及飧泄。"《素问·调经论》："血之与气并走于上，则为大厥，厥则暴死，气复反（返）则生，不反则死。"

2. 喜则气缓：指过度喜乐伤心，导致心气涣散不收，重者心气暴脱或神不守舍的病机变化。临床可见精神不能集中，甚则神志失常、狂乱，或见心气暴脱的大汗淋漓、气息微弱、脉微欲绝等症，如《淮南子·精神训》："大喜坠阳。"

3. 悲则气消：指过度悲忧伤肺，导致肺失宣降及肺气耗伤的病机变化。临床常见意志消沉、精神不振、气短胸闷、乏力懒言等症。《素问·举痛论》："悲则心系急，肺布叶举，而上焦不通，荣卫不散，热气在中，故气消矣。"

4. 恐则气下：指过度恐惧伤肾，致使肾气失固，气陷于下的病机变化。临床可见二便失禁，甚则遗精等症。《灵枢·本神》："恐惧不解则伤精，精伤则骨酸痿厥，精时自下。"

5. 惊则气乱：指猝然受惊伤心，导致心神不定，气机逆乱的病机变化。临床可见惊悸不安、慌乱失措，甚则神志错乱。《素问·举痛论》："惊则心无所倚，神无所归，虑无所定，故气乱矣。"

6. 思则气结：指过度思虑伤脾，导致脾气郁滞，运化失职的病机变化。临床可见不思饮食、腹胀纳呆、便秘或便溏等症状。《素问·举痛论》："思则心有所存，神有所归，正气留而不行，故气结矣。"

（六）饮食不节的致病特点及病理表现

饮食失宜包括：①**饮食不节——过饥、过饱**；②**饮食不洁**；③**饮食偏嗜——寒热、五味、食类偏嗜**。

饮食偏嗜——"伤己所胜"。

《素问·五藏生成》："多食咸，则脉凝泣而变色；多食苦，则皮槁而毛拔；多食辛，则筋急而爪枯；多食酸，则肉胝皱而唇揭；多食甘，则骨痛而发落，此五味之所伤也。故心欲苦，肺欲辛，肝欲酸，脾欲甘，肾欲咸，此五味之所合也。"（91/94/01/02/06/15/16）

《素问·生气通天论》："味过于酸，肝气以津，脾气乃绝；味过于咸，大骨气劳，短肌，心气抑；味过于甘，心气喘满，色黑，肾气不衡；味过于苦，脾气不濡，胃气乃厚；味过于辛，筋脉沮弛，精神乃央。"（92/98/99/00/03/05X/07/13）

（七）劳逸损伤的致病特点及病理表现

1. 过劳：①劳力过度（16）；②劳神过度；③房劳过度。

"久立伤骨，久行伤筋，久视伤血"。（12）

2. 过逸："久卧伤气，久坐伤肉"。

（八）痰饮、瘀血、结石

1. 痰饮

（1）概念

痰饮是机体水液代谢障碍所形成的病理产物。较稠浊的为痰，清稀的为饮。

（2）分类

①痰饮：饮邪停留于胃肠，阻滞气机，胃失和降，可见泛吐清水，脘腹痞胀，腹部水声辘辘（15）。

②悬饮：饮邪停于胸胁，阻碍气机，压迫肺脏，见肋间饱满，咳唾引痛，胸闷息促。

③支饮：饮邪停于心包胸肺，阻遏心阳，阻滞气血运行，见胸闷心悸，气短不得卧（15）。

④溢饮：饮邪停于肢体，当汗出而不汗出，身体、肢节疼痛。

（3）致病特点

①阻滞气血运行。

②影响水液代谢。

③易于蒙蔽心神。

06-79. 风邪的特性是（ C ）

    A. 舌质红或绛，脉数   B. 气急疲乏   C. 两者均有   D. 两者均无

92-103. 火淫证候可见（ C ）

92-104. 暑淫证候可见（ C ）

    A. 重浊   B. 凝滞   C. 善行   D. 炎上

07-76. 火邪的致病特点是（ D ）

07-77. 湿邪的致病特点是（ A ）

    A. 炎上   B. 干涩   C. 升散   D. 善行

09-85. 风邪的性质是（ D ）

09-86. 火邪的性质是（ A ）

    A. 湿邪   B. 火邪   C. 暑邪   D. 寒邪

12-83. 易侵犯头面部的邪气是（ B ）

12-84. 易侵犯人体下部的邪气是（ A ）

07-111. 六淫致病的共同特点有（ BCD ）

    A. 发病急骤，症状相似   B. 与季节气候和居处环境有关

    C. 多从肌表或口鼻侵入   D. 可单独致病或合邪致病

14-9. 下列各项中，不属于六淫致病特点的是（ A ）

    A. 传染性   B. 季节性   C. 地域性   D. 相兼性

14-121. 下列有关四时发病的叙述中，与《素问·金匮真言论》相符的是（ BD ）

    A. 春善病风疟   B. 长夏善病洞泄寒中

    C. 秋善病鼽衄   D. 冬善病痹厥

96-4. 下列属于风邪性质和致病特点的是（ B ）

    A. 为阳邪，其性炎热   B. 为阳邪，其性开泄   C. 为阳邪，伤津耗气

    D. 为阳邪，易生风动血   E. 为阳邪，其性

13-9. 易侵犯人体上部和肌腠的外邪是（ A ）

    A. 风邪   B. 寒邪   C. 湿邪   D. 燥邪

97-124/01-125. 寒邪的致病特点（ ABC ）

    A. 易伤阳气   B. 易凝滞气血   C. 易致筋脉挛急   D. 易致腠理不密

98-9. 寒邪致病，症见肢体屈伸不利，是由于（ D ）

    A. 寒为阴邪，易伤阳气   B. 寒客肌表，卫阳被遏

    C. 寒性凝滞，痹阻经脉   D. 寒性收引，筋脉挛急

    E. 寒邪入里，直中三阴

00-9.寒邪致病，引发肢体屈伸不利或冷厥不仁，是由于（ D ）

A.寒为阴邪，易伤阳气

B.寒客肌表，卫阳被遏

C.寒性凝滞，痹阻经脉

D.寒性收引，筋脉挛急

09-125.寒邪的致病特点为（ ABC ）

A.易伤阳气　　　B.易凝滞气血　　　C.易致筋脉挛急　　　D.易致腠理不密

11-128.寒邪的性质特点有（ BCD ）

A.易致腠理不密　　B.易致气血凝滞　　C.凝结阻滞　　　D.收缩牵引

01-7.暑邪为病而见汗多，气短，乏力，这是由于（ D ）

A.暑为阳邪，其性炎热　　　B.暑应于心，易扰心神　　　C.暑多夹湿，易困脾土

D.暑性升散，耗气伤津　　　E.暑为阳邪，化火伤阴

05-9.暑邪为病，症见汗多，气短，乏力，是因为（ C ）

A.暑性炎热　　　B.暑多夹湿　　　C.暑性升散　　　D.暑扰心神

E.暑易化火

08-13.暑邪为病，烦渴、气短、乏力，是由于（ D ）

A.暑为阳邪，易损肺气

B.暑应于心，耗气伤血

C.暑多夹湿，易困脾气

D.暑性升散，耗气伤津

10-128.湿邪的性质和致病特点是（ BCD ）

A.其性凝滞，易闭阻血脉

B.其性属阴，易阻遏气机

C.其性黏滞，病多缠绵难愈

D.其性趋下，易袭阴位

12-127.下列各项中，反映湿性重浊表现的有（ BCD ）

A.头晕胀痛　　　B.面垢眵多　　　C.肢体重着　　　D.小便浑浊

10-13.导致孔窍干涩的病机是（ C ）

A.火热内生　　　B.暑热伤津　　　C.津伤化燥　　　D.风气内盛

00-124.火与热的主要区别是（ ABCD ）

A.火为热之极，热极能化火

B.火为内生，热为外受

C.火多脏腑郁发或邪郁化火，其性炎上，热多泛及全身

D.火易耗血动血，热易耗伤阴液

14-127.下列选项中，提醒"火性炎上"的有（ ABC ）

A.目赤肿痛　　　B.口舌生疮　　　C.牙龈肿痛　　　D.两目上视

04-91.疫病发生的原因是（ C ）

A.四时不正之气　　B.湿雾瘴气　　　C.二者均是　　　D.二者均非

05-109.疫病发生与流行，多与哪些因素有关（ ABC ）

A.气候的反常变化　　B.空气、水源或饮食物受到污染　　C.预防隔离不利

D.情志因素的影响

16-127. 属于疬气致病特点的是（ ACD ）

A. 发病急骤，病情危笃　　　　　　　　B. 病程漫长，反复发作

C. 一气一病，症状相似　　　　　　　　D. 传染性强，易于流行

94-11/96-5. 七情内伤致病最多见于——心、肝、脾

01-8. 大怒则形气绝，而血菀于上，使人薄厥

03-11.《三因极一病证方论》认为，七情内伤先自哪些脏腑郁发？——心、肝、脾

14-5.《素问·调经论》："神有余则笑不休，神不足则悲。"

07-12.《素问·举痛论》所说导致"心系急，肺布叶举，而上焦不通，营卫不散，热气在中"的是（ C ）

A. 怒则气上　　　　B. 喜则气缓　　　　C. 悲则气消　　　　D. 恐则气下

15-127. 过度愤怒可导致（ ABCD ）

A. 飧泄　　　　B. 呕血　　　　C. 昏厥　　　　D. 薄厥

16-128. 依据《灵枢·本神》所述，恐惧日久不解，易导致的病症有（ BCD ）

A. 飧泄　　　　B. 遗精　　　　C. 骨痿　　　　D. 痿厥

16-9. 劳力过度对身体的主要损害是（ D ）

A. 伤神　　　　B. 耗血　　　　C. 伤精　　　　D. 耗气

12-128. 下列各项中，与痰饮形成有关的有（ ABCD ）

A. 火邪伤人，煎灼津液　　　　　　　　B. 恣食肥甘，湿浊内生

C. 七情内伤，气郁水停　　　　　　　　D. 外感湿邪，留滞体内

02-124. 因痰而引起的病变有（ ABCD ）

A. 癫狂　　　　B. 瘰疬　　　　C. 积聚　　　　D. 阴疽

93-8. 痰浊蒙蔽心包，神志改变的特征是（ B ）

A. 狂言，谵语　　　B. 神昏，痴呆　　　C. 喜悲，欲哭　　　D. 烦躁不安

E. 疑虑不定

二、发病机制

（一）邪正与发病

1. **邪气**：是泛指各种致病因素，简称为"邪"。疾病的发生和变化，即是在一定条件下邪正斗争的反映。

2. **正气**：是指人体的机能活动（包括脏腑、经络、气血等功能）和抗病、康复能力，简称为"正"。

3. **邪气和正气在疾病发生、发展和变化中的关系（发病的基本原理）：**

（1）**正气不足**[*]是疾病发生的内在因素。

（2）邪气是发病的重要条件。

（3）邪正相搏的胜负，决定发病与不发病。

（二）内外环境与发病的关系

1.环境与发病

（1）**气候**因素。

（2）地域因素。

（3）生活工作环境。

（4）社会环境。

2.体质与发病

（1）决定发病倾向。

（2）决定对某种病邪的易感性。

（3）决定某些疾病发生的证候类型。

3.精神状态与发病

（三）发病的类型

发病类型，是发病的开始阶段，邪正相搏过程中双方力量不同和斗争结果差异的反映。主要有感邪即发、徐发、伏而后发、继发、合病与并病、复发等几种。

1.感邪即发：又称卒发、顿发。指感邪后立即发病、发病迅速之意。

感邪即发多见于：①新感外邪较盛；②情志剧变；③毒物所伤；④外伤。

2.徐发：指感邪后缓慢发病，又称为缓发。徐发与致病因素的种类、性质，以及体质因素等密切相关。

徐发多见于内伤邪气致病，如思虑过度、房事不节、忧愁不解、嗜酒成癖等；在外感病邪中，如感受湿邪，起病多缓慢；正气不足之人，若感邪较轻，正气抗邪缓慢，亦可见到徐发。

3.伏而后发：指感受邪气后，病邪在机体内潜伏一段时间，或在诱因的作用下，过时而发病。伏而后发多见于外感性疾病和某些外伤。外感性疾病多见于感受温热邪气所形成的"伏气温病"等。即所谓"夏伤于暑，秋为疟疾"；"冬伤于寒，春必温病"。外伤所致的肌肤破损，经过一段时间后，若发为破伤风、狂犬病等亦属于伏而后发。

伏而后发的机理多是由于当时感邪较轻，或外邪入侵时正气处于内敛时期，而邪气处于机体较浅部位，因而正邪难以交争，邪气得以伏藏。**伏邪发病时，病情一般较重且多变。**

4.继发：指在原发疾病的基础上，继而发生新的疾病。即是说，继发病首先有原发疾病，并且所产生的新的疾病与原发疾病在病理上有密切联系。如肝阳上亢所致的中风、哮喘所致的肺精气虚和心血瘀阻等。

5.合病与并病：合病，指两经或两个部位以上同时受邪所出现的病证。合病多见于感邪较盛，而正气相对不足，故邪气可同时侵犯两经或两个部位。如太阳与少阳合病，以及发热、恶寒、咳嗽等肺卫症状与腹泻、腹痛等脾胃症状同时出现。温病学中的卫气同病、气血两燔等也属于合病的范畴。并病，指感邪后某一部位的证候未了，又出现另一部位的病证。并病多体现于病位传变之中。

6. 复发： 指疾病初愈或疾病的缓解阶段，在某些诱因的作用下，引起疾病再度发作或反复发作的一种发病形式。

（1）复发的基本特点：**①临床表现类似于初病，但比初病的病理损害更复杂、更广泛，病情更重；②复发次数越多，预后越差，容易留下后遗症；③大多有诱因。**

（2）复发的主要类型：①疾病少愈即复发；②休止与复发交替；③急性发作与慢性缓解交替。

（3）复发的诱因：①重感致复；②食复；③劳复；④药复；⑤情志致复。

【真题篇】

05-10.影响疾病发生、发展和变化的根本原因，主要是（　E　）

  A. 禀赋的强弱   B. 邪气的性质   C. 邪气的强弱   D. 受邪的部位

  E. 正气的盛衰

第八章 病 机

一、病机的概念（17X）

病机：即疾病发生、发展与变化的机理。

17-106.病机内涵包括（ ABCD ）

　　A.病位　　　　　　B.病性　　　　　　C.病因　　　　　　D.病势

二、邪正盛衰病机

（一）邪正盛衰与疾病的虚实变化

1.邪正盛衰与虚实变化

（1）**虚实病机**。

（2）**虚实变化**：①虚实错杂；②虚实转化；③虚实真假。

2.邪正盛衰与虚实转归

（1）**真虚假实**：至虚有盛候形成，正气虚弱，脏腑气血不足，推动、激发功能减退所致。

（2）**真实假虚**：大实有羸状形成，邪气亢盛，结聚于内，阻滞经络，气血不能畅达于外（97/01/05/11）。

（3）**由实转虚**：实邪久留而损伤正气的病理转化过程。

（4）**由虚转实**：正气不足而致实邪积聚的病理转化过程。

（5）**虚中夹实**：如脾气不足，运化无权之湿滞中焦证；咳喘十余年，下肢浮肿，尿少色黄，胸闷心悸，痰稀色白，呼吸困难，气怯声低，动则喘甚，舌苔滑腻，脉虚数者。

（6）**实中夹虚**：如邪热炽盛灼津，致气阴两伤证；两胁胀痛，偶有刺痛，腹胀食少，疲乏，舌有紫斑，脉弦者。

（二）邪正盛衰与疾病的转归

正胜邪退，邪胜正衰，邪正相持，正虚邪恋，邪去正不复。

 【真题篇】

  A.真虚假实   B.真实假虚   C.虚中夹实   D.实中夹虚

09-87.两胁胀痛，偶有刺痛，腹胀食少，疲乏，舌有紫斑，脉弦者，证属（ D ）

09-88.咳嗽十余年，下肢浮肿，尿少色黄，胸闷心悸，痰稀色白，呼吸困难，气怯声低，动则喘甚，舌苔滑腻，脉虚数者，证属（ C ）

96-14."实"的病机最根本的方面是——邪气亢盛（96/98/00）

04-5."虚"的主要病机是——正气不足（04）

97-11.由于实邪结聚，阻滞经络，气血不能外达，而出现的病机是（ D ）

  A.由实转虚   B.虚实夹杂   C.真虚假实   D.真实假虚

  E.因虚致实

10-12.真虚假实中假象出现的机理是（ D ）

  A.脏腑机能虚损，水液内停   B.脏腑气血失调，功能障碍

  C.脏腑阴阳失调，功能失常   D.脏腑气血不足，运化无力

三、阴阳失调病机

（一）阴阳失调病机的概念

相关内容详见《中医基础理论》。

（二）阴阳失调病机的内容

阴阳失调病机的内容（阴阳偏胜、阴阳偏衰、阴阳互损、阴阳格拒、阴阳亡失）			
1.阴阳偏盛			
类别	概念	形成原因	病机
阳偏盛	阳盛而阴未虚的实热证	①感受温热阳邪 ②阴邪从阳化热 ③五志过极化火 ④气滞、血瘀、食积郁而化热	阳邪入侵，从阳化热或邪自内生，气郁化火——阳热亢盛
阴偏盛	阴寒偏盛而阳气未虚	①感受寒湿阴邪 ②过食生冷，寒滞中阳，阻遏阳气	阴偏盛的病机—— ①阴邪偏盛，引发阴盛 ②阳不化阴，痰湿内生 ③阳气被遏，阴寒内盛（95X/08X）

续表

2. 阴阳偏衰			
类别	概念	形成原因	病机
阳偏衰	阳气不足、阳不制阴、阴气相对偏亢	①先天禀赋不足 ②后天饮食失养 ③劳倦内伤 ④久病损伤阳气	机体阳气不足，阳不制阴，阴气相对偏亢的虚寒证
阴偏衰	阴气不足、阳气相对偏亢	①阳邪伤阴 ②五志过极化火 ③久病耗伤阴液	阴偏衰的病机—— ①精血津液不足 ②滋养、宁静功能减退 ③阳气相对亢盛（94X/03X）

3. 阳损及阴的病机主要是指——阳气虚损，阴液化生不足。导致阴阳两虚（01/15）
   阴损及阳的病机主要是指——阴液亏损，累及阳气化生不足（04）

4. 阴阳格拒病机：阴阳之间不相维系（93/98/00）
   阴盛格阳（真寒假热证）：阴寒内盛是疾病的本质（12）
   阳盛格阴（真热假寒证）：阳盛于内是疾病的本质（15）

5. 亡阳的病机：①邪盛正衰，正不敌邪；②素体阳虚，疲劳过度；③过用汗法或汗出过多
   ④阳气严重耗散，虚阳外越（92X/98X/03X/11X）
   亡阴的病机：①热邪炽盛，迫津外泄；②大吐大下，阴液大伤；③温邪羁留，耗伤阴液（10X）

四、气血失常病机

（一）气血失常病机的概念

（二）气血失常病机的内容

气的失常：气虚、气机失调（气滞、气逆、气陷、气闭和气脱）；血的失常：血虚、血瘀、血热、出血；精气血关系失调。

1. 气的失常

（1）气虚——气的生成不足或耗散太过而致气的不足及其功能低下的病理状态。

（2）气机失调——气的功能减退或气的运动失常。

气滞

气机郁滞不畅，主要由于情志抑郁，或痰湿、食积、热郁、瘀血等所致。

气陷

①气陷，指气的上升不足或下降太过，以气虚升举无力而下陷为特征的一种病理状态。

②气陷多由气虚病变发展而来，尤与脾气的关系最为密切。

③气陷的病理变化，主要有"上气不足"与"中气下陷"两方面。

④"上气不足"，主要指上部之气不足，头目失养的病变。一般由于脾气虚损，升清之力不足，无力将水谷精微上输于头目，致头目失养，可见头晕、目眩、耳鸣等症。

⑤"中气下陷"，指脾气虚损，升举无力，气机趋下，内脏位置维系无力，而发生某些内脏的位置下移，形成胃下垂、肾下垂、子宫脱垂、脱肛等病变。

气闭

①气闭，即气机闭阻，外出严重障碍，以致清窍闭塞，出现昏厥的一种病理状态。

②气闭，多由情志刺激，或外邪、痰浊等闭塞气机，使气不得外出而闭塞清窍所致。

③气闭的临床所见，有因触冒秽浊之气所致的闭厥，突然精神刺激所致的气厥，剧痛所致的痛厥，痰闭气道之痰厥等等；气闭发生急骤，以突然昏厥，不省人事为特点，多可自行缓解，亦有因闭不复而亡者。其临床表现，除昏厥外，随原因不同而伴相应症状。

气逆

①气逆，多由情志所伤，或因饮食不当、外邪侵犯、痰浊壅阻所致，亦有因虚而气机上逆者。

②气逆最常见于肺、胃和肝等脏腑。

③肺气上逆则咳逆上气。

④胃气上逆则发为恶心、呕吐、嗳气、呃逆。

⑤肝气上逆则发为头痛头胀，面红目赤，易怒等症；甚则血随气逆，或为咯血、吐血，乃至壅遏清窍而致昏厥。故《素问·生气通天论》说"大怒则形气绝，而血菀于上，使人薄厥。"

气脱

①气脱，即气不内守，大量向外亡失，以致生命机能突然衰竭的一种病理状态。

②气脱多由于正不敌邪，或慢性疾病，正气长期消耗而衰竭，以致气不内守而外脱；或因大出血、大汗等气随血脱或气随津泄而致气脱，从而出现生命机能突然衰竭的病理状态。

③气脱可见面色苍白、汗出不止、目闭口开、全身瘫软、手撒、二便失禁、脉微欲绝或虚大无根等症状。

④气脱与亡阳、亡阴在病机和临床表现方面多有相同之处，病机都属气的大量脱失，临床上都可见因气脱失而致虚衰不固及生命机能严重衰竭的表现。

⑤但亡阳是阳气突然大量脱失，当见冷汗淋漓、四肢厥冷等寒象，而亡阴是阴气突然大量脱失，当出现大汗而皮肤尚温、烦躁、脉数疾等热性征象。

⑥若无明显寒象或热象，但见气虚不固及生命机能衰竭的上述表现，则称为气脱。

⑦因此，气脱若偏向阳气的暴脱，则为亡阳；若偏向阴气的大脱，则为亡阴。

2. 血的失常

（1）血虚

（2）血运失常——①血瘀；②出血。

3. 精气血关系失调

（1）精与气血关系的失调——①精气两虚；②精血不足；③气滞精瘀和血瘀精阻

（2）气与血关系的失调——①气滞血瘀；②气虚血瘀；③气不摄血；④气随血脱；⑤气血两虚。

A.呃气上逆   B.恶心呕吐   C.头痛头胀，面红目赤   D.胃脘痛

    E.脘腹有重坠感

97-77. 中气下陷，可引起（ E ）

97-78. 胃气上逆可引起（ B ）

13-11. 多出现气逆病变的脏腑是——肝、肺、胃

02-13. 气逆的病理表现，下列哪项不确切（ D ）

    A.嗳气，呃逆   B.头胀痛，甚则昏厥   C.咳逆气喘   D.眩晕耳鸣如蝉

    E.面红目赤易怒

14-129. 气机失调可表现为（ ACD ）

    A.气逆   B.气虚   C.气陷   D.气脱

15-11. 患者突然冷汗淋漓，四肢厥逆，其病机是（ C ）

    A.气陷   B.气闭   C.气脱   D.气亡

16-11. 脏腑气滞多见于（ A ）

    A.肺、肝、脾、胃   B.肺、肾、肝、胆

    C.心、肾、肝、胆   D.心、肝、脾、胃

17-7. 依据《素问·刺志论》，能够导致气虚身热的原因是（ D ）

    A.伤风   B.伤寒   C.伤湿   D.伤暑

五、津液代谢失常病机

（一）津液代谢失常病机的概念

    津液代谢是一个复杂的生理过程，必须由多个脏腑的相互协调才能维持正常，诸如肺气的宣发和肃降，脾气的运化转输，肾气的蒸化，三焦的通调，以及肝气的疏泄都参与其中，以肺、脾、肾三脏的作用尤为重要，而其核心是气对津液的作用。因此，气的运动及其维持的气化过程，调节着全身的津液代谢。如果肺、脾、肾等有关脏腑生理机能异常，气的升降出入运动失去协调，气化过程失序，均能导致津液生成、输布或排泄的失常，包括津液不足及津液在体内滞留的病理变化。

（二）津液代谢失常病机的内容

    津液代谢失常病机的内容：津液不足、津液的输布排泄障碍、津液与气血的功能失调（津

停气阻、气随液脱、津枯血燥、津亏血瘀等）。

1. 津液不足

2. 津液输布排泄障碍

（1）湿浊困阻。

（2）痰饮凝聚。

（3）水液贮留。

3. 津液与气血关系失调

（1）水停气阻。

（2）气随津脱。

（3）津枯血燥。

（4）津亏血瘀。

（5）血瘀水停。

4. 津液不足的病理表现

口渴引饮，皮肤干燥，目陷螺瘪（02X）。

5. 津液输布障碍的原因（91X/92X/94X/00X）

（1）三焦水道不利。

（2）肺失宣发肃降。

（3）脾失运化与转输。

（4）肝失疏泄。

（5）肾虚不能蒸腾气化。

六、内生"五邪"病机

（一）内生"五邪"病机的含义

内生"五邪"，指在疾病的发展过程中，由于脏腑经络及精气血津液的功能失常而产生的化风、化寒、化湿、化燥、化火等病理变化。因病起于内，又与风、寒、湿、燥、火外邪所致病证的临床征象类似，故分别称为"内风""内寒""内湿""内燥"和"内火"，统称为内生"五邪"。

（二）内生"五邪"病机的内容

内生"五邪"病机的内容：风气内动（肝阳化风、热极生风、阴虚风动、血虚生风、血燥生风）、寒从中生、湿浊内生、津伤化燥、火热内生。

1. 风气内动（内风）

《临证指南医案》："内风乃身中阳气之变动。"（91/97/98/00/07/11/15）。

（1）肝阳化风

特点：筋惕肉瞤、肢体震颤，眩晕欲仆。（14）

病因：肝郁化火亢逆；暴怒伤肝，肝气亢逆；劳伤肝肾，水不涵木。

（2）热极生风

特点：痉厥、抽搐，伴高热、神昏、谵语。

（3）阴虚风动

特点：筋挛肉瞤，手足蠕动（08）。

病因：热病后期，阴津亏损（02）。

（4）血虚生风

特点：肢体麻木不仁，筋肉跳动，甚则手足拘挛不伸（08/14）。

（5）血燥生风

特点：皮肤干燥、肌肤甲错。

病因：久病耗血或年老精亏（02）。

2. 寒从中生（内寒）

病因：脾肾阳虚，阴寒内盛（阳气虚衰，温煦功能减退；阳不化阴，水湿痰浊壅盛）（92X/93/96/00/15X/17X）。

3. 湿浊内生（内湿）

病因：是脾虚（脾失运化）（12）。

4. 津伤化燥（内燥）

津伤内燥以肺、胃、大肠多见（14/17X）。

5. 火热内生（内热或内火）

病因：阳气过盛化火（壮火）、邪郁化火、五志过极化火和阴虚火旺（16X）。

【真题篇】

17-113.下列选项中属于寒从中生的临床表现（ ABCD ）

　　A.尿频清长　　　　　B.痰涎清稀　　　　　C.恶寒肢冷　　　　　D.大便稀溏

17-114.下列选项属于内燥的是（ ABC ）

　　A.肺阴不足，干咳少痰　　　　　　　　B.胃阴不足，舌红少津

　　C.大肠津亏，大便干涩　　　　　　　　D.小肠液亏，小便黄赤

16-129."火热内生"的原因是（ ABCD ）

　　A.阳盛有余　　　　　B.阴虚阳亢　　　　　C.病邪郁结　　　　　D.气血郁滞

七、经络病机

（一）经络病机的概念

经络病机，即是致病因素直接或间接作用于经络系统而引起的病理变化，主要有经络的气血偏盛偏衰、经络的气血运行逆乱、经络的气血运行阻滞、经络的气血衰竭。

（二）经络病机的内容

1. 经络气血偏盛偏衰

①足阳明胃经"气盛则身以前皆热，其有余于胃，则消谷善饥，溺色黄。气不足则身以前皆寒栗，胃中寒则胀满。"（91/97/01/02/09X/10/11）②"足阳明之别……实则狂巅，虚则足不收，胫枯。"（04）

2. 经络气血逆乱（06X）

①引起人体阴阳之气不相顺接，发为厥逆——足太阳经气逆乱"巨阳之厥，则肿首头重，足不能行，发为眴仆。"；②导致脏腑生理功能紊乱——足太阴经气逆乱"厥气上逆则霍乱"（07/14）；③导致出血——肝经逆乱则咯血，阳明经气逆乱则鼻衄。

3. 经络气血运行不畅

①累及所络属之脏腑以及经络循行部位的生理功能；②经气不利，经络的气血运行不畅可致某一经络气滞、血瘀。"经言是动者，气也；所生病者，血也"。"气留而不行者，为气先病也；血壅而不濡者，为血后病也，故先为是动，后所生病也。"

4. 经络气血衰竭

①太阳之脉，其终也戴眼反折瘛疭，其色白，绝汗乃出，出则死已（96/00/02）；②少阳终者，耳聋百节皆纵，目瞏绝系，绝系一日而半死，其死也色先青白，乃死矣（93/94/98/11）；③阳明终者，口目动作，善惊妄言，色黄，其上下经盛，不仁，则终矣；④少阴终者，面黑齿长而垢，腹胀闭，上下不通而终矣（93/94/03/10）；⑤太阴终者，腹胀闭不得息，善噫善呕，呕则逆，逆则面赤，不逆则上下不通，不通则面黑皮毛焦而终矣（96/98/00/11）；⑥厥阴终者，中热嗌干，善溺心烦，甚则舌卷卵上缩而终矣（08X/10）。

八、脏腑病机

（一）脏腑病机的概念

1. 脏腑病机的概念

脏腑病机是指疾病在其发生、发展过程中，脏腑的正常生理功能产生失调的内在机理。

2. 脏腑失调的病机主要表现在两个方面（92X/95X/07X/08X）

①是各脏腑生理功能的太过或不及，以及各生理功能之间的失调。

②脏腑本身阴阳、气血的失调（脏腑相互关系的失调）。

（二）五脏的阴阳气血失调

五脏的阴阳气血失调：心阳心气的失调、心阴心血的失调，肺气的失调、肺阴的失调、脾阳脾气的失调、脾阴的失调，肝气肝阳的失调、肝血肝阴的失调，肾的精气不足、肾的阴阳失调等。

1. 心的阴阳气血失调

（1）心的阳气偏盛

【原因】

①邪热内郁；②瘀血化热；③五志化火（05X）。

【对生理功能的主要影响】

①损伤阴液，导致心阴不足；②心神被扰：失眠多梦；③血热而脉流薄疾：心悸、出血；④心火上炎与下移：口舌糜烂、小便黄赤（97X/99X）。

（2）心的阳气偏衰

【对生理功能的主要影响】

①心神不足：精神疲乏委顿，反应迟钝，迷蒙多睡；②血脉寒滞：形寒肢冷，心悸怔忡，胸口憋闷、刺痛。

（3）心阴不足

【原因】①劳心过度耗伤；②情志内伤；③心肝火旺。

【表现】阴虚表现、虚烦不得眠（五心烦热，神志不宁）（08）。

（4）心血不足

【原因】失血，或血液生化不足，或情志内伤、耗损心血等。

【表现】①血脉空虚：脉细无力；②不能滋养心神：神思难以集中，神思恍惚，神志衰退；③不能涵敛心阳：失眠多梦；④心失所养：心悸不安，甚则惊恐；⑤不能上荣于面：面色苍白无华，舌色不荣（96）。

（5）心血瘀阻

【原因】①阳气不足，血脉寒滞（宗气虚衰，胸阳不振）；②痰浊凝聚；③劳倦感寒（寒客胸中）；④情志刺激（95X/08X/09X）。

【表现】心胸憋闷、疼痛，心悸怔忡，惊恐万状，心前区暴痛，甚则肢冷，脉伏不出，汗出而肢厥（96）。

2. 肺的阴阳气血失调（15X）

（1）肺气的失调原因

外邪袭表犯肺，或因痰浊内阻肺络，或因肝升太过，气火上逆犯肺所致；也可由于肺气不足，或肺阴虚等（09X）。

（2）肺气的失调主要表现

肺气宣发肃降失常。

肺气虚损的表现：①呼吸机能减退；②影响津液的输布、代谢（聚痰成饮）；③卫阳虚弱，腠理疏松不固而自汗；④肾不纳气（呼纳失司，动辄气急）；⑤影响脾的运化；⑥宗气生成不足（少气不足以息）；⑦影响大肠传导功能（95X/03X/04X/05X）。

（3）肺阴失调病机

①燥热之邪灼肺；②痰火内郁伤肺；③五志过极化火；④久咳耗伤肺阴。

3. 脾的阴阳气血失调

脾的阳气失调主要表现在：脾气虚损、脾阳虚衰及水湿中阻。

（1）脾气虚损

【原因】①饮食；②禀赋；③久病；④劳倦。

【病机】

①脾气虚运化无权，升清作用减弱，而致升清降浊失司，津液代谢失常，纳食不香。

②脾失健运，气血生化无源。

③脾气虚统摄血液无权。

④脾气虚升举无力，中气下陷（93X/96/00X/01X/09X）。

（2）脾阳虚衰

【原因】多由脾气虚损发展而来，亦可由于命门火衰，脾失温煦所致。

【表现】①寒从中生：脘腹冷痛，下利清谷，五更泄泻；②生痰成饮，或水泛肌肤为肿。

（3）水湿中阻

【表现】痰饮、水肿。

（4）脾阴失调

【原因】指脾的气阴两虚。多由于脾气虚，不能运化津液，津液亏乏而形成。

4. 肝的阴阳气血失调

（1）肝气郁结

【原因】多因精神刺激、情志抑郁不畅，肝失疏泄，导致气机郁滞。

【病理表现】①在气机郁滞的部位见胀满疼痛；②气或气血互结，在其结聚的部位见肿块；③滞于肝，则两胁胀满或右胁疼痛，肝气阻滞；④痰气或气血互结于肝之经络，则上可发为瘿瘤、梅核气；中可发为两乳胀痛或结块；下可发为少腹疼痛，或牵引睾丸坠胀，以及女子痛经，甚则经闭等；⑤肝气郁结，横逆犯胃，则胃气上逆，而发嗳气吞酸，甚则脘痛；横逆犯脾，则痛泻交作。

（2）肝火上炎

【原因】①肝郁化火；②暴怒伤肝，肝气暴张；③五志化火，心火引动肝火（12）。

【病理表现】①头胀头痛、面红目赤、急躁易怒、耳暴鸣或暴聋；②肝的阳气升动太过，郁火内灼，极易耗伤阴血，而至阴虚火旺；肝火灼烧伤肺胃脉络，则易出现咯血、吐血、衄血；③火上逆之极，则血菀于上，发为薄厥。

（3）肝血亏虚

【原因】①失血过多；②久病；③脾胃虚弱，化生气血功能减退。

【表现】①不能濡养筋脉：肢体麻木不仁，关节屈伸不利；②不能上荣头目：眩晕，目花，两目干涩，视物模糊不清，甚则夜盲（06）；③化燥生风，虚风内动：皮肤瘙痒，筋挛、肉瞤、瘛疭（07X）。

（4）肝阳上亢

【原因】①多由于肝阴不足，阴不制阳，肝之阳气升浮亢逆所致；②精神情志失调，气火上逆导致阳亢，肝阴耗伤而发展为阴虚阳亢；③肾阴不足，水不涵木（12）。

【表现】眩晕，耳鸣，面红升火，目赤目糊，情绪易于激动，脉弦而数等上盛的病理表现；同时可见腰酸，两足软弱无力等下虚的表现。

（5）肝风内动

【原因】肝阳化风、邪热炽盛、阴虚阳亢、阴血亏耗、血燥生风（93X）。

5.肾的阴阳气血失调

（1）肾精亏虚

【原因】老年精亏或先天不足，也可因久病耗损，后天失养所致。

【表现】①影响生长发育；②阻碍性腺发育；③早衰（未老先衰，头发枯萎、早脱、早白，耳鸣耳聋，牙齿松动）（01/05/13X）；④脑髓空虚：智力减退，动作迟钝，两足痿弱。

（2）肾气不固

【原因】①年幼；②年老；③早婚、性生活不节；④久病。

【表现】主要是对肾的生理功能的影响。

①肾失封藏，见遗精、滑精；②二便失于固摄，见大便滑脱，小便清长，或遗尿，尿有余沥，或二便失禁；③影响肾的纳气功能可见其气浮与上、动辄气急。

（3）肾阴亏虚

【原因】①久病伤阴，累及于肾；②五脏之火、五志过极化火、邪热久留化火；③失血耗液，或过服温燥壮阳之品，或房劳过度而致相火妄动；④他脏为病，累及于肾（99）。

【表现】当阴虚内热和阴虚火旺时可见形体消瘦、五心烦热、骨蒸潮热、颧红、盗汗以及舌红少苔、脉虚细而数等表现。

（4）肾阳不足

【原因】①心、脾阳虚及肾；②房劳过度。

【表现】①生殖机能的减退，见阳痿、精冷不育；②水液代谢机能的减退，见水肿；③阳虚火衰，无以温煦脾阳，脾肾阳虚，则运化功能失职，可见下利清谷、五更泄泻等表现。

（三）六腑功能失调

1.胆

胆汁的分泌排泄障碍原因：①情志所伤，肝失疏泄；②中焦湿热熏蒸，阻遏气机（92X/93X）。

胆汁的生成和排泄障碍可导致：胃失和降、脾失健运、肝失疏泄（04X）。

2. 胃

胃的功能失调病机：主要指受纳障碍、腐熟水谷功能异常、和降失职、胃气上逆（91X）。

（1）胃气虚

【原因】①饮食失节；②禀赋素虚；③久病元气不复（05X）。

【表现】①胃气虚受纳与腐熟功能减退；②胃失和降：饮食无味、脘腹胀满、隐痛、呃逆嗳气、恶心、呕吐（97X/00X/01X/10X）。

（2）胃阴虚

【原因】①热病后期，邪热久留；②久病不复，消灼阴液（94X/11X）。

【表现】①受纳腐熟功能极度衰退；②胃失和降；③胃气衰败。

（3）胃寒

【原因】①过食生冷；②过用寒凉药物伤阳；③素体中寒。

【表现】①腐熟减退；②气机不利。

（4）胃热（胃火）

【原因】①邪热入里犯胃；②嗜食辛辣厚味；③郁结化热、化火；④肝胆之火，横逆犯胃；⑤肝郁气结（02X/06X）。

【表现】①腐熟功能亢进：胃中嘈杂，消谷善饥；②消烁津液，燥热内结：口苦、口渴引饮、大便秘结；③胃气上逆：恶心、呕吐酸苦黄水；④胃火循经上炎：齿龈肿痛；⑤火热灼伤胃络：呕血。

3. 小肠

小肠功能失调表现为：①失于受盛：食下腹痛、泄泻、呕吐；②不能化物：食入腹胀，完谷不化；③泌别清浊功能失司：腹痛肠鸣、上吐下泻。

小便淋浊刺痛：由湿热下注或心火旺盛，循经下移小肠所致，在藏象学说中称作小肠火。

4. 大肠

大肠功能失调表现为：排便的异常。

5. 膀胱

膀胱功能的失调表现为：尿频、尿急、尿痛、尿液混浊、尿有余沥、尿闭或遗尿、小便失禁等排尿的异常。

6. 三焦

三焦气化功能失司主要有两个方面：①气机不利；②水液代谢障碍（95X/08X）。

（四）奇恒之腑脑、髓、骨、脉、女子胞等功能失调

1. 髓和骨的功能失调表现

生长发育迟缓、骨质软弱松脆、精神不振、反应迟钝、听觉失聪、视物不明、智力减退、

胫酸脚软、脑转耳鸣、懈怠安卧（96X）。

2. 脉道功能失调的原因（影响脉道通利的原因）

①津液枯涸，脉失濡养。

②痰浊内阻，气机不畅。

③寒凝血瘀，脉道阻滞。

④脾气虚衰。

⑤多食咸味（多食咸则脉凝泣而变色）（92X/93X/94X/99X/01X/08X）。

3. 女子胞功能失调的原因（91X/97X/98X/12X）

①气血不和：因血热、肝不藏血或疏泄太过、脾不统血或气不摄血、气滞血瘀、气血不足、阳气不足或下元虚寒、寒湿或湿热下注所致；②心、肝、脾、肾的功能障碍；③冲任气血不足：与肝、肾、脾、胃生理功能失调有关。阳明脉衰少影响冲、任二脉气血充盈的因素是：肾中精气不足，肝失疏泄，阳明脉衰少，脾胃运化功能失调（92X/95X/99X/04X/08X）。

【真题篇】

03-116/93-124. "水气凌心"主要是由于——心阳虚衰，肾阳虚衰

95-128/08-126. 形成心血瘀阻的主要原因（ ABCD ）

  A. 胸阳不振   B. 寒客胸中   C. 痰浊阻滞   D. 宗气虚衰

96-9. 下列不属于瘀血瘀阻心脉及心的阳气虚衰的表现是（ C ）

  A. 心胸憋闷疼痛或暴痛   B. 心悸怔忡或惊恐   C. 心烦失眠多梦

  D. 肢冷或汗出肢厥   E. 脉伏不出

96-12. 下列不属于心血亏虚的病理表现是（ E ）

  A. 血脉空虚而见脉细无力   B. 心神失养而神识衰退

  C. 心阳失敛、阳不入阴、神不守舍而见失眠多梦   D. 颜面失于荣养而见面白无华

  E. 眼目失于濡养而见干涩、昏花

  A. 尿量增多   B. 尿量减少   C. 两者均有关   D. 两者均无关

92-101. 肾的蒸腾气化失常可见（ C ）

92-102. 肺的宣发肃降失常可见（ B ）

95-127/03-115/04-111. 肺气虚损可导致（ ABCDEF ）

  A. 腠理不密   B. 津液输布代谢失常   C. 肾不纳气   D. 脾失健运

  E. 大肠传导失司   F. 宗气不足

09-128. 肺气失调的病机主要为（ ABC ）

  A. 肺失宣发   B. 肺失肃降   C. 肺气虚损   D. 肺失濡润

96-8. 脾的阳气失调的病机，下列哪项是不正确的（ D ）

A. 健运无权，气血生化不足   B. 运化失职，津液代谢失常

C. 升举无力，中气下陷   D. 受纳失调，消谷善饥

E. 摄血无权，血溢脉外

97/00-126/01-128/09-130. 脾气虚损的病机是指（ ABCD ）

A. 运化无权，纳食不香   B. 升降失调，清浊不分

C. 升举无力，中气下陷   D. 统摄无力，血溢脉外

13-12. 脾功能失常的病理变化中，易致脾阳不振的是——脾气虚弱

04-6. 急躁易怒主要与肝升太过有关

06-14. 两目干涩，视物昏花，甚则夜盲，多因（ E ）

A. 肝气上逆   B. 肝火上炎   C. 肝阳上亢   D. 肝风上扰

E. 肝血不足

07-112. 肝血不足可致（ BCD ）

A. 腰膝酸软，耳鸣   B. 肢麻不仁，关节屈伸不利   C. 眩晕目涩，视物模糊

D. 筋挛

A. 肝火上炎   B. 肝不藏血   C. 肝阳上亢   D. 肝血不足

12-85. 情志不遂，气郁日久易致（ A ）

12-86. 房事劳倦，肾阴耗伤易致（ C ）

92-12. 在导致肾阴亏虚的原因中，较为次要的是（ C ）

A. 久病伤阴，累及于肾   B. 五志过极化火，耗及于肾

C. 幼年肾气虚弱，老年精气衰退   D. 他脏为病，累及于肾

E. 房劳过度，耗伤于肾

01-13. 未老先衰，头发枯萎，早脱、早白的病机是（ B ）

A. 肝失疏泄   B. 肾精不足   C. 肾气不固   D. 脾虚不运

E. 肺气虚衰

13-124. 下列各项中，与肾精不足相关的有（ ABD ）

A. 耳鸣耳聋   B. 头发枯槁   C. 两目涩痛   D. 牙齿松动

92-126. 导致胆汁分泌排泄障碍的主要原因是（ AC ）

A. 气机失调   B. 食滞中阻   C. 湿热熏蒸   D. 胆郁痰扰

94-127. 形成胃阴虚的主要原因是（ BD ）

A. 情志内郁化火，煎灼阴液   B. 热病后期，邪热久留耗伤阴液

C. 高热汗出，灼伤阴液   D. 久病不复，消灼阴液

97-127. 胃气虚的临床表现为（ ABC ）

A. 饮食无味   B. 脘腹胀满   C. 恶心呕吐   D. 内脏下垂

00-127. 胃气虚的病理表现为（ ABC ）

A. 饮食无味，胃纳不佳　　　　　B. 脘腹胀满，隐痛

C. 恶心呕吐，呃逆嗳气　　　　　D. 升举无力，内脏下垂

02-127. 引起胃火的病因有（ ABC ）

A. 邪热犯胃　　　B. 嗜食辛辣厚味　　　C. 肝胆火旺　　　D. 胃病日久

10-130. 胃气虚病机的表现是（ BD ）

A. 纳呆便溏　　　B. 脘腹胀满　　　C. 内脏下垂　　　D. 恶心嗳气

95-130. 三焦气化失司，主要概括了（ BD ）

A. 气血生化失常　　　　　　　　B. 有关脏腑气机不利

C. 血液运行失常　　　　　　　　D. 全身水液代谢障碍

08-127. 三焦气化失司是指（ BD ）

A. 气血生化失常　　　　　　　　B. 有关脏腑气机不利

C. 血液运行失调　　　　　　　　D. 全身水液代谢障碍

17-8. 下列选项中，属于三焦气化功能失司的病理变化是（ C ）

A. 水谷精微输布障碍　　　　　　B. 水谷受纳腐熟障碍

C. 全身水液代谢障碍　　　　　　D. 糟粕传化排泄障碍

96-126. 髓海不足，可导致（ ABCD ）

A. 脑转耳鸣　　　B. 目无所见　　　C. 懈怠安卧　　　D. 胫酸脚软

92-128. 导致脉道功能失调的主要原因是（ ABCD ）

A. 津液枯涸　　　B. 痰浊内阻　　　C. 气机郁滞　　　D. 脾气虚衰

94-122. 阻滞脉道通利的因素是（ ABC ）

A. 气机不利　　　B. 痰浊内停　　　C. 津液枯涸　　　D. 火热内扰

08-129. 脉道不利的病机是（ ACD ）

A. 津液枯涸，脉失濡润　　　　　B. 固摄失职，血溢脉外

C. 痰浊内阻，气机不畅　　　　　D. 寒凝血瘀，经脉阻滞

92-124/99-128/04-117. 影响冲、任二脉气血充盈的因素是（ ABCD ）

A. 肾中精气不足　　B. 阳明脉衰少　　C. 肝失疏泄　　　D. 脾失健运

97-128/98-126. 导致女子胞生理功能失调的原因是（ ABC ）

A. 气血不和　　　　　　　　　　B. 心、肝、脾、肾功能障碍

C. 冲、任气血不足　　　　　　　D. 督、带经气失和

08-128. 影响冲、任二脉气血充盈的因素有（ AD ）

A. 肝肾功能失调　　B. 心脾功能失调　　C. 肺肾功能失调　　D. 脾胃功能失调

12-129. 可导致女子胞功能失调的原因有（ ABCD ）

A. 脾气虚弱　　　B. 肝血不足　　　C. 肾精亏虚　　　D. 冲任失调

第九章　防治原则

一、预防

（一）未病先防：调养身体，提高正气抗邪能力；防止病邪侵害。

1. 养生以增强正气

（1）顺应自然。

（2）养性调神《素问·上古天真论》："**恬惔虚无，真气从之，精神内守，病安从来★。**"

（3）护肾保精。

（4）体魄锻炼。

（5）调摄饮食。

（6）针灸、推拿、药物调养。

2. 防止病邪侵害

（1）避其邪气。

（2）药物预防。

（二）既病防变：早期诊治，根据疾病传变规律，先安未受邪之地。

1. 早期诊治

2. 防止传变

（1）阻截病传途径。

（2）**先安未受邪之地★。**

【真题篇】

92-78/14-14."见肝之病，知肝传脾，当先实脾"属于"先安未受邪之地"（既病防变）

99-76."先安未受邪之地"属于治未病

12-14.温热病伤及胃阴后，在甘寒养胃方药中加入咸寒滋肾之品，意在先安未受邪之地

13-14."法于阴阳，和于术数"属于——顺应自然的调养原则

16-14.治未病强调"法于阴阳"的含义是（ D ）

    A.养性调神   B.护肾保精   C.体魄锻炼   D.顺应自然

17-115.下列选项中，属于增强正气的养生防病方法（ ABD ）

    A.顺应自然   B.养性调神   C.避免邪气入侵   D.锻炼身体

二、治则

（一）治则的概念、治则与治法的关系

治则即治疗疾病的法则。治则是用以指导治疗方法的总则，治疗方法是治则的具体化。任何具体的治疗方法，总是从属于一定的治疗法则的。

（二）治病求本：标和本的含义，治病必求于本的重要意义，正治与反治的含义及其适应范围；治标与治本的运用方法及其适应范围：急则治其标，缓则治其本，标本兼治

	正治与反治的含义及其适应范围
正治	**正治（逆治★）**：是逆其证候性质而治的一种常用治疗法则，又称逆治。适于疾病本质与现象相一致的病证 1.寒者热之 2.热者寒之 3.虚则补之 4.实则泻之
反治	**反治（从治★）**：是顺应病证的外在假象而治的一种治疗法则，其采用的方药性质与病证中假象的性质相同，故又称为"从治" 1.热因热用 2.寒因寒用 3.塞因塞用 4.通因通用
	热因热用：即以热治热，指用热性药物来治疗具有假热征象的病证。它适用于阴盛格阳的真寒假热证
	寒因寒用：即以寒治寒，指用寒性药物来治疗具有假寒征象的病证。它适用于阳盛格阴的真热假寒证
	塞因塞用：即以补开塞，指用补益药物来治疗具有闭塞不通症状的虚证。适用于因体质虚弱、脏腑精气功能减退而出现闭塞症状的真虚假实证
	通因通用：即以通治通，指用通利的药物来治疗具有通泄症状的实证。适用于因实邪内阻出现通泄症状的真实假虚证

（三）扶正与祛邪的基本概念、适应范围及其应用原则和方法

1. 概念

①扶正与祛邪指扶助正气，祛除邪气，改变邪正双方力量的对比，使疾病早日向好转、痊愈的方向转化；②扶正是用补法扶助正气，提高机体抗邪、抗病能力的一种治疗法则。主要用于虚证；③祛邪是用攻法祛除邪气，排除及削弱病邪损害的一种治疗法则。主要用于实证。

2. 运用原则

①虚证宜扶正，实证宜祛邪；②虚实并存时，根据矛盾的主次，决定运用扶正或祛邪的先后；③掌握好"扶正不留（助）邪，祛邪不伤正"的原则。

3. 运用方式

（1）单独运用

①扶正——适用于纯虚证，真虚假实证以及正虚邪不盛等以正虚为主的病证。

②祛邪——适用于纯实证，真实假虚证以及邪盛正不虚等以邪盛为主的病证。

（2）同时运用

①扶正兼祛邪——适用于以正虚为主的虚实夹杂证。

②祛邪兼扶正——适用于以邪实为主的虚实夹杂证。

（3）先后运用

①先祛邪后扶正——邪盛为主，急于补虚反会助邪；正虚不甚，邪势方张，正气尚能耐攻者。

②先扶正后祛邪——正虚为主，虽有实邪但机体不耐攻伐。

（四）调整阴阳：调整阴阳的概念和原则，损其偏盛的基本方法及其适应范围，补其偏衰的基本方法及其适应范围。"壮水之主，以制阳光，益火之源，以消阴翳。""阳中求阴""阴中求阳"等法则的含义及应用

1. 调整阴阳的基本方法（详见第一章阴阳部分）

（1）损其有余

①泻其阳盛——热者寒之；②损其阴盛——寒者热之。

（2）补其不足

①**阴阳互制之调补阴阳。**

"阴病治阳" → "益火之源以消阴翳"。

"阳病治阴" → "壮水之主以制阳光"（**治哪个哪个虚**）。

②**阴阳互济之调补阴阳。**

"阴中求阳" → "善补阳者，必于阴中求阳"。

"阳中求阴" → "善补阴者，必于阳中求阴"（**求哪个补哪个**）。

③**阴阳并补。**

④**回阳救阴。**

"其高者，因而越之；其下者，引而竭之；中满者，泻之于内；其有形者，渍形以为汗；其在皮者，汗而发之；其剽悍者，按而收之；其实者，散而泻之。"（07/09）

（五）调整脏腑生理功能的基本原则和方法

相关内容详见《中医基础理论》。

（六）调理气血的基本原则和方法

相关内容详见《中医基础理论》。

（七）因时制宜、因地制宜、因人制宜的含义及其运用

1. 因时制宜

"用寒远寒"是指气候寒冷慎用寒药（93）。

2. 因地制宜

"东南之气，收而温之"（收敛阳气，温其里寒）。

3. 因人制宜

应慎用温热方药的体质是：阳盛之体；阴虚之体（07X/15）。

因人制宜：根据病人年龄、性别、体质、生活习惯等特点，制定用药原则（06X/14X）。

【真题篇】

A. 热者寒之　　　　B. 通因通用　　　　C. 两者均是　　　　D. 两者均非

00-101. 膀胱湿热所致病证，用清利方法治之，属于（ C ）

00-102. 久病精血不足所致病证，用益气养血方法治之，属于（ D ）

A. 热者寒之　　　　B. 通因通用　　　　C. 二者均是　　　　D. 二者均非

01-101. 热结旁流病证的治疗，属于（ C ）

01-102. 精血虚少便秘的治疗，属于（ D ）

A. 热因热用　　　　B. 寒因寒用　　　　C. 塞因塞用　　　　D. 通因通用

E. 热者寒之

04-73. 用补益药治疗闭塞不通症状的病证，属于（ C ）

04-74. 用热性药治疗具有假热症状的病证，属于（ A ）

A. 热者寒之　　　　B. 寒者热之　　　　C. 热因热用　　　　D. 塞因塞用

E. 通因通用

06-80. 用消积导滞的方法治疗腹泻，属于（ E ）

06-81. 用温热药治疗寒证的方法，属于（ B ）

A. 热因热用　　　　B. 寒因寒用　　　　C. 通因通用　　　　D. 塞因塞用

13–85. 用活血化瘀药治疗崩漏，属于（ C ）

13–86. 用温热药治疗阴盛格阳证，属于（ A ）

    A. 以热治寒   B. 以寒治热   C. 以寒治寒   D. 以热治热

14–85. 阴盛格阳者治宜（ D ）

14–86. 阴寒内盛者治宜（ A ）

03–117. "热结旁流" 的治疗原则是（ ABD ）

    A. 实则泻之   B. 热则寒之   C. 塞因塞用   D. 通因通用

12–13. 脾虚运化无力而致脘腹胀满者，治宜（ A ）

    A. 以补开塞   B. 攻补兼施   C. 消食导滞   D. 以通为主

12–130. "通因通用" 适用于（ BCD ）

    A. 肝脾失调所致的泄泻   B. 食积不化所致的腹泻

    C. 瘀血阻滞所致的崩漏   D. 湿热蕴结所致的痢疾

13–130. 下列关于 "正治" 的叙述中，正确的有（ BD ）

    A. 正治又称为 "从治"   B. 逆其病证性质而治

    C. 顺从病证外在假象而治   D. 适于疾病本质与现象相一致的病证

14–13. 热病见寒象时的治则是（ D ）

    A. 逆治   B. 扶正   C. 治标   D. 从治

13–13. 病人正虚邪实而又不耐攻伐时，其治疗原则是（ D ）

    A. 扶助正气   B. 祛除邪气   C. 攻补兼施   D. 先补后攻

17–9. 温热病过程中，邪热里结，阴液大伤，应选用的治则是（ D ）

    A. 治本   B. 治标   C. 先治标后治本   D. 标本兼治

02–128. 阴阳偏盛的治疗，可选择（ BCD ）

    A. 壮水之主，益火之源   B. 实则泻之，因时制宜

    C. 寒者热之，热者寒之   D. 兼顾不足，配合扶阳或益阴

13–129. 下列各项中，属于 "损其有余" 的有（ BC ）

    A. 阳中求阴   B. 热者寒之   C. 治寒以热   D. 阳病治阴

94–13. "壮水之主，以制阳光" 主要是指——以滋阴制阳而调整阴阳，即 阳病治阴 （94/11/15）

97–13. "诸寒之而热者，取之阴" 是指——阳病治阴 （97/98/00/09）

99–13. "诸热之而寒者，取之阳" 是指——阴病治阳 （99/10）

02–3. 《景岳全书·新方八略》所说 "阴得阳升而泉源不竭" 的治疗法则，是指——阳中求阴，阴气得复

05–14. 临床治疗虚衰病证，为求阴阳相济，在补阴时适当配用补阳药，此为阳中求阴

09-14.《素问·阴阳应象大论》指出调整阴阳的具体应用,"其高者"的治法是(A)

    A. 因而越之   B. 引而竭之   C. 汗而发之   D. 散而泻之

10-14. 阴病治阳的具体应用是(B)

    A. 诸寒之而热者,应壮水之主   B. 诸热之而寒者,应益火之源

    C. 虚则补之   D. 寒者热之

92-77/99-75. "用寒远寒,用凉远凉,用温远温,用热远热。"属于——因时制宜

08-2. 治疗暑季感冒常配伍芳香化浊药,体现的治则是(C)

    A. 辨病论治   B. 急则治标   C. 因时制宜   D. 升清降浊

    A. 既病防变   B. 治病求本   C. 因人制宜   D. 因时制宜

    E. 因地制宜

05-78. 辨证论治的原则是(B)

05-79.《素问·五常政大论》所说"西北之气,散而寒之",体现的原则是(E)

08-14.《素问·五常政大论》说"西北之气,散而寒之",是指——散其外寒,清其里热

16-130. 属于"因人制宜"的是(ABCD)

    A. 阳盛之体,慎用温热之品   B. 妊娠期禁用破血、滑利之品

    C. 先天禀赋不同而用药有别   D. 老幼年龄不同而用药有别

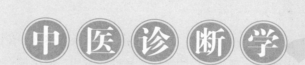

第一章 绪 论

一、中医诊断学的主要内容

（一）诊法

诊法即中医诊察收集病情资料的基本方法。主要包括望诊、闻诊、问诊、切诊。

症状★——病人主观感到的痛苦或不适（如耳鸣）。

体征★——客观检测出来的异常征象（如喉中痰鸣、太息、肠鸣）（08/13X）。

（二）诊病——又称"辨病"

相关内容详见《中医诊断学》。

（三）辨证——"证"包括证名、证候、证型等概念

证名——将疾病当前阶段的病位、病性等本质，概括成一个诊断名称，这就是"证名"。

证候——证的外候（症状、体征）。

证型——常见、典型、证名规范的证。

（四）病历——又称"病案"，古称"诊籍"

相关内容详见《中医诊断学》。

二、中医诊断的基本原理

中医诊断的基本原理：司外揣内，见微知著，以常达变。

三、中医诊断的基本法则

中医诊断的基本法则：整体审察、四诊合参、辨病与辨证相结合。

四、中医诊断学的发展简史

（17年考研大纲删除，但对理解其他内容有帮助，根据个人情况进行掌握）

相关内容详见《中医诊断学》。

朝代		医家	著作	意义
战国		——	《黄帝内经》	奠定了四诊辨病辨证的基础
		——	《难经》	望闻问切→神圣工巧,"诊脉独取寸口"
西汉		淳于意(仓公)	"诊籍"	最早的病案记录
东汉		张仲景	《伤寒杂病论》	创立辨证论治体系
西晋		王叔和	《脉经》	分述三部九候、寸口、二十四脉★,我国现存最早的脉学专著(95)
晋代		葛洪	《肘后备急方》	天行发斑疮(天花)、麻风、黄疸
南齐		龚庆宣★	《刘涓子鬼遗方》(93)	
隋		巢元方★(95)	《诸病源候论》	第一部论述病源与病候诊断的专著
唐		孙思邈(97)	《备急千金要方》《备急千金翼方》	
宋		陈无择	《三因极一病证方论》	"三因学说"
南宋		崔紫虚	《崔氏脉决》	以浮沉迟数为纲,分类论述24脉
		施发★(05)	《察病指南》	诊法专著,首绘脉图33种
元		敖氏者	《点点金》《金镜录》	第一部舌诊专著,12图。后经杜清碧增补为36图即现在所见的敖氏《伤寒金镜录》(09)
金元		戴起宗	《脉诀刊误集解》	
		滑寿	《诊家枢要》	脉诊专著,载脉29种★
		刘昉	《幼幼新书》	论述望指纹在儿科诊断中的重要意义
		危亦林	《世医得效方》★	论述危重疾病的"十怪脉"(99)
明		张介宾	《景岳全书》	"脉神章"、"十问歌"、"二纲六变"
		李时珍	《濒湖脉学》(06)	详述27种脉★→七言歌诀(体状诗、相类诗、主病诗)
		李中梓	《诊家正眼》	28种脉★(91)
		申斗垣	《伤寒观舌心法》★(07)	清·张登据此辑成《伤寒舌鉴》
清代		周学霆★(98)	《三指禅》	
		林之翰★	《四诊抉微》(94)	注意色脉并重,四诊互参
		汪宏	《望诊遵经》	全面论述望诊的专著
		喻嘉言★	《寓意草》★	当时中医学最完善的病历书写格式(96/02)
温病	明	吴又可	《瘟疫论》	
	清	叶天士	《外感温热篇》	首创卫气营血辨证
		薛生白	《湿热条辨》	
		余师愚	《疫诊一得》	
		吴鞠通	《温病条辨》	创立三焦辨证
		王孟英	《温热经纬》	
近代		曹炳章	《彩图辨舌指南》	遵古参今的辨舌专著

第二章 望 诊

一、望神的概念和原理

相关内容详见《中医诊断学》。

二、望神

（一）得神（有神）

【临床表现】两目灵活，明亮有神，面色荣润，含蓄不露，神志清晰，表情自然，肌肉不削，反应灵敏。提示精气充盛，体健神旺，为健康表现，或虽病而精气未衰，病轻易治，预后良好。

（二）少神★（神气不足）（00）

【临床表现】两目晦滞，目光乏神，面色少华，暗淡不荣，精神不振，思维迟钝，少气懒言，肌肉松软，动作迟缓。提示精气不足，机能减退，多见于虚证患者或疾病恢复期病人。

（三）失神★★★（无神）（00/12）

1. 精亏神衰而失神（01X/09）

【临床表现】两目晦暗，目无光彩，面色无华，晦暗暴露，精神萎靡，意识模糊，反应迟钝，手撒尿遗，骨枯肉脱，形体羸瘦。提示精气大伤，机能衰减，多见于慢性久病重病之人，预后不良。

2. 邪盛神乱而失神（11）

【临床表现】神昏谵语，循衣摸床，撮空理线；或猝倒神昏，两手握固，牙关紧急。提示邪气亢盛，热扰神明，邪陷心包；或肝风夹痰蒙蔽清窍，阻闭经络。皆属机体功能严重障碍，气血津液失调，多见于急性病人，亦属病重。

（四）假神

神志——本已神昏或精神极度萎靡，突然神识似清，或精神转佳，想见亲人本来毫无食欲，久不能食，突然索食，且食量大增等。

目光——原本目光晦滞，突然目似有光，但却浮光外露。

面色——本为面色枯槁晦暗或面色苍白无华，却一时面似有华，但为两颧泛红如妆（01X/12）。

语言——原本语声低微，时断时续，少气懒言，突然言语不休，多简单重复，精神烦躁不安。

（五）神乱（97/98/10/13/15）

1. **焦虑恐惧**：指病人时时恐惧，焦虑不安，心悸气促，不敢独处一室的症状。多属虚证，常见于卑慄、脏躁等病人；多由心胆气虚，心神失养所致。

2. **狂躁不安**：指病人狂躁妄动，胡言乱语，少寐多梦，打人骂詈，不避亲疏的症状。多属阳证，常见于狂病等；多由暴怒气郁化火，煎津为痰，痰火扰乱心神所致。

3. **淡漠痴呆**：指病人表情淡漠，神识痴呆，喃喃自语，哭笑无常，悲观失望的症状。多属阴证，常见于癫病、痴呆等；多由忧思气结，津凝为痰，痰浊蒙蔽心神，或先天禀赋不足所致。

4. **猝然昏倒**：指病人突然昏倒，口吐涎沫，两目上视，四肢抽搐，醒后如常的症状。属痫病，多由脏气失调，肝风夹痰上逆，阻闭清窍所致。

比较： 邪盛神乱——失神与神志错乱——神乱★★★。

邪盛神乱——**失神**：邪盛所致神昏谵语，循衣摸床等，亦属神乱，但主要是言神志昏迷，一般出现于全身性疾病的严重阶段，病重已至**失神**（见上文失神的表现）。

神志错乱——**神乱**：此处所说**神乱**主要是言神志错乱，多反复发作，缓解时常无"神乱"表现，神乱症状主要是作为诊病的依据。

得神、少神、失神、假神鉴别表				
类别	得神（有神）	少神（神气不足）	失神（无神）	假神
目光	两目灵活 明亮有神	两目晦滞 目光乏神	两目晦暗 目无光彩	虽目似有光 但浮光暴露
面色	面色荣润 含蓄不露	面色少华 暗淡不荣	面色无华 晦暗暴露	虽面似有华 但泛红如妆
神情	神志清晰 表情自然	精神不振 思维迟钝	精神萎靡 意识模糊	虽神识似清 但烦躁不安
体态	肌肉不削 反应灵敏	肌肉松软 动作迟缓	形体羸瘦 反应迟钝	虽思欲活动 但不能自转

【真题篇】

17-10. 症见壮热、神昏，呼吸气粗，喉中痰鸣者属于（ B ）

    A. 神乱   B. 失神   C. 假神   D. 少神

三、望色

（一）常色和病色

1. **常色**——健康人面部皮肤的色泽——总特点：明润、含蓄（08）。

（1）**主色（正色）**——人之**种族皮肤**的正常色泽——红黄隐隐，明润含蓄（黄种人）。

（2）**客色**——属于**常色***，可因气候、地域等发生变化。

2. **病色***（98）——人体在疾病状态时面部显示的色泽——总特点：晦暗、暴露。

（1）**善色***——面色虽有异常，但仍**光明润泽**——胃气尚能上荣于面——"气至"。

（2）**恶色***——面色异常，且**枯槁晦暗**——胃气不能上荣于面——"气不至"（08）。

《内经》论述面部色泽变化归纳表——赤（心）、白（肺）、黄（脾）、青（肝）、黑（肾）		
平人	有华无病	赤欲如白裹朱；白欲如鹅羽；黄欲如罗裹雄黄；青欲如苍璧之泽；黑欲如重漆色
	无华将病	赤如赭；白如盐；黄如黄土；青如蓝；黑如地苍
病人	有华主生（善色）	赤如鸡冠；白如豕膏；黄如蟹腹；青如翠羽；黑如乌羽
	无华病危（恶色）	赤如衃血；白如枯骨；黄如枳实；青如草兹（死草）；黑如炲（锅底）

《素问·脉要精微论篇》*："夫精明五色者，气之华也。赤欲如白裹朱，不欲如赭；白欲如鹅羽，不欲如盐；青欲如苍璧之泽，不欲如蓝；黄欲如罗裹雄黄，不欲如黄土；黑欲如重漆色，不欲如地苍。五色精微象见矣，其寿不久也。"（93/08）

《素问·五藏生成篇》**："色见青如草兹者死，黄如枳实者死，黑如炲者死，赤如衃血者死，白如枯骨者死，此五色之见死也。青如翠羽者生，赤如鸡冠者生，黄如蟹腹者生，白如豕膏者生，黑如乌羽者生，此五色之见生也。"

（二）面部的脏腑分属部位

1.《灵枢·五色》分候法*（内伤杂病多应用此分候法）

鼻根/阙下→心；鼻柱→肝；鼻尖→脾（96）；眉心/阙中*→肺（95）；颊→肾。

2.《素问·刺热》分候法*（外感热病多应用此分候法）

额部*→心（01）；左颊→肝；**鼻部***→脾（96）；右颊→肺；颏部→肾。

（三）五色的主病

1. **赤色（火、心）**——主病：热证，亦见于戴阳证。

（1）满面通红——①**实热证**。

（2）午后两颧潮红——②**阴虚证**。

（3）久病重病面色苍白，却时而泛红如妆、游移不定者——③**戴阳证***。

2. 白色（金、肺）——主病：虚证（血虚、⑧**气虚★★**、阳虚）、**寒证★**、失血（97）。

（1）面色**淡白★**无华，唇舌色淡——①**血虚证**；②**失血**。

（2）面色**㿠白★**——③**阳虚证**。

（3）面色㿠白虚浮——④**阳虚水泛**。

（4）面色**苍白★**——⑤**亡阳证**；⑥**气血暴脱**；⑦**阴寒内盛**。

3. 黄色（土、脾）——主病：脾虚、湿证（12X/13/16）。

（1）面色萎黄（淡黄无华）——①**脾胃气虚**；②**气血不足**。

（2）面色黄胖（面黄虚浮）——③脾虚湿蕴。

（3）面目一身俱黄——黄疸。

阳黄——色黄鲜明如橘皮色——④**湿热证**。

阴黄——色黄晦暗如烟熏色——⑤**寒湿证**。

4. 青色（木、肝）——主病：寒证★、气滞、血瘀★、疼痛★、惊风（96/98/05/10/11）。

（1）面色淡青或青黑——①**寒盛**；②**痛剧**。

（2）突见面色青灰，口唇青紫，肢凉脉微——③**心阳暴脱**；④**心血瘀阻**（真心痛）。

（3）久病面唇青紫——⑤**心气及心阳虚衰**；⑥**肺气闭塞**。

（4）面色**青黄★**（苍黄）——⑦**肝郁脾虚★**（胁下癥积作痛）（03）。

（5）**小儿★**眉间、鼻柱、唇周发青——⑧**惊风★**（98）。

（6）**妇女★面青**——⑨肝强脾弱★（月经不调）（02）。

5. 黑色（水、肾）——主病：肾虚、寒证★、水饮、血瘀★、⑦剧痛★（93X/05/11/12/15/17X）。

（1）**面黑暗淡或黧黑者★**——①肾阳虚证（03）。

（2）**面黑干焦★**——②肾阴虚证（03）。

（3）面色黧黑兼肌肤甲错——③**血瘀日久**。

（4）**眼眶周围发黑★**——④肾虚水饮★；⑤寒湿带下；⑥睡眠不足（99X）。

小结： 1. 青色与黑色的共同主病——①寒证；②痛证；③瘀血（05/11/14）。
　　　　 2. 寒证的面色可见——①面青；②面黑；③面白（04X）。

（四）望色十法

①浮——面色浮显于皮肤之外。

②沉——面色沉隐于皮肤之内。

③清——面色清明，其色舒。

④浊——面色浊暗，其色惨。

⑤微——面色浅淡。

⑥**甚★**——面色深浓（07/16）。

⑦散——面色疏散，其色开。

⑧抟——面色壅滞，其色闭。

⑨泽——面色润泽。

⑩天★——面色枯槁（91/07/16）。

【真题篇】

12-131. 下列各证中，可出现面色黄的有（ ABCD ）

　　A. 脾胃气虚证　　　　B. 脾虚湿阻证　　　　C. 湿热蕴脾证　　　　D. 肝胆湿热证

03-15. 肝郁脾虚病人的面色是——青黄

16-17. 下列各项中，皆属于面色黄主病的是（ C ）

　　A. 肾虚水泛证，脾虚湿阻证　　　　　　B. 寒湿困脾证，寒滞肝脉证

　　C. 肝郁脾虚证，脾虚湿阻证　　　　　　D. 气血两虚证，阳气暴脱证

17-116. 面色发黑主病（ CD ）

　　A. 肝郁脾虚　　　　B. 脾虚湿盛　　　　C. 瘀血阻滞　　　　D. 肾阳虚衰

四、望形体

（一）形体强弱

1. 体强（身体强壮）——形气有余。

2. 体弱（身体衰弱）——形气不足。

（二）形体胖瘦

1. 肥胖

（1）胖而能食，肌肉结实，神旺有力——形气有余——精气充足，身体健康。

（2）肥而食少，肉松皮缓，神疲乏力——形盛气虚——阳气不足，"肥人多痰""肥人湿多"。

2. 消瘦

（1）**形瘦食多**——中焦有火★（94）。

（2）形瘦食少——中气虚弱。

（3）形瘦颧红，皮肤干燥——阴血亏虚，内有虚火，"瘦人多火""瘦人多痨嗽"。

（4）久病卧床不起，骨瘦如柴——**脏腑精气衰竭★**，气液干枯，**"大骨枯槁""大肉陷下"**（04）

3. 体质形态

（1）阴脏人——阳气较弱而阴气偏旺——病易从阴化寒，寒湿痰浊内停。

（2）阳脏人——阴气较亏而阳气偏旺——病易从阳化热，导致伤阴伤津。

（3）平脏人——阴阳平衡，气血调匀，平时无寒热喜恶之偏。

五、望姿态

1.动静姿态

坐形：①坐而仰首——哮病、肺胀＊（**但坐不得卧，卧则气逆＊**）（97）、气胸、痰饮内停、肺气壅滞（92）；②**但卧不能坐，坐则晕眩＊**，不耐久坐——肝阳化风、**气血俱虚＊**（97）、脱血夺气。

卧式：**咳逆倚息不得卧（支饮）**，卧则气逆——肺气壅滞、心阳不足、水气凌心、肺有伏饮。

立姿：站立不稳，其态似醉，常伴眩晕——肝风内动、脑有病变。

形态：行走时身体颤动不定——肝风内动、筋骨受损、脑有病变。

2.异常动作

①唇、睑、指、趾颤动——外感热病（多为动风先兆）、内伤虚证（多为气血不足，筋脉失养，虚风内动）；②颈项强直，两目上视，四肢抽搐，角弓反张——小儿惊风、破伤风、痫病、子痫、马钱子中毒；③猝然跌倒，不省人事，口眼歪斜，半身不遂——中风病（01）；④猝然神昏，口吐涎沫，四肢抽搐，醒后如常——痫病；⑤肢体软弱，行动不便——痿病；⑥关节拘挛，屈伸不利且疼痛——痹病；⑦寒战（恶寒战栗）——疟疾发作、外寒袭表、伤寒温病邪正剧争欲作战汗之时。

六、望头面五官

（一）望头部

1.头颅

（1）头大——先天不足，肾精亏损，水液停聚于脑。

（2）头小——肾精不足，颅骨发育不良。

（3）方颅——肾精不足或脾胃虚弱，颅骨发育不良；佝偻病（15X）；先天性梅毒。

（4）头摇——肝风内动之兆；老年气血虚衰，脑神失养。

2.囟门

前囟闭合时间：12～18个月＊（09）。

后囟闭合时间：2～4个月。

（1）**囟填＊**——囟门突起——实证——①温病火邪上攻＊；②脑髓有病；③颅内水液停聚＊（06X）。

（2）**囟陷**——囟门凹陷——虚证——①吐泻伤津；②气血不足；③先天肾精亏虚，脑髓失充（17X）。

（3）**解颅**——囟门迟闭——肾气不足，发育不良——多见于佝偻病患儿（15X）常兼"五软"——头软、项软、手足软、肌肉软、口软；"五迟"——立迟、行迟、发迟、齿迟、语迟。

3. 头发

（1）发黄

①发黄干枯，稀疏易落——精血不足（大病或久病虚损）。

②小儿头发稀疏黄软，生长迟缓，甚至久不生发——先天不足，肾精亏损。

③小儿发结如穗，枯黄无泽——疳积。

（2）发白（青年白发）

①发白伴有耳鸣、腰酸——肾虚证。

②发白伴有失眠健忘——劳神伤血。

③发白因先天禀赋者——不属病态。

（3）脱发

①突然片状脱发，显露圆形或椭圆形光亮头皮——**斑秃**——血虚受风*（94）。

②青壮年头发稀疏易落——伴眩晕、健忘、腰膝酸软——肾虚。

③伴头皮发痒、多屑、多脂——血热化燥。

（二）望面部

1. 面形异常

（1）面肿

①阳水——眼睑、颜面先肿，发病迅速——外感风邪，肺失宣降（98）。

②阴水——面色㿠白，发病缓慢——脾肾阳虚，水湿泛滥（98）。

③水气凌心——面唇青紫，心悸气喘，不能平卧——心肾阳虚，水气凌心。

（2）腮肿

①痄腮——腮部以耳垂为中心肿起——外感温毒（多见于儿童）。

②发颐（托腮痈）——颧下颌上耳前发红肿起——阳明热毒上攻。

③腮腺肿瘤——耳下腮部出现肿块，不红不热。

（3）面削颧耸（面脱）——面部肌肉消瘦，两颧高耸，眼窝、颊部凹陷——气血虚衰，脏腑精气耗竭。

（4）口眼歪斜

①口僻（突发一侧口眼歪斜而无半身瘫痪）——风邪中络。

②中风（口眼歪斜兼半身不遂者）——肝阳化风，风痰阻闭经络。

2. 特殊面容

（1）惊怖貌——小儿惊风、客忤、癫病、瘿瘤、狂犬病。

（2）苦笑貌——破伤风。

（三）望目

类别	临床表现及意义
目神	1. 目有神——健康；虽病而精气未虚，易治 2. 目无神——精气亏虚，病重难治
目色	1. 目赤肿痛（实热证） （1）白睛发红——肺火、外感风热；（2）两眦赤痛——心火上炎 （3）睑缘赤烂——脾有湿热；（4）全目赤肿——肝经风热上攻 2. 白睛发黄——黄疸（湿热、寒湿） 3. 目眦淡白——血虚、失血 4. 目胞色黑晦暗——肾虚 5. 目眶周围色黑——肾虚水泛、寒湿下注 6. 目生翳（黑睛灰白混浊）——邪毒侵袭、肝胆实火、湿热熏蒸、阴虚火旺、眼外伤、某些全身疾病、小儿疳积
目形	1. 目胞浮肿——水肿；健康人低枕睡觉所致→不属病态 2. 眼窝凹陷——吐泻伤津、气血虚衰；久病重病见之→阴阳竭绝之候 3. 眼球突出（96/07X） （1）兼喘咳气短——①肺胀*（痰浊阻肺，肺气不宣，呼吸不利） （2）兼颈前肿块，急躁易怒——②瘿气*（肝郁化火，痰气壅结） 4. 胞睑红肿——风热邪毒或脾胃蕴热上攻于目 （1）针眼——睑缘肿起结节如麦粒，红肿不甚 （2）眼丹——胞睑漫肿，红肿较重
目态	1. 瞳孔缩小 （1）川乌、草乌、毒蕈、有机磷农药**中毒**，某些西药导致的**药物性**瞳孔缩小 （2）眼部疾病——瞳神紧小 2. 瞳孔散大（98/06） （1）双侧 ①五风内障（**绿风内障***、**青风内障**等）、**青盲、杏仁中毒、药物性**瞳孔散大 ②危急症病人瞳孔完全散大——**濒临死亡**（例如：肾精耗竭*） ③极度兴奋、恐惧、愉快及疼痛时 （2）单侧 ①温热病热极生风证、中风、颅脑外伤或颅内肿瘤 3. 目睛凝视（目睛微定） **目睛凝视**指病人两眼固定，不能转动。多属肝风内动之征，常有神昏、抽搐等表现，属病重；或见于脏腑精气耗竭，或痰热内闭证；瞪目直视还见于瘿气 （1）瞪目直视（固定前视）——瘿气 （2）戴眼反折（固定上视） （3）横目斜视（固定侧视） 4. 昏睡露睛 （1）脾胃虚衰*、吐泻伤津，多见于小儿（98） （2）某些神识昏迷病人见之——神明失主，危重 5. 胞睑下垂（睑废） （1）双睑下垂——先天不足，脾肾亏虚 （2）单睑下垂——脾气虚衰，或外伤所致 6. 目瞤*（95X/02） （1）风热外袭*，贼邪不泻 （2）血衰气弱，经络失养*
五轮学说	1. 内外眦血络*——心——血轮（01） 2. 黑睛——肝——风轮 3. 眼睑——脾——肉轮 4. 白睛——肺——气轮 5. 瞳仁——肾——水轮 注："五轮学说"源自《灵枢·大惑论》*（06）

（四）望耳

1. 耳之色泽

（1）耳轮淡白——气血亏虚。

（2）耳轮红肿——肝胆湿热、热毒上攻。

（3）耳轮青黑——阴寒内盛、剧痛。

（4）耳轮干枯焦黑——肾精亏虚，病重。

（5）小儿耳背有红络，耳根发凉——麻疹先兆。

2. 耳之形态

（1）耳廓瘦小而薄——先天亏损，肾气不足。

（2）耳廓肿大——邪气充盛。

（3）耳轮干枯萎缩——肾精耗竭，病危。

（4）**耳轮皮肤甲错**★——血瘀日久★（08）。

3. 耳内病变

（1）脓耳——**耳内流脓水**★——肝胆湿热熏蒸★、后期肾阴不足、虚火上炎（10）。

（2）耳痔——耳道内赘生小肉体——湿热痰火上逆、气血瘀滞耳道。

（3）耳疖——耳道局部红肿疼痛——邪热搏结耳窍。

（五）望鼻

1. 鼻之色泽

（1）鼻端微黄明润——新病——虽病而胃气未伤，属病轻；久病——胃气来复，属向愈。

（2）鼻端色白——气血亏虚、失血。

（3）鼻端色赤——肺脾蕴热。

（4）鼻端色青——阴寒腹痛。

（5）鼻端色微黑——肾虚寒水内停。

（6）鼻端晦暗枯槁——胃气已衰，属病重。

（7）鼻头枯槁——脾胃虚衰，胃气失荣。

2. 鼻之形态

（1）鼻头红肿生疮——胃热、血热；酒齄鼻（鼻端粉刺）——肺胃蕴热、血瘀成齄。

（2）鼻柱溃陷——多见于梅毒病人；鼻柱塌陷，眉毛脱落——多为麻风恶候。

（3）鼻翼扇动——肺热、哮病；重病鼻扇，喘而汗出如油——肺气衰竭之危候。

3. 鼻内病变

（1）鼻孔干燥，黑如烟煤——高热日久、阳毒热深。

（2）鼻塞流涕：鼻流清涕——外感风寒表证；鼻流浊涕——外感风热表证。

（3）鼻流腥臭脓涕（鼻渊）——外邪侵袭、胆经蕴热上攻于鼻。

（4）鼻腔出血（鼻衄）——肺胃蕴热、外伤。

（5）鼻息肉（鼻痔）——湿热邪毒壅结鼻窍。

（六）望口与唇

1.望口

（1）口之形色

①**口角流涎**——小儿→脾虚湿盛*（02）；成人→中风口歪不收。

②**口疮**——心脾积热*（10）。

③口糜——湿热内蕴，上蒸口腔。

④鹅口疮——感受邪毒，心脾积热，上熏口舌。

（2）口之动态"口形六态"

①口张——口开而不闭——虚证；状如鱼口，张口气直，但出不入——肺气将绝，属病危。

②口噤——口闭而难开，牙关紧闭——中风、痫病、惊风、破伤风、马钱子中毒等。

③口撮——上下口唇紧聚——新生儿脐风、破伤风。

④**口歪**——口角向一侧歪斜——口僻*→风邪中络（09）；中风*→风痰阻络（01/02）。

⑤口振——战栗鼓颌，口唇振摇——阳衰寒盛，邪正剧争——欲作战汗、疟疾发作。

⑥口动——口频繁开合，不能自禁——胃气虚弱；口角掣动不止——热极生风、脾虚生风。

2.察唇

（1）唇之色泽

①唇色淡白——血虚、失血；②唇色深红——热盛；③嘴唇红肿而干——热极；④嘴唇呈樱桃红色——煤气中毒；⑤嘴唇青紫——血瘀证、心气心阳虚衰、严重呼吸困难；⑥嘴唇青黑——寒盛、痛极。

（2）唇之形态

①唇干而裂——津液已伤——燥热伤津、阴虚液亏；②嘴唇糜烂——脾胃积热上蒸；③唇内溃烂，其色淡红——虚火上炎；④唇边生疮，红肿疼痛——心脾积热；⑤人中疔——脾胃火毒；⑥人中满唇反（久病而人中沟变平，口唇翻卷不能覆齿）——脾气将绝，属病危。

（七）望齿与龈

1.察牙齿

（1）牙齿色泽

①牙齿干燥——胃阴已伤。

②**牙齿光燥如石**★——阳明热甚★，津液大伤（95）。

③牙齿燥如枯骨——肾阴枯竭——可见于温热病晚期，属病重。

④牙齿枯黄脱落——久病者多为骨绝，属病重。

⑤齿焦：有垢——胃肾热盛，气液未竭；无垢——胃肾热盛，气液已竭。

（2）牙齿动态

①牙关紧急——风痰阻络、热极动风。

②龂齿：咬牙龂齿——热盛动风；**睡中龂（咬）齿**★——胃热★、虫积★，亦见于正常人（07X）。

2. 望牙龈

（1）牙龈色泽

①牙龈淡白——血虚、失血。

②**牙龈红肿疼痛**——胃火亢盛★（11/16）。

（2）牙龈形态

①齿衄——牙缝出血——外伤、胃热、肝火、阴虚火旺、脾气虚弱。

②牙宣——龈肉萎缩，牙根暴露，牙齿松动——肾虚、胃阴不足。

③牙疳——牙龈溃烂，流腐臭血水，甚则唇腐齿落——外感疫毒。

（八）望咽喉

1. 咽喉色泽

（1）咽部深红，肿痛明显——实热证——肺胃热毒壅盛。

（2）**咽部嫩红，肿痛不显**——阴虚证——肾阴亏虚，虚火上炎★（11/16）。

（3）咽部淡红漫肿——痰湿凝聚。

2. 咽喉形态

（1）红肿

①乳蛾——肺胃热盛、虚火上炎。

②喉痈——脏腑蕴热，复感外邪，热毒客于咽喉。

（2）成脓

①肿势高突，色深红，周围红晕紧束，发热不退——脓已成。

②肿势散漫，无明显界限，疼痛不甚——脓未成。

（3）溃烂

①咽部溃烂，分散表浅——肺胃之热轻浅、虚火上炎。

②溃烂成片或凹陷——肺胃热毒壅盛。

③咽部溃腐日久，周围淡红或苍白——虚证。

（4）伪膜

①普通——伪膜松厚，容易拭去——病轻——肺胃热浊之邪上壅于咽。

②白喉——伪膜坚韧，不易拭去，重剥出血，很快复生——外感时行疫邪，多见于儿童，属烈性传染病。

【真题篇】

17-117. 小儿囟门下陷的原因有（ BC ）

　　A. 温热火邪上攻　　B. 剧烈呕吐腹泻　　C. 先天精气亏虚　　D. 颅内水液停聚

　　A. 鼻翼扇动　　　B. 鼻流腥臭浓涕　　C. 鼻端粉刺　　　D. 鼻头红肿生疖

14-87. 肺热炽盛证可见（ A ）

14-88. 肝胆湿热证可见（ B ）

七、望躯体

（一）望颈项（96/14X）

1. 外形

（1）瘿瘤——结喉处肿块突起，随吞咽上下移动——肝郁气结痰凝、水土失调、痰气搏结。

（2）瘰疬——颈侧颌下肿块如豆，累累如串珠——肺肾阴虚炼液成痰、外感风热时毒夹痰。

（3）颈瘘（鼠瘘）——痰火久结，气血凝滞，疮孔不收。

（4）颈痈/项痈——风热邪毒蕴蒸，气血壅滞，痰毒互结。

（5）气管偏移——悬饮、气胸、石瘿、肉瘿、肺部肿瘤等。

2. 动态

（1）项强

①项部拘急牵引不舒，兼有恶寒发热——风寒侵袭太阳经脉，经气不利。

②项部强硬，不能前俯，兼壮热、神昏、抽搐——温病火邪上攻、脑髓有病。

③项强不适，兼头晕——阴虚阳亢、经气不利。

④落枕——睡姿不当，经络气滞。

（2）项软

①小儿项软——先天肾精亏损，后天失养，发育不良，见于小儿佝偻病。

②久病、重病颈项软弱，头垂不抬，眼窝深陷——脏腑精气衰竭之象，属病危。

（3）颈脉搏动——肝阳上亢、血虚重证。

（4）颈脉怒张——心血瘀阻、肺气壅滞、心肾阳衰、水气凌心。

（二）望胸胁（15X）

1. 扁平胸——形瘦、肺肾阴虚、气阴两虚。

2. 桶状胸——久病咳喘、肺肾气虚、肺气不宣而壅滞。

3. 鸡胸——先天不足，后天失养，肾气不充，见于佝偻病。

4. 肋如串珠——肋骨与肋软骨连接处变厚增大，状如串珠——肾气不足，后天失养，见于佝偻病。

5. 胸廓两侧不对称

（1）一侧胸廓塌陷，肋间变窄，肩部下垂，脊骨向对侧凸出——肺痿、肺部手术后。

（2）一侧胸廓膨隆，肋间变宽或兼外凸，气管向健侧移位——悬饮、气胸。

6. 乳房肿溃（乳痈）——肝气不舒、胃热壅滞、外感邪毒。

（三）望腹部

1. 腹部膨隆
①仅腹部膨隆，四肢消瘦——鼓胀（肝郁气滞，湿阻血瘀）。
②腹部胀大，周身俱肿——水肿病（肺脾肾功能失调，水湿泛滥）。
③腹部局部膨隆——癥积（血瘀）。

2. 腹部凹陷
①腹部凹陷，形体消瘦——久病脾胃虚弱，气血不足；新病吐泻太过，津液大伤。
②腹皮甲错，深凹着脊——长期卧床不起，肉消着骨者——精气耗竭，属病危。

3. 腹壁青筋暴露
腹壁青筋暴露——肝郁气滞，脾虚湿阻日久，血行不畅，脉络瘀阻——鼓胀重证。

4. 腹壁突起——（疝气）。

（四）望腰背部

1. 外形

（1）脊柱后突

①龟背（驼背）——肾气亏虚发育不良、脊椎疾病、老年人。
②"背曲肩随"——久病之人后背弯曲，两肩下垂——脏腑精气虚衰之象。

（2）脊柱侧弯——小儿坐姿不良、先天不足肾精亏损发育不良、一侧胸部有病。

（3）脊疳——病人极度消瘦，以致脊骨突出似锯——脏腑精气极度亏损，为慢性重病。

（4）发背——痈疽疮疖生于脊背部位——火毒凝滞于肌肤。

（5）缠腰火丹——外感火毒与血热搏结、湿热浸淫。

2.动态

（1）角弓反张——肝风内动——热极生风之惊风、破伤风、马钱子中毒。

（2）腰部拘急——寒湿内侵、跌仆闪挫。

（五）望手足、掌腕、指趾

望手足

1.外形

（1）四肢萎缩——气血亏虚、经络闭阻。

（2）四肢肿胀

①四肢肿胀，兼红肿疼痛——瘀血或热壅血瘀。

②足跗肿胀，或兼全身浮肿——水肿病。

③下肢肿胀，皮肤粗厚如象皮——丝虫病。

（3）膝部肿大

①热痹——风湿郁久化热。

②鹤膝风——膝部肿大而股胫消瘦——寒湿久留、气血亏虚。

③膝部紫暗漫肿疼痛——膝骨或关节外伤。

（4）小腿青筋——寒湿内侵，络脉血瘀。

（5）下肢畸形：膝内翻——"O"型腿；膝外翻——"X"型腿。

2.动态

（1）肢体痿废

①痿病——精津亏虚、湿热浸淫。

②半身不遂——中风——风痰阻闭。

③双下肢痿废不用——截瘫——腰脊外伤、瘀血阻络。

（2）四肢抽搐——惊风。

（3）手足拘急——寒凝经脉、气血亏虚。

（4）**手足颤动**——**血虚***筋脉失养或饮酒过度所致，或为动风之兆。

（5）**手足蠕动**——脾胃气虚、筋脉失养，或为**阴虚***动风所致。

（6）扬手踯足——热扰心神。

（7）循衣摸床，撮空理线——病重失神。

望掌腕

1.形泽

（1）手掌厚薄

（2）**掌腕润燥**：鹅掌风——手掌水疱脱屑、粗糙变厚、干燥皲裂，自觉痒痛者——风湿蕴结、血虚风燥。

2.鱼际

（1）鱼际形态：鱼际大肉未削——胃有生气；鱼际大肉削脱——胃无生气。

（2）鱼络颜色：鱼络色青——胃中有寒；鱼络色赤——胃中有热。

望指趾

1.形态

（1）手指挛急（鸡爪风）——血液亏虚，血不养筋，复感寒邪。

（2）手指变形：梭状指——风湿久蕴，痰瘀结聚；杵状指——久病心肺气虚，血瘀痰阻。

（3）趾节溃脱（脱疽）——正虚阴火燔灼，外感寒湿，阻滞经络，气血痹阻。

（4）指头螺瘪——吐泻太过，津液暴脱。

2.爪甲

（1）甲色

①深红——气分有热；②鲜红——阴虚内热；③浅淡——气血亏虚、阳虚气血失运；④发黄——湿热黄疸；⑤紫黑——血脉瘀阻。

（2）甲态

①按之色白，放之即红——气血流畅，虽病较轻；②按之色白，放不即红——气血运行不畅，病情较重。

【真题篇】

14-133.下列病症中，与痰有关的有：（ AB ）

A. 瘿瘤 　　　　B. 瘰疬 　　　　C. 乳痈 　　　　D. 鸡胸

八、望二阴

（一）望前阴

1.外阴肿胀

（1）阴肿而不痒不痛——水肿。

（2）阴囊肿大——**疝气★**——小肠坠入阴囊，或内有瘀血、水液停积，或脉络迂曲，睾丸肿胀。

疝气的病因：①肝郁、②受寒、③湿热、④气虚、⑤久立远行（00X）。

（3）阴囊或阴户红肿、瘙痒、灼痛——肝经湿热下注。

2.外阴收缩（**阴缩★**）——寒凝肝经★；外感热病，热入厥阴★（94X）。

3. 外阴生疮（阴疮）——肝经湿热、梅毒；若阴疮硬结溃后呈菜花样，有腐臭气——癌肿，病属难治。

4. 外阴湿疹——肝经湿热下注、风邪外袭；若外阴湿疹日久致皮肤粗糙变厚——阴虚血燥。

5. 睾丸异常——先天发育异常、痄腮后遗症。

6. 阴户有物突出（**阴挺***）——**中气下陷**、产后劳伤。

（二）望后阴

1. 肛痈——湿热下注、外感邪毒。

2. 肛裂——热结肠燥、阴津不足、湿热下注。

3. 痔疮——肠中湿热蕴结、血热肠燥、或久坐、负重、便秘等，使肛门部血脉瘀滞。

4. 瘘管——气血亏虚。

5. 脱肛——脾虚中气下陷。

九、望皮肤

（一）色泽异常

1. 皮肤发赤——丹毒

①发于头面者，名抱头火丹，多由风热化火所致。
②发于小腿足部者名流火，多因湿热化火而成；亦有因外伤染毒而引起者。
③发于全身，游走不定者，名赤游丹。

2. 皮肤发黄——黄疸

①阳黄——黄色鲜明如橘皮色——湿热蕴蒸。
②阴黄——黄色晦暗如烟熏色——寒湿阻遏。

3. 皮肤紫黑

相关内容详见《中医诊断学》。

4. 皮肤白斑——白驳风

白驳风——风湿侵袭，气血失和。

（二）形体异常

1. 皮肤干燥——阴津营血亏虚、外邪侵袭、气血滞涩。

2. 肌肤甲错——血瘀日久、肌肤失养（00）。

3. 皮肤硬化——外邪侵袭、禀赋不足、阳虚血液亏少、情志内伤、饮食不节、瘀血阻滞、肌肤失养。

（三）斑疹、白痦、痈、疽、疔、疖等证

1. 斑疹——"斑为阳明热毒，疹为太阴风热"

（1）**斑**：指皮肤黏膜出现深红色或青紫色片状斑块，平铺于皮肤，抚之不碍手，压之不退色的症状。

①**阳斑***——外感病——外感温热邪毒，热毒窜络，内迫营血*（95/97X）。

②阴斑——内伤病——脾虚血失统摄、阳衰寒凝气血（97X）。

③外伤——血不循经，外溢肌肤。

（2）**疹**：指皮肤出现红色或紫红色、粟粒状疹点，高出皮肤，抚之碍手，压之退色的症状。

①麻疹——风蕴热毒，外感温邪，熏蒸肺卫，内迫营血。

②风疹——外感风热时邪，侵袭肺卫，郁于肌腠而发。

③瘾疹——营血亏虚，风邪入侵肌表经络，血为风动而发于皮肤，或过敏。

2. 水疱

（1）**白痦***——外感湿热之邪，郁于肌表，汗出不彻*——湿热之邪透泄外达之机（92/95/97）。

（2）**水痘**——特点为呈椭圆形、大小不等、晶莹明亮、皮薄易破*、浆液稀薄、分批出现，常兼有轻度恶寒发热表现（09X）——外感时邪，内蕴湿热。

（3）湿疹——湿热蕴结，复感风邪，郁于肌肤。

（4）**热气疮**——好发于口角唇缘*、眼睑、外阴——外感风热、肺胃蕴热（94）。

3. 疮疡

（1）**痈**——红肿高大，根盘紧束，焮热疼痛*能形成脓疡——阳证——湿热火毒蕴结，气血塞壅（93）。

（2）**疽**——漫肿无头，皮色不变，疼痛不已，一般指无头疽——阴证——气血亏虚，阴寒凝滞*（01）。

（3）**疔**——形小如粟，根深如钉，漫肿灼热，麻木疼痛——竹木刺伤；感受疫毒、疠毒、火毒。

（4）**疖**——形小而圆，红肿热痛不甚，根浅，容易化脓*脓出即愈——火热毒邪、湿热蕴结（93/01）。

【真题篇】

97-133. 阴斑与阳斑的主要区别在于：（ ABC ）

A. 出没无常　　　　B. 颜色的不同　　　　C. 有无发热　　　　D. 发斑部位的不同

十、望排出物

（一）望痰涕

1.望痰

（1）寒痰——痰液清稀，色白或有灰黑点——寒证。

（2）热痰——痰黄黏稠，甚或质坚有块——热证。

（3）燥痰——痰少而黏，甚至成线成块，难于咯出——燥证（07）。

（4）湿痰——痰白滑量多，易于咯出——痰证。

（5）风痰——痰清稀而多泡沫，兼有眩晕，胸胁满闷，脉弦——肝风夹痰，上扰清窍。

（6）咯血——常见于肺痨、肺络张、肺癌——肺阴亏虚、肝火犯肺、痰热或邪毒壅肺。

（7）肺痈——咯吐腥臭脓血痰，或吐痰如米粥——热毒蕴肺，化腐成脓。

2.望涕

（1）新病鼻塞流清涕——外感风寒；新病鼻流浊涕——外感风热。

（2）鼻鼽——阵发性清涕量多如注，伴喷嚏频作——风寒束于肺卫。

（3）鼻渊——久流浊涕，质稠，量多，气腥臭——湿热蕴阻。

（二）望涎唾

1.望涎

（1）口流清涎量多——脾胃虚寒。

（2）口中时吐黏涎——脾胃湿热。

（3）滞颐——小儿口角流涎，涎渍颐下——脾虚不摄津、胃热虫积。

（4）睡中流涎——胃热、宿食内停、痰热内蕴。

2.望唾

（1）时吐唾沫——胃中虚冷、肾阳不足（唾为肾之液）。

（2）多唾——胃有宿食、湿邪留滞。

（三）望呕吐物

1.呕吐物清稀无酸臭味，或呕吐清水痰涎——寒呕——胃阳不足、寒邪犯胃、饮停于胃。

2.呕吐物秽浊有酸臭味——热呕——邪热犯胃。

3.吐不消化、味酸腐的食物——伤食。

4.呕吐黄绿苦水——肝胆郁热、湿热。

5.喷射状呕吐——**热扰神明***（09）。

6.吐血色暗红或紫暗有块，夹有食物残渣——胃有积热、肝火犯胃、胃腑血瘀（08）。

（四）望二便

1. 望大便

（1）大便清稀水样——外感寒湿、饮食生冷。

（2）大便黄褐如糜而臭——湿热或暑湿伤及胃肠。

（3）大便夹有黏冻、脓血——痢疾、肠癌——湿热蕴结，肠络受损。

（4）大便夹有不消化的食物，酸腐臭秽——伤食积滞（03）。

（5）大便灰白呈陶土色——多见于黄疸。

（6）大便燥结，干如羊屎，排出困难——热盛伤津、阴血亏虚。

2. 望小便

（1）小便清长——虚寒证；小便短黄——实热证。

（2）尿中带血——石淋、热淋、肾癌、膀胱癌、血液病、传染病、结石、膀胱湿热、阴虚火旺、疫毒、药毒伤肾、脾肾不固。

（3）小便混浊如米泔水或脂膏——尿浊——脾肾亏虚或湿热下注（95/95X）。

（4）尿中有砂石——石淋——湿热蕴结，煎熬尿浊杂质，久而结为砂石。

十一、望小儿食指络脉

历史沿革："食指络脉诊法"始于唐·王超《水镜图诀》★（07）——源于《灵枢·经脉》。

（一）正常小儿指纹

1. 指纹特点

正常小儿指纹特点：在食指掌侧前缘，隐隐显露于掌指横纹附近，纹色浅红，呈单支且粗细适中。

2. 影响因素

影响小儿指纹因素：年龄大小、皮肤薄厚、体形胖瘦、气候冷热等。

（二）病理小儿指纹

1. 三关测轻重★

（1）指纹显于风关——邪气入络，邪浅病轻，可见于外感初起。

（2）指纹达于气关——邪气入经★，邪深病重（95）。

（3）指纹达于命关——邪入脏腑★，病情严重（95）。

（4）指纹直达指端（称"透关射甲"）——病情凶险，预后不良。

2. 浮沉分表里★

（1）指纹**浮而显露**——病邪在表，见于外感表证★。

（2）指纹沉隐不显——病邪在里，见于内伤里证。

3. 红紫辨寒热★★

（1）指纹**偏红**★——①外感表证★★（鲜红浮露）（93/94/05）；②寒证。

（2）指纹**紫红**★——①里热证★。

（3）指纹**青色**★——①疼痛★；②惊风★（02X）。

（4）指纹淡白——脾虚、疳积。

（5）指纹紫黑——血络郁闭，病属重危。

（6）指纹色深暗——实证——邪气有余。

（7）指纹色浅淡——虚证——正气不足。

4. 淡滞定虚实★

（1）指纹浅淡而纤细——虚证（97）。

（2）指纹**浓滞而增粗**——**实证**★——痰湿、食积、热郁（05）。

【真题篇】

05-83. 小儿食指络脉弯曲、环形、多枝者，多属：（ A ）

    A. 实证   B. 虚证   C. 寒证   D. 热证   E. 表证

十二、望舌

舌诊的原理，舌诊的方法和注意事项，舌诊的内容、正常舌象的特征及其生理变异，望舌体（舌神、舌色、舌形、舌态及舌下络脉）的内容及其临床意义，望舌苔（苔质、苔色）的内容及其临床意义，舌象分析要点及舌诊的临床意义，危重舌象诊法。

（一）舌诊原理

1. 舌与脏腑经络的联系

（1）**舌为心之苗——手少阴心经之别系舌本。**

（2）**舌为脾之外候——足太阴脾经连舌本★，散舌下。**

（3）**足厥阴肝经络舌本。**

（4）**足少阴肾经循喉咙，夹舌本。**

（5）**足太阳膀胱经经筋结于舌本。**

（6）**肺系上达咽喉，与舌根相连。**

2. 舌的脏腑分候

（1）**舌尖——心肺。**

（2）**舌中——脾胃。**

（3）舌边——肝胆。

（4）舌根——肾。

3. 舌与气血津液的关系

（二）舌诊的方法和注意事项

1. 望舌的体位和伸舌姿势

（1）体位：患者正坐位或仰卧位，医者在患者的正前方，略高于患者以便俯视。

（2）姿势：患者面向自然光线，口张大，舌体自然伸出口外，舌尖略冲下，舌面要展平，舌体要放松。

2. 诊舌的方法

（1）顺序：先看舌尖，再看舌中、舌边，最后看舌根部；先看舌质，再看舌苔。

（2）鉴别：用刮舌和揩舌的方法鉴别有根苔、无根苔和染苔的情况。

3. 诊舌的注意事项

（1）光线影响。

（2）饮食或药品影响。

（3）口腔对舌象的影响。

（三）舌诊的内容、正常舌象及舌象的生理变异

1. 舌诊的内容

（1）望舌质（舌体）：①舌色；②舌形；③舌态；④舌下络脉→候脏腑虚实、气血盛衰。

（2）望舌苔：①苔质；②苔色→察病邪性质、浅深，邪正消长。

2. 正常舌象

正常舌象的主要特征是：**舌体柔软灵活，舌色淡红明润，舌苔薄白均匀，苔质干湿适中**→简称"**淡红舌，薄白苔***"——说明胃气旺盛，气血津液充盈，脏腑功能正常。

3. 舌象的生理变异

（1）年龄性别因素：如老年人舌色多暗红，儿童舌多淡嫩，女性经期舌质偏红。

（2）体质禀赋因素：如肥胖之人舌多见胖大且质淡，消瘦之人舌体略瘦而舌色偏红。

（3）气候环境因素：如夏季暑湿盛行，舌苔多厚，色淡黄；秋季苔多偏薄偏干；冬季严寒，舌常湿润。

（四）望舌体（舌神、舌色、舌形、舌态及舌下络脉）的内容及其临床意义

1. 舌之神气和胃气

（1）舌之神气：舌神的基本特征主要表现在舌体的色泽和舌体运动两方面。舌之颜色反映气血的盛衰，舌体润泽与否可反映津液的盈亏，而舌体运动可反映脏腑的虚实。

（2）舌之胃气：胃气的盛衰，可从舌苔是否有根表现出来。有根苔提示胃气充足，无根苔提示胃气衰败，是无胃气的征象。

2. 舌色

类别	舌象特征与临床意义
淡红舌	气血调和——正常人、病轻
淡白舌	（1）气血两虚 （2）阳虚 ①淡白光莹*，舌体瘦薄——气血两虚**（96/99/00/03） ②淡白湿润*，舌体胖嫩——阳虚水湿内停*
枯白舌	脱血夺气
红舌	（1）实热 （2）阴虚 ①舌色稍红，或仅舌边尖略红——外感风热表证初起 ②舌体不小，色鲜红——实热证 ③舌尖红——心火上炎 ④舌两边红——肝经有热 ⑤舌体小，舌鲜红少苔，或有裂纹，或红光无苔——虚热证
绛舌 （91/97/09X）	（1）里热亢盛（91） （2）阴虚火旺 ①舌绛有苔——温热病热入营血、脏腑内热炽盛（13） ②舌绛少苔或无苔，或有裂纹——久病阴虚火旺、热病后期阴液耗损（97） ③舌绛少苔而润——血瘀证（92）
青紫舌（紫舌） （03X/04X/08X）	紫舌主血行不畅，可见于（热极、寒极、血瘀、酒毒）（04X/08X） （1）全舌青紫者——全身性气血瘀滞 （2）斑点舌——舌有紫色斑点——瘀血阻滞于某局部、局部血络损伤（91） （3）舌色淡红中泛现青紫者——肺气壅滞、肝郁血瘀、气虚血行缓慢、先天性心脏病、药物食物中毒 （4）淡紫舌（多由淡白舌转变而成），舌淡紫而湿润——阴寒内盛，阳气被遏，血行凝滞，或阳气虚衰，气血运行不畅，血脉瘀滞 （5）紫红舌、绛紫舌（多由红绛舌发展），舌紫红、绛紫而干枯少津——热毒炽盛，内入营血，营阴受灼，津液耗损，气血壅滞

3. 舌形

望舌形的内容包括：老嫩、胖瘦、点刺、裂纹、齿痕（96X/00X/01/14）。

（1）老、嫩舌

①老舌——实证——实邪亢盛，正气未衰，邪正交争，壅滞于上。

②嫩舌——虚证——气血不足，舌体脉络不充；或阳气亏虚，寒湿内生。

（2）胖、瘦舌

①**胖大舌——水湿内停、痰湿热毒**。

舌淡胖大——**脾肾阳虚**。

舌红胖大——**脾胃湿热、痰热内蕴、湿热酒毒**。

舌淡胖嫩黄滑润苔——阳虚水湿化热★★（02）。

②**肿胀舌**

舌体肿胀红绛——心脾热盛、热毒上壅（12）。

舌局部血络郁闭，青紫肿胀——**先天性舌血管瘤**。

③**瘦薄舌——气血阴液不足**。

舌体瘦薄而色淡——**气血两虚**（11X）。

舌体瘦薄而色红绛干燥——**阴虚火旺**，津液耗伤。

（3）**点、刺舌——脏腑热极**、血分热盛（13）

观察点刺的颜色（可以判断气血运行情况以及病情的轻重）。

①舌红而生芒刺——**气分热盛**。

②点刺色鲜红——**血热内盛、阴虚火旺**。

③点刺色绛紫——**热入营血**而气血壅滞。

部位（根据点刺出现的部位，一般可区分热在何脏）。

①舌尖生点刺——**心火亢盛★**；②舌边有点刺——**肝胆火盛**；③舌中生点刺——**胃肠热盛**。

（4）**裂纹舌**（91X/95X/02X/10X/17X）

①舌红绛而有裂纹——**邪热炽盛、阴液亏虚**。

②舌淡白而有裂纹——**血虚不润**。

③舌淡白胖嫩，边有齿痕兼见裂纹——**脾虚湿浸★★**。

④生来就有，裂纹中有苔覆盖——**先天性舌裂**。

（5）**齿痕舌——脾虚、水湿内盛**

①舌淡胖大而润，舌边有齿痕——**寒湿壅盛、阳虚水湿内停**。

②舌质淡红，舌边有齿痕——**脾虚、气虚**。

③舌红而肿胀满口，舌有齿痕——**湿热痰浊壅滞**。

④舌淡红而嫩，舌体不大边有轻微齿痕——**先天性齿痕舌**；病中见之提示**病轻**；多见于**小儿或气血不足**。

4. 舌态

（1）**痿软舌——**伤阴★、气血俱虚★★（94/99/03/06X/11X/13）

①舌痿软而淡白无华——**气血俱虚**。

②舌痿软而红绛少苔或无苔——外感病后期，**热盛伤阴**；内伤杂病，**阴虚火旺**（94）。

③舌红干而渐痿者——**肝肾阴亏**，舌肌筋脉失养。

（2）**强硬舌**（01X/13）——热入心包（舌无主宰）、高热伤津★（舌失和柔）（10X/15X）、风痰阻络★（肝风痰浊）（12X/16X）

①舌强硬而色红绛少津——**邪热炽盛**。

②舌体强硬、胖大兼厚腻苔——**风痰阻络**。

③舌强语言謇涩，肢麻、眩晕——中风先兆★（05）。

（3）**歪斜舌**（02/12X/16X）——中风★、喑痱、或中风先兆——**肝风内动，夹痰夹瘀，痰瘀阻滞一侧经络**。

（4）**颤动舌**——**肝风内动**（热盛、阳亢、阴亏、血虚）

①久病舌淡白而颤动——**血虚动风**。

②新病舌绛而颤动——**热极生风**。

③舌红少津而颤动——**阴虚动风、肝阳化风**。

④舌紫红肿胀而颤动——**酒毒内蕴**。

（5）**吐弄舌**——**心脾有热、热毒闭神动风、神识痴呆**

①吐舌——舌伸于口外，不即回缩——**疫毒攻心、正气已绝**。

②弄舌——舌反复吐而即回，或舌舐口唇四周，掉动不宁——**热甚动风先兆、小儿智力发育不全**。

（6）**短缩舌**（92X/93X/99X）——**病情危重、先天性舌系带过短**

①舌短缩，色淡白——气血俱虚★★（03/06X/11X）。

②舌短缩，青紫而湿润——寒凝筋脉★（06）。

③舌短缩而胖，苔滑腻——**痰浊内阻★**。

④舌短缩而红绛干燥——**热盛伤津★**（15X/17X）。

5. 舌下络脉

（1）观察舌下络脉的主要内容：长度、形态、色泽、粗细、舌下小血络等。

（2）舌下络脉异常的临床意义：

①舌下络脉短而细，周围小络脉不明显，舌色偏淡→**气血不足**。

②舌下络脉粗胀，或呈青紫、绛、绛紫、紫黑色，或舌下小络脉呈暗红色或紫色网络，或舌下络脉曲张如紫色珠子大小不等的结节改变→**血瘀**（原因：气滞、寒凝、热郁、痰湿、气虚、阳虚）。

舌下络脉青紫且粗——气滞血瘀、寒凝血瘀（94X）；络脉单枝——虚证（97）。

（五）望舌苔（苔质、苔色）的内容及其临床意义

正常舌苔：①薄白均匀；②干湿适中；③其下有根。

1. 苔质

（1）薄、厚苔——**邪正盛衰、邪气深浅**

薄苔——**正常舌苔、外感病初起在表、内伤病病情较轻。**

厚苔——**痰湿、食积、里热**（胃气夹湿浊、痰浊、食积、热邪等熏蒸，积滞舌面所致）。

①舌苔由薄转厚→**邪气渐盛**，或**表邪入里**——**病进。**

②舌苔由厚转薄或舌上复生薄白新苔→**正气胜邪**，或**内邪消散外达**——**病退。**

③薄苔突然增厚→**邪气极盛，迅速入里。**

④苔骤然消退，舌上无新生舌苔→**正不胜邪**，或**胃气暴绝。**

（2）润、燥苔——**津液盈亏和输布**

①润苔——**正常舌苔、有病而体内津液未伤。**

②滑苔——**水湿内聚**——痰饮、水湿、寒湿★、阳虚（11X）。

③燥苔

津液已伤——**高热、大汗、吐泻后、过服温燥。**

津液输布障碍——**痰饮★、瘀血★**（阳气被遏，输布障碍）。

④糙苔

舌苔干结粗糙，津液全无——**热盛伤津之重证**（10X）。

苔质粗糙而不干——**秽浊之邪盘踞中焦★。**

舌苔由润变燥→**热重津伤**，或**津失输布。**

舌苔由燥转润→**热退津复**，或**饮邪始化。**

（3）腐、腻苔——**痰浊、食积，脓腐苔主内痈**

①腻苔——湿浊内蕴，阳气被遏★（92/94），湿浊痰饮停聚舌面。

舌苔薄腻，或腻而不板滞者——**食积、脾虚湿困。**

舌苔白腻而滑——痰浊、寒湿内阻（14）。

舌苔黏腻而厚，口中发甜——**脾胃湿热。**

舌苔黄腻而厚——**痰热、湿热、暑湿**、食积化热、脾胃湿热（02/04）。

②腐苔——**阳热有余★**，蒸腾胃中秽浊之邪上泛，聚积舌面——食积胃肠、痰浊内蕴（94/10X）。

③脓腐苔——内痈、**邪毒内结**→邪盛病重。

病中腐苔渐退，续生薄白新苔→**正气胜邪，病邪消散。**

腐苔脱落，不能续生新苔→**病久胃气衰败，属无根苔。**

（4）剥（落）苔——**胃气不足**（不得上熏）、**胃阴枯竭**（不能上潮）、**气血两虚、全身虚弱**（11X）★★

①舌红苔剥——**阴虚。**

②舌淡苔剥或类剥苔——**血虚、气血两虚。**

③**镜面舌**色红绛者——**胃阴枯竭，阴虚重证。**

④舌色㿠白如镜——**营血大虚，阳气虚衰。**

⑤未脱落处有腻苔——**正气亏虚，痰浊未化。**

⑥**花剥苔★**——胃的气阴两伤★（98/02）。

⑦舌苔前剥→**肺阴不足**；舌苔中剥→**胃阴不足**；舌苔根剥→**肾阴枯竭。**

⑧舌苔从全到剥→胃的气阴不足，**正气渐衰。**

⑨舌苔剥落后，复生薄白之苔→邪去正胜，**胃气渐复。**

⑩先天性剥苔——部位常在舌面**中央人字沟之前**，呈棱形。

（5）偏、全苔

①病中见**全苔**，常主**邪气散漫，多为湿痰阻滞之征。**

②舌苔**偏于某处**，常示**所分候脏腑有邪气停聚。**

③偏于舌尖部→**邪气入里未深，胃气却先伤。**

④偏于舌根部→**外邪虽退，但胃滞依然。**

⑤仅见于舌中→**痰饮、食浊停滞中焦。**

⑥偏于左或右→**肝胆湿热**之类疾患。

（6）真、假苔——辨别疾病轻重、预后

①**真苔**（有根苔）——病初、中期见真苔且厚→**胃气壅实，病较深重**；久病见真苔→**胃气尚存。**

②**假苔**（无根苔）——久病出现假苔→**胃气亏乏，不能上潮**；望似无根，刮后有新苔→**疾病向愈。**

2. 苔色

（1）白苔（15X）——正常舌苔、表证、寒证、湿证，亦可见于热证★

①苔薄白而润——**正常舌象、表证初起、里证病轻、阳虚内寒。**

②苔薄白而滑——**外感寒湿、脾肾阳虚、水湿内停。**

③苔薄白而干——**外感风热**——绛舌薄白苔——**表邪未解，热入营血**（94）。

④苔白厚腻——**湿浊内停、痰饮、食积**（14）。

⑤苔白厚而腻——**痰浊湿热内蕴。**

⑥**积粉苔★**——苔白如积粉，扪之不燥——**瘟疫、内痈**（秽浊湿邪与热毒相结）（04）。

⑦苔白而燥裂，粗糙如砂石——**燥热伤津，阴液亏损。**

（2）黄苔——热证、里证

①舌尖苔黄——**热在上焦**；舌中苔黄——**热在胃肠**；舌根苔黄——**热在下焦**；舌边苔黄——**肝胆有热。**

②舌苔**由白转黄**，或呈黄白相兼——外感表证化热入里，表里相兼阶段；绛舌，黄白苔——**气营两燔**（99）。

③**薄黄苔**——热势轻浅——**风热表证、风寒化热入里。**

④**黄滑苔**★★——**苔淡黄而润滑多津**——**阳虚寒湿**★之体，痰饮**聚久化热**；或气血亏虚，复感**湿热**之邪（04/09）。

⑤**黄糙苔**——苔黄而干燥，甚至苔干而硬，颗粒粗大，扪之糙手——**邪热伤津，燥结腑实**（15X）。

⑥**黄瓣苔**——苔黄而干涩，中有裂纹如花瓣状——**邪热伤津，燥结腑实**。

⑦**焦黄苔**——黄黑相兼，如烧焦的锅巴——**邪热伤津，燥结腑实**。

⑧**黄腻苔**——黄苔而质腻——**湿热、痰热内蕴、食积化腐**（02/04/16）。

（3）**灰黑苔**——**阴寒内盛、里热炽盛**（17X）

①**寒湿病**——多由白苔转化而成→舌苔灰黑必**湿润多津**。

②**热性病**——多由黄苔转变而成→舌苔灰黑必**干燥无津**。

③舌边舌尖部呈**白腻**苔，而舌中舌根部出现**灰黑苔**，舌面湿润——**阳虚寒湿内盛、痰饮内停**★。

④舌边舌尖见**黄腻**苔，而舌中为**灰黑苔**——**湿热内蕴，日久不化**★（07）。

⑤苔焦黑干燥，舌质干裂起刺——**热极津枯**之证（15X）。

⑥霉酱苔（苔黄黑）——胃肠**素有湿浊宿食**，**积久化热**，熏蒸秽浊上泛舌面；亦可见于**湿热夹痰**之病证。

（六）舌象分析要点及舌诊意义

1. 察舌之神气和胃气

（1）**舌之神气**——舌质、色泽、舌体活动。

（2）**舌之胃气**——有根苔、无根苔。

2. 舌质舌苔的综合分析

一般认为，舌质颜色、形态主要反映脏腑气血津液的情况；舌苔的变化，主要与感受病邪和病证的性质有关。察舌质可以了解脏腑虚实、气血津液的盛衰；察舌苔重在辨别病邪的性质、邪正的消长及胃气的存亡。

（1）**舌苔或舌质单方面异常**：提示病情尚属单纯。

（2）**舌苔和舌质均可出现异常**：

①舌质与舌苔变化一致：提示病机相同，所主病证一致，说明病变比较单纯。

②舌苔和舌质的变化不一致：多提示病因病机比较复杂。

3. 舌象的动态分析

舌诊的临床意义：

（1）判断**邪正盛衰**。

（2）区别**病邪性质**。

（3）辨别**病位浅深**。

（4）推断**病势进退**。

（5）估计病情预后。

（七）危重舌象的诊法

1. 猪腰舌——多见于热病伤阴，胃气将绝，主病危。

2. 镜面舌——舌深绛无苔而光亮如镜，主胃气、胃阴枯涸；舌色㿠白如镜，毫无血色，主营血大亏，阳气将脱。

3. 砂皮舌——主津液枯竭，病危。

4. 干荔舌★——主热极津枯，病危（07）。

5. 火柿舌——主内脏败坏，病危。

6. 赭黑舌——主肾阴将绝，病危。

7. 瘦薄无苔舌——属胃气将绝，难治。

8. 囊缩卷舌——属厥阴气绝，难治。

9. 舌强语謇——多属中风痰瘀阻络，难治。

10. 蓝舌而苔黑或白——主病危重，难治。

11. 雪花舌——属病危。

（八）临床常见舌象及主病

| 舌象 | | 简称 | 主病 |
舌质	舌苔		
淡红	薄白	淡红舌，薄白苔	健康人；风寒表证；病势轻浅
	白苔	舌尖红，白苔	风热表证；心火亢盛
	白似积粉	淡红舌，积粉苔	瘟疫初起；或有内痈
	白腐	淡红舌，白腐苔	痰食内停；胃浊蕴热
	黄白相兼	淡红舌，黄白苔	外感表证将要传里化热
	白腻而厚	淡红舌，白厚腻苔	湿浊痰饮内停；食积胃肠；寒湿痹证
	薄黄	淡红舌，薄黄苔	里热轻证
	黄干少津	淡红舌，黄干苔	里热伤津化燥
	黄腻	淡红舌，黄腻苔	里有湿热，痰热内蕴，食积化热
	灰黑湿润	淡红舌，灰黑润苔	寒证；阳虚
鲜红	白而干燥	红舌，白干苔	邪热入里伤津
	白而浮垢	红舌，白垢苔	正气亏虚；湿热未净
	白黏	红舌，白黏苔	里热夹痰湿；阴虚兼痰湿
	薄黄少津	红舌，薄黄干苔	里热证，津液已伤
	厚黄少津	红舌，厚黄干苔	气分热盛，阴液耗损
	黄腻	红舌，黄腻苔	湿热内蕴；痰热互结
	黑而干燥	红瘦舌，黑干苔	津枯血燥

续表

舌象		简称	主病
舌质	舌苔		
绛红	焦黄干燥	绛舌，焦黄苔	邪热深重；胃肠热结
	黑而干燥	绛舌，黑干苔	热极伤阴
	无苔	绛舌，无苔	热入血分；阴虚火旺
青紫 （03X）	黄燥	紫舌，黄燥苔	热极津枯
	焦黑而干	紫舌，苔黑干焦	热毒深重，津液大伤
	白润	紫舌，白润苔	阳衰寒盛；气血凝滞
淡白	无苔	淡白舌，无苔	久病阳衰；气血俱虚
	透明	淡白舌，无苔	脾胃虚寒
	边薄白中无	淡白舌，中剥苔	气血两虚；胃阴不足
	白	淡白舌，白苔	阳气不足；气血虚弱
	白腻	淡白舌，白腻苔	脾胃虚弱，痰湿停聚
	灰黑润滑	淡白舌，黑润苔	阳虚内寒；痰湿内停

【真题篇】

09-131.绛舌所主的病证是（ ABC ）

 A. 热入营分证   B. 热入血分证   C. 阴虚火旺证   D. 肝郁气滞证

94-27.绛舌薄白苔的主病是——表邪未解，热入营血

03-118.青紫舌的形成原因有（ ABCD ）

 A. 血脉凝滞   B. 阴寒凝滞   C. 热毒炽盛   D. 外伤

02-131.裂纹舌形成的病机有（ ABC ）

 A. 脾虚湿盛   B. 热盛伤津   C. 血虚不润   D. 阳气虚衰

17-119.人体根据禀赋不同出现的舌象（ AD ）

 A. 裂纹舌   B. 灰黑苔   C. 镜面舌   D. 绊舌

 A. 气血俱虚   B. 阴亏已极   C. 热灼津伤   D. 痰湿内阻

 E. 气滞血瘀

94-77.久病，舌淡而痿，为（ A ）

94-78.久病，舌绛而痿，为（ B ）

01-130.舌态强硬的主病有（ BCD ）

 A. 心脾有热   B. 阴亏已极   C. 高热伤津   D. 痰浊内阻

12-132. 肝风内动证可见的异常舌态有（ AB ）

    A. 强硬舌   B. 歪斜舌   C. 痿软舌   D. 吐舌

16-132. 风痰阻络可导致的异常舌象有（ AC ）

    A. 强硬舌   B. 痿软舌   C. 歪斜舌   D. 颤动舌

91-130. 短缩舌形成的病机有（ ABCD ）

    A. 气血两虚   B. 痰浊内阻   C. 寒凝筋脉   D. 热盛伤津

06-114. 气血两虚可见到下列哪些舌象（ BCD ）

    A. 吐弄舌   B. 痿软舌   C. 淡白舌   D. 短缩舌

17-118. 温病热邪炽盛所见舌象（ ABCD ）

    A. 舌体短缩   B. 舌体颤动   C. 舌色鲜红   D. 舌苔灰黑

04-76. 苔淡黄而滑主——寒湿化热

09-17. 舌质淡白，苔淡黄而滑润多见于——阳虚之人感受湿热

91-13. 腐苔主病与下列哪项有关：（ ABDE ）

    A. 食积   B. 痰浊   C. 湿温   D. 肝痈

    E. 下痢

99-15. 青舌黄苔的主病是——寒湿内盛

02-18 舌淡胖嫩而见黄滑润苔的主病是——阳虚水湿不化

16-133. 可出现黄腻苔的是（ ABCD ）

    A. 痰热内阻证   B. 湿热内蕴证   C. 痰饮化热证   D. 食积化热证

05-18. 舌苔黑而润滑多属——寒盛阳衰

98-15. 舌淡白而苔灰黑，干燥如刺，刮之即净，主病是——阳虚寒盛

07-158. 黄腻灰黑苔多提示——湿热内蕴

第三章　闻　诊

一、听声音

语声、语言、呼吸、咳嗽、呕吐、呃逆、嗳气、太息、喷嚏、呵欠和肠鸣等声音的改变及临床意义。

（一）声音

类别	表现	临床意义
发声	1. 语声高亢洪亮有力，声音连续——阳证、实证、热证 2. 语声低微细弱，懒言而沉静，声音断续者——阴证、虚证、寒证 3. 声重——语声重浊——外感风寒、湿浊阻滞、鼻疾→肺气不宣，鼻窍不通	
喑哑与失音* （08X）	1. 新病实证——外感风寒、风热袭肺、痰湿壅肺→"金实不鸣" 2. 久病虚证——阴虚火旺，肺肾精气内伤→"金破不鸣" 3. 暴怒喊叫或持续高声宣讲伤及喉咙——气阴耗伤 4. 久病重病，突见语声嘶哑——脏气将绝之危象 5. "子喑"——妊娠失音——胎儿渐长，压迫肾之络脉，肾精不能上荣于舌咽 区别：失音——神志清楚，声音不能发出——语而无声 　　　　失语——神志昏迷或欠清，不能言语——中风、脑外伤	
鼻鼾	1. 无神志病变者——慢性鼻病、睡姿不当、体胖、老年人 2. 有神志病变者——高热神昏、中风入脏之危候	
呻吟	1. 新病呻吟——声音高亢有力——实证、剧痛 2. 久病呻吟——声音低微无力——虚证	
惊呼	1. 声音尖锐，表情惊恐——剧痛、惊恐 2. 小儿阵发惊呼——受惊 3. 小儿夜啼——过食生冷脾寒腹痛、心脾有热、食积、虫积、惊恐（02X） 4. 成人惊呼——惊恐、剧痛、精神失常	
喷嚏	1. 偶发喷嚏——不属病态 2. 新病喷嚏——兼有恶寒发热，鼻流清涕——表寒证 3. 久病阳虚，突然喷嚏——阳气回复，病情好转	
呵欠	1. 困倦欲睡——不属病态 2. 因病数欠——体虚，阴盛阳衰	
太息 （叹息）	情志抑郁胸闷不畅时发出的长吁或短叹声，太息后自觉宽舒——情志不遂，肝气郁结 （95）	

（二）语言

1. **谵语**★——神识不清，语无伦次，声高有力——热扰神明——实证（94/05/14）。

2. **郑声**★——神识不清，语言重复，时断时续，语声低微模糊——脏气衰竭，心神散乱——虚证（96/05）。

3. **夺气**★——语言低微，气短不续，欲言不能复言——宗气大虚★（94）。

4. **独语**★★——自言自语，**喃喃不休，见人语止，首尾不续**——心气不足★（99），**气郁痰阻**——癫病、郁证（01X/13）。

5. **错语**★★——神识清楚而语言时有错乱，语后自知言错（96/01X/02X/12X）。

（1）虚证——心气虚弱★，神气不足；（2）实证——痰湿、瘀血、气滞★阻碍心窍。

6. **狂言**★——精神错乱，**语无伦次，狂叫骂詈**——情志不遂，气郁化火，痰火互结，内扰神明——阳证、实证。

7. **言謇**——神志清楚、思维正常而吐字困难或吐字不清。

（1）习惯而成——不属病态。

（2）病中常与舌强并见——风痰阻络——中风之先兆或后遗症。

（三）呼吸

1. 病态呼吸（00）

（1）**喘**——**呼吸困难**，短促急迫，甚则**张口抬肩，鼻翼扇动，难以平卧**。

①实喘——呼吸深长，息粗声高——风寒袭肺、痰热壅肺、痰饮停肺、水气凌心。

②虚喘——呼吸短浅，声低息短——肺肾亏虚气失摄纳、心阳气虚。

（2）**哮**——呼吸急促似喘，喉间有哮鸣音——宿痰伏肺，常由外感诱发**"哮必兼喘"**。

（3）**短气**——自觉呼吸短促而不相接续，气短不足以息的轻度呼吸困难。

①虚证——以气短息微为特征——体质衰弱、元气虚损。

②实证——痰饮、胃肠积滞、气滞、瘀阻。

（4）**少气**——呼吸微弱声低，气少不足以息，言语无力——虚证（肺肾气虚）、久病体弱。

（四）咳嗽

1. **咳声紧闷**★——实证——寒痰湿浊聚肺★。（98）。

2. 咳声轻清低微——虚证——久病肺气虚弱，失于宣降。

3. 咳声不扬，痰稠色黄，不易咳出——热证——热邪犯肺，肺津被灼。

4. 咳有痰声，痰多易咳——痰湿阻肺。

5. 干咳无痰或少痰——燥邪犯肺、阴虚肺燥。

6. 顿咳（百日咳）——咳声短促，**阵发性痉挛性**★，连续不断，鸡鸣样回声★（咳终止时作"鹭鸶叫声"），反复发作——风邪与痰热搏结（03/07X）。

7. 白喉（烈性传染病）——咳声如犬吠★（97/99），伴有声音嘶哑，吸气困难——肺肾阴虚，疫毒攻喉。

8. **咳声重浊*，兼见痰白清稀***——外感风寒*（02）。

9. **咳声清脆**——燥热*（01）。

10. 无力作咳，咳声低微，咳出白沫，兼有气促——肺虚。

11. 夜间咳甚——肾气亏虚。

12. **天亮咳甚**——脾虚*（91）。

（五）呕吐

1. 吐势徐缓，呕吐声微弱，呕吐物清稀，无气味——虚寒证——脾胃阳虚证。

2. 吐势较猛，呕吐声壮厉，呕吐物为黏稠黄水，或酸或苦，有气味——实热证——胃热证。

3. **呕吐呈喷射状——热扰神明之重证***；头颅外伤；颅内有瘀血、肿瘤（颅内压增高）。

4. 呕吐酸腐味的食糜——食滞胃脘证。

5. 共同进餐者皆吐泻——食物中毒。

6. 朝食暮吐，暮食朝吐（胃反）——脾胃阳虚证。

7. 口干欲饮，饮后则吐（水逆）——饮停胃腑证。

（六）呃逆（唐代以前称作"哕"）（07/10X/15/17X）

1. 呃声频作，高亢而短，其声有力——实证——气滞、食滞。

2. 呃声低沉，声弱无力——虚证——脾胃阳虚、脾肾阳虚、胃阴虚。

3. 新病呃逆，其声有力——寒邪或热邪客于胃。

4. 久病重病呃逆不止，声低气怯无力——胃气衰败之危候。

5. 突发呃逆，呃声不高不低，无其他病史及兼症者——饮食刺激、偶感风寒，不治自愈。

（七）嗳气（13X/16）

1. 饱食或饮汽水后偶发嗳气，无其他不适——不属病态，不治自愈。

2. 嗳气酸腐，兼脘腹胀满——实证——宿食内停。

3. 嗳气频作而响亮，且因情志而作——实证——肝气犯胃。

4. 嗳气频作，无酸腐气味——寒证——寒邪犯胃、胃阳亏虚。

5. 嗳气低沉断续，无酸腐气味——虚证——胃虚气逆，多见于老年人或体虚之人。

（八）肠鸣

类别	表现	临床意义
肠鸣增多（11X）	1. 脘腹部鸣响如囊裹浆，辘辘有声——振水音——**水饮留聚于胃**（95） 2. 鸣响在脘腹，饥肠辘辘，得温得食则减，饥寒则重——中气虚，**胃肠虚寒** 3. 肠鸣高亢而频急，脘腹痞满，大便泄泻——**感受风寒湿邪** 4. 肠鸣阵作，伴有腹痛欲泻，泻后痛减，胸胁满闷不舒——**肝脾不调**

续表

类别	表现	临床意义
肠鸣稀少	1. 肠道气机受阻——实热蕴结肠胃 2. 气机郁滞，肠道腑气欠通——肝脾不调 3. 肠道虚弱，传导无力——脾肺气虚 4. 气机闭阻，肠道不通——阴寒凝滞 5. 肠鸣音完全消失，腹胀满痛者——肠道气滞不通之重证——肠痹、肠结	

【真题篇】

08-133. 导致暗哑或失音的原因有（ ABCD ）

  A. 外感风寒   B. 外感风热   C. 肺肾阴虚   D. 痰浊壅滞

01-133. 心气不足时可见：（ AC ）

  A. 独语   B. 谵语   C. 语言错乱   D. 语言謇涩

  A. 语无伦次，狂躁妄言   B. 语无伦次，神志不清

  C. 语言重复，声低断续   D. 语言错乱，说后自知

  E. 自言自语，见人则止

05-84. 郑声可表现为：（ C ）

05-85. 谵语可表现为：（ B ）

12-133. 可导致错语的原因有（ ABC ）

  A. 痰浊   B. 瘀血   C. 气郁   D. 寒凝

00-18. 以下哪项不属病态呼吸的临床表现（ D ）

  A. 上气   B. 哮喘   C. 少气   D. 打鼾

  E. 短气

05-118. 患者咳喘，喉中痰鸣可见于——痰热壅肺、寒痰阻肺

10-133. 呃逆的病因病机是（ ABD ）

  A. 寒邪客胃   B. 热邪客胃   C. 宿食内停   D. 胃气衰败

17-120. 引起呃逆的原因（ ABCD ）

  A. 进食急促   B. 胃气衰败   C. 热邪客胃   D. 寒邪客胃

13-132. 引起嗳气的原因有（ ABCD ）

  A. 宿食内停   B. 胃气虚弱   C. 寒邪客胃   D. 肝气犯胃

16-18. 下列各项中，不属于嗳气常见原因的是（ B ）

  A. 食滞胃肠   B. 胃气衰败   C. 肝气犯胃   D. 寒邪客胃

11-133. 肠鸣辘辘的病因病机是（ ABD ）

  A. 饮停胃肠   B. 胃肠虚寒   C. 胃肠气滞不通   D. 寒湿客于胃肠

二、嗅气味

（一）口气

1. 口臭——口腔不洁、龋齿、便秘、消化不良。

2. 口气酸臭，伴食欲不振，脘腹胀满——食积胃肠。

3. **口气臭秽**——胃热★（09）。

4. 口气腐臭，或兼咳吐脓血——内有溃腐脓疡。

5. 口气臭秽难闻，牙龈腐烂——牙疳。

（二）汗气

1. 汗出腥膻——风湿热邪久蕴皮肤。

2. 汗出腥臭——瘟疫、暑热火毒炽盛。

3. 腋下随汗散发阵阵臊臭——湿热内蕴（狐臭病）。

（三）痰、涕之气

1. 咳吐浊痰脓血味腥臭——肺痈——热毒炽盛。

2. 咳痰黄稠味腥——肺热壅盛。

3. 咳吐痰涎清稀味咸，无特异气味——寒证。

4. 鼻流浊涕腥秽如鱼脑——鼻渊。

5. 鼻流清涕无气味——外感风寒。

（四）二便之气

1. 大便酸臭难闻——肠有郁热。

2. 大便溏泄而腥——脾胃虚寒。

3. 大便泄泻臭如败卵，或夹有未消化食物，矢气酸臭——伤食积滞（03）。

4. 小便黄赤混浊臊臭——膀胱湿热。

5. 尿甜有烂苹果样气味——消渴病（06）。

（五）经、带、恶露之气

1. 月经臭秽——热证。

2. 月经味腥者——寒证。

3. 带下黄稠臭秽——湿热。

4. 带下清稀而腥者——寒湿。

5. 崩漏或带下奇臭，并见异常颜色——癌病。

6. 产后恶露臭秽——湿热或湿毒下注。

（六）呕吐物之气

1. 呕吐物清稀无臭味——胃寒。

2. 气味酸腐臭秽——胃热。

3. 呕吐未消化食物，气味酸腐——食积。

4. 呕吐脓血而腥臭——内有溃疡。

（七）病室气味

1. 病室臭气触人——瘟疫类疾病。

2. 病室血腥味——失血病。

3. 病室腐臭气——溃腐疮疡。

4. 病室尸臭——脏腑衰败，病情重笃。

5. 病室尿臊气（氨气味）——肾衰。

6. 病室**烂苹果气味**（酮体气味）——消渴病危重期★（06）。

7. 病室蒜臭味——有机磷中毒。

8. 服用有毒食物或药物，病室应有相应气味——如饮酒过量、服用敌敌畏等。

第四章 问 诊

问诊的一般内容

（一）问一般情况、主诉、现病史、既往史、个人生活史、家族史

1. 一般情况：①姓名；②性别；③年龄；④婚否；⑤民族；⑥职业；⑦籍贯；⑧工作单位；⑨现住址等。

2. 主诉：病人就诊时最感痛苦的**症状**、**体征**及其**持续时间**★。

3. 现病史：①发病情况；②病变过程；③诊治经过；④**现在症状**★。

4. 既往史：①既往健康状况★（08）；②既往**患病情况**。

5. 个人生活史：①生活经历；②精神情志；③饮食起居；④婚姻生育；⑤小儿出生前后情况（08）。

6. 家族史：有无遗传性疾病等（99）。

《十问歌》由陈修园在张景岳《十问篇》基础上修改而成。

一问寒热二问汗，三问头身四问便；五问饮食六胸腹，七聋八渴俱当辨；九问旧病十问因，再兼服药参机变；妇女尤必问经期，迟速闭崩皆可见；再添片语告儿科，天花麻疹全占验。

（二）问寒热

寒、热的含义，恶寒发热、但寒不热、但热不寒及寒热往来的概念、表现类型与临床意义。

类别	寒	热
概念	"寒"指病人自觉怕冷的感觉	"热"指发热，包括病人体温升高，或体温正常而病人自觉全身或局部（如手足心）发热
分类	恶风——遇风觉冷，避之可缓 恶寒——自觉怕冷，添衣加被不减 畏寒——自觉怕冷，得衣近火则减 寒战——恶寒之甚，恶寒同时伴有战栗	微热——38℃以下 壮热——39℃以上 潮热——按时发热或按时热甚 五心烦热——自觉心中烦热、手足心发热 骨蒸发热——自觉骨头发热，热由内向外透发

续表

类别	寒	热
机理	1. 寒与热的产生，主要取决于**病邪的性质和机体阴阳的盛衰**两个方面 2. 邪气致病者，由于寒为阴邪，其性清冷，故寒邪致病，恶寒症状突出；热为阳邪，其性炎热，故热邪致病，发热症状明显 3. 机体阴阳失调时，阳胜则热，阴胜则寒，阴虚则热，阳虚则寒 4. 寒热是机体阴阳盛衰的反应，即寒为阴征，热为阳象。如张景岳所说："阴阳不可见，寒热见之。"	
其他	1. 问寒热，首先应该询问病人**有无怕冷或发热**的症状。如有寒热的症状，必须询问**怕冷与发热**是否同时出现 2. 临床上常见的寒热症状有恶寒发热、但寒不热、但热不寒、寒热往来四种类型	

恶寒发热（表证）"有一分恶寒，就有一分表证"	
概念	指病人恶寒与发热同时出现，是表证的特征性症状
机理	外邪侵袭肌表，卫阳被遏，肌腠失于温煦则恶寒；邪气外束肌表，正邪交争，卫阳郁而发热
分类	**恶寒发热轻重：** 1. 与外邪性质有关： （1）**外感风寒之邪**——风寒表证→恶寒重发热轻（11） （2）**外感风热之邪**——风热表证→发热重恶寒轻 （3）**外感风邪**——伤风表证→发热轻而恶风（13） 2. 与感邪轻重有关：感邪轻→恶寒发热俱轻；感邪重→恶寒发热俱重 3. 与邪正盛衰有关：邪正俱盛→恶寒发热俱重；邪盛正衰→恶寒重而发热轻
其他	注意：某些里热证亦可表现为寒热并见——如肠痈、疮疡、瘟疫、邪毒内陷等*

但寒不热（里寒证）	
概念	指病人只感寒冷而不发热的症状，是里寒证的特征性证候
机理	其怕冷的产生，多为感受寒邪致病，或为阳气不足而阴寒内生。
分类	1. **新病恶寒**——突然怕冷，且体温不高 （1）**里实寒证**——寒邪直中脏腑经络，郁遏阳气，肌体失于温煦 （2）**风寒表证初期**——但寒不热为发热前奏 2. **久病畏寒**——经常怕冷，四肢凉，得温可缓 （1）**里虚寒证**——阳气虚衰，形体失于温煦
其他	四肢厥冷——真热假寒、阳虚、亡阳（03X）

但热不寒（里热证）（92/95/96/98/06/14/16）	
概念	指病人只发热，而无怕冷之感的症状
机理	多系阳盛或阴虚所致，是里热证的特征性证候
分类	1.壮热——高热（39℃以上）持续不退，不恶寒只恶热——里实热证——**伤寒阳明经证、温病气分阶段** 2.潮热 （1）日晡潮热（阳明潮热）——下午3～5时*（申时）热势较高——里实热结——**阳明腑实证** （2）湿温潮热——身热不扬*（初扪之不热，久即灼手），午后热势加剧——里湿热证——湿温病 （3）阴虚潮热——午后和夜间有低热*，甚则骨蒸发热——里虚热证——外感或内伤病之阴虚证 （4）瘀血发热——**午后或夜间发热**——里实热证——血瘀证 （5）身热夜甚——发热以夜间为甚——里实热证——**温病热入营血阶段** 3.微热 （1）气虚发热——长期微热，**劳累则甚**，兼疲乏少气、自汗——气虚清阳不升，郁而发热 （2）血虚发热——时有低热，兼面白、头晕、舌淡、脉细等——血虚失养，阴血无以敛阳 （3）阴虚发热——长期低热，兼颧红、五心烦热等——阴液亏虚，阴不制阳，阳气偏亢 （4）气郁发热（郁热）——每因情志不舒时有微热——情志不舒，肝失条达，气郁化火 （5）气阴两虚发热——小儿于夏季气候炎热时长期发热——气阴两虚证

寒热往来（半表半里证）	
概念	指病人自觉恶寒与发热交替发作的症状
机理	外邪入侵，伏于半表半里，邪正相争，互为进退；正衰邪进则寒，正胜邪却则热
分类	1.**寒热往来无定时** 少阳病——半表半里证——正邪相争，正胜则发热，邪胜则恶寒 2.**寒热往来有定时** （1）疟疾——疟邪伏于膜原——入与阴争则寒，出与阳争则热 特点：寒战与高热交替，每日或二三日发作一次*（08/11/15） （2）气郁化火　（3）妇女热入血室

（三）问汗

1.表证辨汗：无汗与有汗的产生机制及其临床意义。

（1）无汗

表证无汗——风寒表证——寒性收引，腠理致密，玄府闭塞。

里证无汗——①津血亏虚——化汗乏源；**②阳气虚弱***——无力化汗→无汗。

（2）有汗

表证有汗——①风邪犯表——风性开泄，玄府不密；**②风热表证**——风性开泄热性升散，肌腠疏松。

里证有汗（删）

①里实热证——里热炽盛，迫津外泄。

②阴虚内热——蒸津外泄。

③阳气亏虚*——肌表不固→汗出。

《素问·阴阳别论》：**"阳加于阴谓之汗"**。

2.里证辨汗：自汗、盗汗、大汗、战汗、黄汗的表现及其临床意义。

（1）**自汗**——醒时经常汗出，活动尤甚——①**气虚证**；②**阳虚证**。

（2）**盗汗★**——睡则汗出，醒则汗止——**阴虚证**（04）。

（3）**自汗盗汗并见**——气阴两虚证★（08）。

（4）**绝汗（脱汗）**

①**亡阳证**——阳气亡脱，津随气泄→**冷汗淋漓如水★**，面色苍白，肢冷脉微（03X）。

②**亡阴证**——内热逼涸竭之阴津外泄→**汗热而黏如油★**，躁扰烦渴，脉细数疾。

（5）**战汗**（病变发展的转折点）——先**恶寒战栗**而后**汗出**。

①**汗出热退**，脉静身凉→邪去正复，**疾病向愈**（02）。

②**汗出而身热不退**，烦躁不安，脉来急疾→邪盛正衰**病情恶化**。

（6）**冷汗**——所出之汗有冷感——①**阳气虚**；②**惊吓**。

（7）**热汗**——所出之汗有热感——**里热蒸迫**。

（8）**黄汗**——汗出沾衣色如黄汁——**风湿热邪交蒸**。

3. 局部辨汗：头汗、心胸汗、半身汗、手足心汗、阴汗的表现及其临床意义。

（1）**头汗★**（但头汗出）——①上焦热盛；②中焦湿热；③元气将脱（虚阳上越）；④**进食辛辣、热汤、饮酒**（94X/95X/98X/99/05X/10X/12/14X）。

（2）**心胸汗**——多见于**虚证★**。

①**心脾两虚**——伴心悸、失眠、腹胀、便溏。

②**心肾不交**——伴心悸心烦、失眠、腰膝酸软。

（3）**半身汗**（99）★——风痰、痰瘀、风湿等**阻滞经络，营卫不能周流，气血失和**——①痿病；②中风；③**截瘫**。

《素问·生气通天论》：**"汗出偏沮，使人偏枯"**。

（4）**手足心汗**（10）

手足心**微汗**——**生理**现象。

手足心**汗出量多**——**病理**现象——①**阴经郁热熏蒸**；②**阳明燥热内结**，热蒸迫津外泄；③**脾虚运化失常**，津液旁达四肢。

（5）**阴汗**——外生殖器及其周围汗出——**下焦湿热郁蒸**。

（四）问疼痛

1. 问疼痛的性质：胀痛、刺痛、走窜痛、固定痛、冷痛、灼痛、绞痛、隐痛、重痛、酸痛、闷痛、掣痛和空痛的表现及其临床意义。

（1）**胀痛**——气滞/肝火/阳亢

①胸胁脘腹——**气滞证**（01）。

②头目——**肝火上炎证★**、**肝阳上亢证★**。

（2）**刺痛**——瘀血——胸胁脘腹——**血瘀证**（00）。

（3）**冷痛**——寒（05X）

①寒邪阻滞经络→头、脘腹、四肢关节——**实寒证**。

②阳气亏虚，脏腑经脉失于温煦→腰脊、脘腹——**虚寒证**。

（4）灼痛——热

①火邪窜络→肌肤、脘腹——**实热证**。

②阴虚火旺→脘、腹——**虚热证**。

（5）重痛——湿／肝阳上亢

①湿邪困阻气机→头部、四肢、腰部以及全身——湿证*（06）。

②肝阳上亢，气血上壅→头部重痛——**肝阳上亢证***。

（6）酸痛——湿／肾虚

①湿邪侵袭肌肉关节，气血运行不畅→四肢以及全身——**湿证**。

②肾虚骨髓失养→腰——**肾虚证***。

（7）绞痛——有形实邪／寒（08X/10/12）

①有形实邪阻闭→心脉痹阻真心痛*、结石阻滞胆管上腹痛*——**有形实邪**。

②寒邪凝滞气机→寒邪犯胃胃脘痛*——**实寒证**。

（8）空痛——虚——头部或小腹——气血亏虚证、阴精不足证。

（9）隐痛——虚——头、胸、脘、腹——阳气虚证、精血亏虚证。

（10）走窜痛——气滞／风邪

①胸胁脘腹疼痛而走窜不定→窜痛——**气滞证***。

②四肢关节疼痛而游走不定→游走痛——**行痹证（风邪偏盛）***。

（11）固定痛——瘀血／湿

①胸胁脘腹固定作痛→**血瘀证**。

②四肢关节固定作痛→**寒湿*、湿热*、热壅血瘀***。

（12）掣痛（引痛、彻痛）——虚／实

①新病，痛势剧烈持续不解，或痛而**拒按**——**筋脉阻滞之实证***。

②久病，痛势较轻时痛时止，或痛而**喜按**——**筋脉失养之虚证***。

（13）闷痛*——痰浊内盛——痰阻心脉的疼痛。

2. 问疼痛的部位：头痛、胸痛、胁痛、胃脘痛、腹痛、背痛、腰痛、四肢痛和周身疼痛的类型及其表现。

（1）头痛

①辨经络。

阳明经——前额连眉棱骨痛。

太阳经——后头连项痛。

少阳经——头两侧痛；

厥阴经——巅顶痛*（96）。

少阴经——头痛连齿。

②辨虚实

实证——不通则痛——六淫、瘀血、痰浊、火郁、阳亢、癥积、寄生虫等。

虚证——不荣则痛——气血阴精亏虚，不能上荣于头，脑窍空虚。

③辨外感内伤

外感头痛：

风寒头痛——痛及项背，无休止，遇风加重，常喜裹头。

风热头痛——头痛喜冷，甚则如裂，伴面红目赤。

风湿头痛——头痛如裹*，肢体困重（97/07）。

内伤头痛：

气虚头痛——头痛隐隐，过劳则甚，时发时止。

血虚头痛——头痛隐隐且晕，绵绵不休，面白。

肾虚头痛——头脑空痛，腰膝酸软。

血瘀头痛——头痛如刺，痛有定处，经久不愈，外伤史。

痰浊头痛——头痛时作，昏蒙沉重，泛呕眩晕（07）。

肝火上炎及肝阳上亢头痛——头胀痛*而眩，时作筋掣，两侧为重，口苦目赤（04/07）。

食积头痛——头痛兼恶心呕吐，胃脘痞闷，食不下。

（2）胸痛

①胸痹——左胸心前区憋闷作痛，时痛时止——痰、瘀等邪阻滞心脉。

②厥心痛（真心痛）——胸背彻痛剧烈，面色青灰，手足青冷——心脉急骤闭塞*（07）。

③肺痨——胸痛，颧赤盗汗，午后潮热——肺阴亏虚，虚火灼络。

④肺热病——胸痛，咳喘气粗，壮热面赤——热邪壅肺，肺络不利。

⑤肺痈——胸痛，壮热，咳吐脓血腥臭痰——痰热阻肺，热壅血瘀。

⑥胁肋痛——胸胁软骨疼痛，局部高起，或沿肋骨相引掣痛——气结痰凝血瘀，经气不和。

⑦胸部疼痛——亦见于肺癌、胸部外伤等。

（3）胁痛（91X/93/94）

①肝郁气滞——胁胀痛，叹息则舒。

②肝胆湿热——胁胀痛，口苦纳呆。

③肝胆火盛——胁灼痛，急躁易怒。

④肝阴亏虚——胁隐痛，两目干涩。

⑤寒滞肝脉＊＊**——胁痛。**

⑥饮停胸胁（悬饮）*——咳嗽牵引两胁作痛，肋间饱满。

（4）胃脘痛

①进食后疼痛加剧——实证——寒、热、气滞、瘀血、食积。

②进食后疼痛缓解——虚证——胃阴虚证、胃阳虚证。

③胃脘剧痛暴作，出现压痛及反跳痛——胃脘穿孔。

④胃脘疼痛无规律，痛无休止而明显消瘦——考虑胃癌。

（5）腹痛

①痛甚拒按——实证——寒凝、热结、寒湿、湿热、气滞、瘀血、结石、虫积、食积。

②痛缓喜按——虚证——气虚、血虚、阳虚、阴虚。

③肠痹或肠结——腹部持续性疼痛，阵发性加剧，伴腹胀、呕吐、便闭。

④腹部脏器穿孔或热毒弥漫——全腹痛，有压痛及反跳痛。

⑤结石——脐外侧及下腹部突然剧烈绞痛，向大腿内侧及阴部放射，尿血。

⑥脏器破裂或癌瘤——疼痛部位多是所在部位。

⑦痛经、异位妊娠破裂——妇女小腹及少腹部疼痛。

⑧上腹部疼痛——注意某些心肺病变。

⑨全腹、脐周或右少腹疼痛——肠痈、脂膜痈等。

（6）背痛

①背痛不可俯仰——寒湿阻滞，或督脉损伤。

②背痛连项——风寒客于太阳经脉。

③肩背痛——寒湿阻滞，经脉不利。

（7）腰痛

①肾虚——腰部经常酸软而痛。

②寒湿——腰部冷痛沉重，阴雨天加重。

③瘀血阻络或腰椎病变——腰部刺痛，或痛连下肢。

④结石阻滞——腰部突然剧痛，向少腹部放射，尿血。

⑤带脉损伤——腰痛连腹，绕如带状。

⑥骨痨、外伤——亦可导致腰痛。

⑦**湿热蕴结——湿热腰痛**★（四妙丸）。

（8）四肢痛

①四肢关节肿痛——风寒湿邪侵袭，或风湿郁而化热，或痰瘀、瘀热。

②四肢疼痛，痿软不用——脾胃虚弱。

③独见足跟痛或胫膝酸痛——肾虚（老年人或体弱者）。

（9）周身痛

①新病周身痛——实证——外感风寒、风湿或湿热疫毒。

②久病卧床不起之周身痛——虚证——气血亏虚。

（五）问头身胸腹

类别	临床表现
头晕	1. 肝火上炎，或肝阳上亢——伴头胀痛，口苦，易怒，脉弦数 2. 气血亏虚——伴面白，神疲乏力，舌淡脉弱 3. 痰湿内阻——伴头重，如物缠裹，痰多苔腻 4. 瘀血阻滞——伴头刺痛，或有外伤史
胸闷	1. 心气虚，或心阳不足——伴心悸气短 2. 痰饮停肺——伴咳喘痰多 3. 热邪或痰热壅肺——伴壮热，鼻翼扇动 4. 寒邪客肺——伴气喘，畏寒肢冷 5. 肺气虚，或肺肾气虚——伴气喘，少气不足以息 6. 亦见于气管支气管异物、气胸、肝气郁结证等
心悸	**表现：** 1. 惊悸——因受惊吓而致心悸，或心悸易惊 2. 怔忡——无明显诱因，心跳剧烈，上至心胸，下至脐腹，悸动不安 **病因：** 1. 心胆气虚，突受惊吓 2. 胆郁痰扰，心神不安 3. 心气、心阳亏虚，鼓动乏力 4. 心阴、心血不足，心神失养 5. 心脉痹阻，血行不畅 6. 脾肾阳虚，水气凌心
胁胀	1. 肝气郁结——易怒，脉弦 2. 肝胆湿热——口苦，舌苔黄腻 3. 饮停胸胁（悬饮）——肋间饱满，咳唾引痛
脘痞	1. 食积胃脘——嗳腐吞酸 2. 脾胃气虚——食少，便溏 3. 胃阴亏虚——饥不欲食，干呕 4. 湿邪困脾——纳呆呕恶，苔腻 5. 饮邪停胃——胃脘振水声
腹胀 （11）	1. 腹胀喜按——虚证——脾胃虚弱 2. 腹胀拒按——实证——食积胃肠、燥热结滞肠道、肠道气机阻塞
身重	1. 脘闷苔腻——湿困脾阳，阻滞经络 2. 浮肿——水湿泛溢肌肤 3. 嗜卧，疲乏——脾气虚，不能运化精微布达四肢肌肉 4. 乏力——热病后期，邪热耗伤气阴，形体失养
麻木	1. 虚——气血亏虚——肌肤、筋脉失养 2. 实——风寒入络、肝风内动、风痰阻络、痰湿或瘀血阻络

（六）问耳目

《杂病源流犀烛》："耳鸣者，聋之渐也，唯气闭而聋者则不鸣，其余诸般耳聋未有不先鸣者。"

类别	临床表现及意义
耳鸣、耳聋	1. 实证 临床表现——**突发耳鸣，声大如雷，按之尤甚，或新起耳暴聋** 临床意义——肝胆火扰、肝阳上亢；痰火壅结、气血瘀阻；风邪上扰；药毒损伤耳窍 2. 虚证 临床表现——**渐起耳鸣，声细如蝉，按之可减，或耳渐失聪而听力减退** 临床意义——肾精亏虚；脾气亏虚，清阳不升；肝阴、肝血不足，耳窍失养

续表

类别	临床表现及意义
目痛	**1. 实证** （1）肝火上炎——目剧痛难忍，面红目赤 （2）风热上袭——目赤肿痛，羞明多眵 **2. 虚证**——阴虚火旺——目微痛微赤，时痛时止而干涩
目眩 （眼花）	**1. 新起目眩，体不虚** （1）实证——肝火上炎、痰湿蒙窍 （2）本虚标实——肝阳上亢 **2. 经常目眩，体弱**——虚证（目失所养）——气虚、血亏、阴精不足
目昏、雀盲	肝肾亏虚，精血不足，目失所养（常见于年老、体弱或久病之人） 目昏——视物昏暗，模糊不清 雀盲——白昼视力正常，每至黄昏以后视力减退，视物不清

（七）问睡眠

1. 失眠（不寐、不得眠）（97X/12X）

（1）虚证：

①心脾两虚*——睡而易醒，难以复睡，心悸健忘，体倦神疲，饮食无味。

②心肾不交*——不易入睡，甚者彻夜不眠，心烦多梦，潮热盗汗，腰膝酸软。

③心胆气虚——不寐多梦，易惊胆怯，不能独自安卧。

④心阴不足——失眠而多梦易惊醒，心悸健忘，潮热盗汗。

（2）实证：

①肝火上炎——不易入睡，或多梦易惊，或噩梦纷纭，心烦易怒，胸胁胀满，口苦目赤。

②胆郁痰扰*——睡卧不宁，时时惊醒，眩晕胸闷，痰多恶心，胆怯心悸。

③食滞胃肠——失眠，脘腹胀满或胀痛，嗳气或嗳腐吞酸。

④心火上炎——心烦失眠，口舌生疮。

2. 嗜睡（多寐、多眠睡）（05X）

（1）痰湿困脾*，清阳不升——困倦嗜睡，头目昏沉（09），胸闷脘痞，肢体困重（例如**平胃散**）。

（2）**脾气虚弱***，清阳不升——饭后困倦嗜睡，纳呆腹胀，少气懒言（例如**香砂六君子汤**）。

（3）心肾阳虚*，神失温养——精神极度疲惫，神识朦胧，困倦易睡，肢冷脉微。

（4）大病之后，正气未复——大病之后，神疲嗜睡。

（5）亦见于老年人——阳气虚弱，营血不足，倦而嗜睡。

注意：嗜睡**伴轻度意识障碍**，叫醒后不能正确回答问题者→**邪闭心神**→昏睡、昏迷之前兆。

嗜睡与昏睡、昏迷不同，后者难以呼醒，强行唤醒而仍神志模糊，甚至呼之不醒。

（八）问饮食口味

1. 口渴与饮水：口不渴、口渴多饮、渴不多饮等的表现及其临床意义。

类别	临床表现及意义
口不渴	口不渴，亦不欲饮——**津液未伤**——寒证、湿证
口渴欲饮	（1）**津液耗伤，阴液亏少** ①口渴咽干，鼻干唇燥，发于秋季——**燥邪伤津** ②口干微渴，发热，脉浮数——温热病初期，邪热伤津不甚 ③大渴喜冷饮，壮热，大汗出——**里热炽盛**，津液大伤 ④严重腹泻，或汗、吐、下及利尿太过，**大渴引饮**——**严重耗伤津液** ⑤口渴咽干，夜间尤甚，颧赤盗汗，五心烦热——**阴虚津亏**，虚火内炽 （2）**气化不利，津液输布障碍** 口渴多饮：消渴病——口渴而多饮，小便量多，形体消瘦；小儿夏季见之，无汗或少汗，发热，为夏季热 渴不多饮***（09X） ①渴不多饮，兼身热不扬，心中烦闷，苔黄腻——湿热证* （机理：热邪伤津口渴，体内有湿故不多饮） ②渴不多饮，兼身热夜甚，心烦不寐，舌红绛——温病营分证* （机理：邪热耗伤阴津，故口渴，但热邪又能蒸腾营阴上潮于口，故不多饮） ③渴喜热饮而量不多，或水入即吐——痰饮内停证* （机理：痰饮内阻，津液不能气化上承于口，故口渴，但体内有饮邪，故不多饮） ④口干，但欲漱水不欲咽，兼面色黧黑，或肌肤甲错——血瘀证* （机理：瘀血内阻，津失输布，故口干，体内津液本不亏乏，故但欲漱水不欲咽）

2. 食欲与食量：食欲减退、厌食、多食易饥、饥不欲食、偏嗜食物等的表现及其临床意义。

类别	临床意义及表现
食欲减退 （纳呆） （01X）	（1）**正气抗邪***保护性反应——新病食欲减退，一般是邪气影响脾胃功能，不一定是脾胃本身的病变 （2）脾胃虚弱，腐熟运化无力——久病食欲减退，兼面色萎黄，食后腹胀，疲倦 （3）湿邪困脾，运化机能障碍——纳呆少食，脘闷腹胀，头身困重，苔腻脉濡 （4）**食滞胃脘**，腐熟不及——纳呆少食，脘腹胀闷，嗳腐食臭
厌食 （10X）	（1）食滞胃脘，腐熟不及——厌食，兼脘腹胀痛，嗳腐食臭，舌苔厚腻 （2）**湿热蕴脾**，运化机能障碍——厌食油腻，脘闷呕恶，便溏不爽，肢体困重 （3）肝胆湿热*，肝失疏泄，脾失健运——厌食油腻，胁肋灼热胀痛，口苦泛恶 （4）孕妇——妊娠反应——妊娠后冲脉之气上逆，影响胃之和降导致厌食，属生理现象 　　妊娠恶阻——厌食兼严重恶心呕吐
消谷善饥 （多食易饥） （95X/08）	（1）胃火炽盛，腐熟太过——口渴心烦，大便干燥；兼多饮多尿，形体消瘦——消渴病 （2）胃强脾弱*——消谷善饥，兼大便溏泄（91） （机理：胃强则胃腐熟功能亢奋，故消谷善饥；脾弱则脾运化无力，故大便溏薄）
饥不欲食	（1）胃阴不足*——饥不欲食，兼脘痞，干呕呃逆（08） （机理：胃阴不足，虚火内扰，则有饥饿感；阴虚失润，胃之腐熟功能减退，故不欲食） （2）**蛔虫内扰**——饥而不欲食
偏嗜食物或 异物	（1）小儿虫积*——嗜食生米、泥土等（2）妇女妊娠期间偏食酸辣——生理现象 （3）偏嗜肥甘——易生痰湿（4）过食辛辣——易致火盛（5）偏嗜生冷——易伤脾胃
食量变化	疾病过程中 （1）食欲渐复，食量渐增——胃气渐复，疾病向愈 （2）食欲渐退，食量渐减——脾胃功能渐衰，疾病逐渐加重 （3）除中*——危重病人，本来毫无食欲，突然索食，食量大增——**胃气败绝**，是假神的表现之一

3. **口味**：口淡、口苦、口甜、口酸、口咸、口涩和口黏腻的临床意义。

（1）**口淡**★——①脾胃虚弱★★（02/10）；②寒湿中阻；③寒邪犯胃。

（2）**口甜**★——①口甜而黏腻不爽——湿热蕴结于脾★，与谷气相搏，上蒸于口（10/14）；②口甜而食少神疲乏力——**脾气亏虚**，甘味入脾，脾气虚则甘味上泛。

（3）**口黏腻**——①痰热内盛；②湿热中阻；③寒湿困脾。

（4）**口酸**——①口中泛酸，气味酸腐——进食过量，**食滞胃脘**，化腐生酸，浊气上泛；②泛吐酸水——酸味入肝，**肝郁化热犯胃**，胃失和降。

（5）**口苦**——①**心火上炎**——心烦失眠，常有口苦；②**肝胆火热**★——肝胆湿热、肝火上炎（09X）。（机理：胆汁味苦，故胆火上炎或胆气上泛，皆可致口苦。）

（6）**口涩**——①**燥热伤津**；②**脏腑热盛**火气上逆。

（7）**口咸**——①**肾病**；②**寒水上泛**。

（九）问二便

1. **大便**：大便便次、便质、排便感异常的表现及其临床意义。

（1）**便次异常**

①便秘
原因：肠道病变——胃肠积热、阳虚寒凝、气血阴津亏损、腹内癥块阻结。
　　　其他因素——肛门部病变、温热病过程中、过服止泻药或温燥之品、腹部手术之后等。

②泄泻
原因：外感风寒湿热疫毒、饮食所伤、食物中毒、痨虫或寄生虫积于肠道、情志失调、久病脾肾阳气亏虚（暴泻多实、久泻多虚）。

（2）**便质异常**

①完谷不化
久病体弱——**脾肾阳虚**。
新起者——**食滞胃肠**（03）。

②溏结不调
大便时干时稀★——肝郁脾虚★，肝脾不调（99/04/15）。
大便先干后稀★——脾虚★★（98/05/12）。

③脓血便——痢疾、肠癌。

④便血
胃肠病变
远血——大便色黑如柏油状——胃脘等部位出血。
近血——便血鲜红——肛门部病变——内痔、肛裂、息肉痔、锁肛痔（直肠癌）。
全身性疾病——疫斑病、稻瘟病、血溢病、紫斑、食物中毒、药物中毒。

（3）**排便感异常**

①肛门灼热——大肠湿热、热结旁流。

②里急后重——**湿热痢疾**（湿热痢疾的特点：腹痛里急后重、下痢赤白脓血、肛门灼热）（03X）。

③排便不爽（15）

大肠湿热——泻下如黄糜而黏滞不爽、腹痛窘急，时时欲便（07/12）。

肝郁脾虚*——腹痛欲便而排出不爽，抑郁易怒（11/16）。

食积——腹泻不爽，大便酸腐臭秽。

④**大便失禁**——**脾肾虚损，肛门失约**；骤起暴泻，或神志昏迷而大便失禁者，一般不属脾肾虚损。

⑤**肛门气坠**——脾虚中气下陷（11/16）。

2. **小便**：小便尿次、尿量及排尿感异常的表现及其临床意义。

（1）**尿次异常**

①**小便频数**

膀胱湿热——新病小便频数，尿急、尿痛、小便短赤。

肾阳虚或肾气不固——久病小便频数，色清量多，夜间明显。

②**癃闭**

实性——瘀血、结石、湿热、败精阻滞、阴部手术。

虚性——久病或年老气虚、阳虚，肾之气化不利，开合失司所致。

（2）**尿量异常**

①**尿量增多**

虚寒证——小便清长量多。

消渴病——多尿、多饮而形体消瘦。

②**尿量减少**

热盛伤津、腹泻伤津、汗吐下伤津→**小便化源不足***。

心阳衰竭，脾、肺、肾功能失常→**气化不利，水液内停***。

湿热蕴结，尿路损伤、阻塞→**水道不利***。

（3）**排尿感异常**

①**尿道涩痛**——**湿热内蕴、热灼津伤、结石或瘀血阻滞、肝郁气滞、阴虚火旺**。

②**余溺不尽**——**久病体虚、肾阳亏虚**、肾气不固（09）、**湿热邪气留著于尿路**。

③**小便失禁**

虚证——**肾气亏虚**→下元不固，膀胱失约；**脾虚气陷、膀胱虚寒**→不能约摄尿液。

实证——**尿路损伤、湿热瘀血阻滞**→尿路失约，气机失常；**神昏**而小便失禁→邪闭心包，心神失去其主宰作用。

④**遗尿**

虚证——**肾气亏虚、脾虚气陷、膀胱虚寒**。

实证——**肝经湿热、下迫膀胱**。

（十）问妇女

1. 月经（16X）

（1）经期异常

①**月经先期**——指连续 2 个月经周期出现月经提前 7 天以上的症状（99/04）。

虚证——脾气亏虚、肾气不足。

实证——阳盛血热、肝郁化热、阴虚火旺。

②**月经后期**——指连续 2 个月经周期出现月经延后 7 天以上的症状（07X/12X）。

虚证——营血亏损、肾精不足、阳气虚衰。

实证——气滞血瘀、寒凝血瘀、痰湿阻滞、冲压不畅。

③**月经先后无定期**★——指月经周期时而提前，时而延后达 7 天以上的症状。亦称经期错乱（12）。

虚证——脾肾虚损★。

实证——肝气郁滞★。

（2）经量异常（04X/07/07X/13X）

①**月经过多**——血热迫血妄行；脾肾气虚，冲任不固★；瘀血阻滞，血不归经（99/11/15X）。

②**月经过少**（12X/13X/17）

虚证（血海不盈）——营血不足、肾气亏虚。

实证（血行不畅）——寒凝、血瘀、痰湿阻滞。

③**崩漏**

虚证——脾气亏虚，血失统摄；肾阳虚衰，冲任不固；肾阴不足，虚火迫血妄行。

实证——热伤冲任、瘀血阻滞。

④**闭经**

虚证——肝肾不足、气血亏虚、阴虚血燥、血海空虚、阳虚寒凝。

实证——痨虫侵及胞宫；气滞血瘀；痰湿阻滞胞脉，冲任不通。

（3）经色、经质异常

①经色淡红质稀——血少不荣。

②经色深红质稠——血热内炽（99/15X）。

③经色紫暗夹有血块，兼小腹冷痛——寒凝血瘀（12X）。

（4）痛经

①经前或经期小腹胀痛或刺痛拒按——气滞血瘀（07X/17）。

②小腹灼痛拒按，平素带下黄稠臭秽——湿热蕴结。

③小腹冷痛，遇暖则减——寒凝、阳虚。

④月经后期或行经后小腹隐痛、空痛——气血两虚；肾精不足，胞脉失养。

2. 带下

（1）**白带***——①脾肾阳虚；②寒湿下注（03X）。

（2）**黄带**——①湿热下注；②湿毒蕴结。

（3）**赤白带**——①肝经郁热；②湿毒蕴结（若绝经后仍见赤白带淋沥不断者，考虑癌瘤）。

（十一）问男子：阳痿、阳强、遗精、早泄的表现特征及临床意义

1. 阳痿

阳痿是指病人阴茎不能勃起，或勃起不坚，或坚而不能持久，不能进行性交的症状。

（1）阳痿，腰膝酸软，畏寒肢冷者，多因**肾阳虚，命火衰微**，性机能衰减所致。

（2）阳痿，心悸失眠，纳呆腹胀者，多因**思虑过度，损伤心脾**所致。

（3）阳痿，精神抑郁易怒者，多因**肝气郁结，失于疏泄，宗筋弛纵**所致。

（4）阳痿，肢体困重，苔黄腻者，多因**湿热下注，宗筋弛纵**所致。

（5）暴受惊恐之后而出现阳痿者，系**惊恐伤肾**之故。

2. 遗精

遗精是指病人不性交而精液遗泄的症状。其中，清醒时精液流出者，谓之"滑精"；梦中性交而遗精者，谓之"梦遗"。成年未婚男子，或婚后夫妻分居者，1月遗精1～2次，为精满自溢，属于生理现象。遗精频繁，甚至清醒时，精液自出，并出现其他症状者，则属于病理表现。

（1）梦遗，失眠多梦，腰膝酸软，颧赤潮热者，多是**肾阴亏虚，相火扰动精室**所致。

（2）遗精，过劳则甚，心悸失眠，纳呆腹胀者，多是**心脾两虚，气不摄精**所致。

（3）梦遗频作，甚则滑精，腰膝酸软，面白，头晕耳鸣者，多是**肾气亏虚，精关不固**所致。

（4）遗精、小便混赤，苔黄腻者，多是**湿热下注，扰动精室**所致。

3. 早泄

早泄是指患者阴茎插入阴道不足1分钟，甚至尚未插入便发生射精，不能进行正常性交的症状。

（1）**肾气亏虚，精关不固**。

（2）**阴虚火旺，心肾不交**。

（3）**肝气郁结，疏泄失度**。

（4）**湿热下注，扰动精室**。

（十二）问小儿：出生前后情况，预防接种史，传染病史，发病原因

相关内容详见《中医诊断学》。

13-134. 可导致潮热的原因有（ ACD ）

A. 阳明腑实　　　　　B. 邪入少阳　　　　　C. 湿遏热伏　　　　　D. 阴虚火旺

16-19. 发热以下午 3～5 时为重，伴腹满硬痛、大便秘结者，多见于（ A ）

A. 阳明病　　　　　B. 疟疾　　　　　C. 湿温　　　　　D. 少阳病

05-116. 寒凝肝脉可见（ CD ）

A. 小腹冷痛　　　　　B. 绕脐痛　　　　　C. 睾丸坠胀冷痛　　　　　D. 少腹冷痛

08-134. 可发生绞痛的病证有（ ABD ）

A. 心脉瘀阻　　　　　B. 结石阻塞　　　　　C. 寒凝肝脉　　　　　D. 寒滞胃肠

91-129. 下述各证中有胁痛的是（ ABCD ）

A. 肝气郁结　　　　　B. 肝胆湿热　　　　　C. 寒滞肝脉　　　　　D. 肝阴虚

11-134. 腰痛的病因病机是（ ABCD ）

A. 肾精亏虚失养　　　B. 寒湿侵袭阻络　　　C. 瘀血阻滞经络　　　D. 湿热蕴结下焦

A. 头晕头痛，痛有定处　　　　　　　　　B. 头晕胀痛，头重脚轻

C. 头晕面白，神疲体倦　　　　　　　　　D. 头晕且重，如物裹缠

07-82. 肝阳上亢所致头晕多表现为（ B ）

07-83. 痰湿内阻所致头晕多表现为（ D ）

A. 渴喜冷饮　　　　　B. 渴喜热饮　　　　　C. 渴不欲饮　　　　　D. 渴不多饮

E. 但欲漱水不欲咽

02-81. 阴虚证可见（ D ）

02-82. 温病热入营分可见（ D ）

01-131. 食欲减退的临床常见证候有（ BCD ）

A. 胃强脾弱　　　　　B. 脾胃气虚　　　　　C. 湿邪困脾　　　　　D. 肝胆湿热

93-132. 大便溏泄可见于（ ACD ）

A. 脾气虚　　　　　B. 胃阴虚　　　　　C. 脾气下陷　　　　　D. 脾胃湿热

04-18/16-91. 腹痛作泻，泻后痛减，或大便时干时稀排便不爽，此证属于——肝郁脾虚

06-116. 小便次数和尿量均明显减少的原因有——热邪亢盛；吐泻过度；津液不化，水湿内停

16-15. 下列各项中，不属于尿时感觉异常的是（ D ）

A. 尿后余沥不尽　　　B. 遗尿　　　　　C. 小便失禁　　　　　D. 癃闭

04-19. 妇女月经先期而来，量多，色深红，质稠者，多属——血热内迫

04-120. 闭经的原因是（ ABC ）

A. 肝郁　　　　　　　B. 血瘀　　　　　　　C. 虚劳　　　　　　　D. 妊娠

13-137. 下列各项中，可导致经少、经闭的有（ BCD ）

A. 阴虚火旺证　　　　B. 气血两虚证　　　　C. 气滞血瘀证　　　　D. 阳虚寒凝证

A. 气滞　　　　　　　B. 血瘀　　　　　　　C. 血虚　　　　　　　D. 血热

17-88. 月经量少，经色紫暗的原因是（ B ）

17-89. 经期腹痛，夹有血块的原因是（ B ）

07-116. 瘀阻胞络可导致（ ABC ）

A. 痛经　　　　　　　B. 闭经　　　　　　　C. 月经后期　　　　　D. 月经先后不定期

12-134. 瘀血内阻导致的月经异常可表现为（ ACD ）

A. 经前延后　　　　　B. 经色深红　　　　　C. 月经夹有血块　　　D. 月经量少

16-134. 气血两虚可导致（ BCD ）

A. 经色紫暗　　　　　B. 月经量少　　　　　C. 月经停闭　　　　　D. 经后腹痛

09-133. 妇女带下异常的病机是——寒湿下注、湿热下注、湿热夹毒下注

第五章 切 诊

一、脉象形成的原理，诊脉的部位和方法

（一）脉诊原理

1. 心、脉是形成脉象的主要脏器

（1）心脏的搏动。

（2）脉管的舒缩。

（3）心阴与心阳的协调。

2. 气血是形成脉象的物质基础

相关内容详见《中医诊断学》。

3. 其他脏腑与脉象形成的关系

相关内容详见《中医诊断学》。

（二）诊脉部位

1. 三部九候诊法

相关内容详见《中医诊断学》。

2. 人迎寸口诊法

相关内容详见《中医诊断学》。

3. 仲景三部诊法

《伤寒杂病论》关于切脉的三部诊法：诊寸口、跗阳、太溪三部脉（10）

寸口——候脏腑——寸口脉十分微弱时，**跗阳脉尚有力→胃气尚存。**

跗阳——候胃气——**跗阳脉难以触及→胃气已绝**，难以救治。

太溪——候肾气。

注意：五版教材：**寸口**候十二经，**人迎、跗阳**候胃气，也有加**太溪**候肾者。

4. 寸口诊法

（1）寸口分部

关——腕后高骨（桡骨茎突）内侧；寸——关前；尺——关后。

（2）寸口脉诊病的原理

最早提出诊脉"独取寸口"的医籍：《难经》（15）。

①寸口部为"脉之大会"——寸口脉属手太阴肺经之脉，为十二经脉之始终。

②寸口部脉气最明显——寸口部是手太阴肺经"经穴"（经渠）和"输穴"（太渊）所在处，"脉会太渊"。

③可反映宗气的盛衰——肺脾同属太阴经，脉气相通。

④寸口处为桡动脉——行径固定，位置表浅，方便易行。

（3）寸口分候脏腑

左手：心、肝、肾；右手：肺、脾、命门。

（三）诊脉方法

1. 时间：清晨（平旦）未起床，未进食时最佳。

2. 体位：病人正坐或仰卧，医者在患者侧面，患者前臂自然向前平展，与心脏同一水平，手腕伸直，手掌向上，手指微微弯曲，在腕关节下面垫一松软的脉枕。

3. 指法

（1）选指——选用**食指、中指、无名指指目**，指端平齐，略呈弓形倾斜，与受诊者体表约呈 45° 角为宜，使指目*（指尖与指腹交界处）紧贴于脉搏搏动处（09）。

（2）布指——**中指定关，食指关前定寸，无名指关后定尺**；小儿：**"一指定三关"**（大拇指或食指）。

（3）运指

①举法——"浮取"——较轻地按在寸口脉搏动部。

②按法——"沉取"——用力较重，甚至按到筋骨，以体察脉象。

③寻法——"中取"——用力不轻不重，按之肌肉，前后左右推寻，细细体察脉象。

④总按——三指同时用大小相等的指力诊脉。

⑤单诊——用一个手指诊察一部脉象。

4. 平息：医者保持呼吸调匀，清心宁神，以自己的呼吸计算病人脉搏至数，正常脉搏 70～90 次 / 分；呼吸 16～18/ 次；心率 60～100/ 次。

5. 五十动：时间一般不应少于 50 次脉跳的时间。

二、正常脉象

（一）脉象要素

1. 脉位：指脉搏跳动显现的部位和长度。如脉位表浅者为浮脉；脉位深沉者为沉脉等。

2.脉数：指脉搏跳动的至数和节律。

3.脉形：指脉搏跳动的宽度等形态。脉形主要与脉管的充盈度、脉搏搏动的幅度等因素有关。如脉管较充盈，搏动幅度较大着为洪脉；脉管充盈度较小，搏动幅度较小者为细脉（16）。

4.脉势：指脉搏应指的强弱、流畅等趋势。正常脉象，应指和缓，力度适中。应指有力为实脉；应指无力为虚脉；通畅状态较好，脉来流利圆滑者为滑脉；通畅状态较差，脉来艰涩不畅者为涩脉。

（二）正常脉象的特点

正常脉象的特点：寸关尺三部皆有脉，不浮不沉，不快不慢，一息 4～5 至（70～90 次/分），不大不小，从容和缓，节律一致，尺部沉取有一定的力量，随生理活动、气候、季节和环境等不同而相应变化。

1.有胃——从容★、徐和、软滑（11）。

2.有神——**脉律整齐、柔和有力★**。

3.有根——**尺脉有力、沉取不绝**。

（三）脉象的生理变异（07）

1.个体因素影响

（1）性别——**女性脉势较弱，至数稍快★**，脉形略小。

（2）年龄——**婴儿每分钟脉搏可达 120 次★**。

（3）体质——**瘦人脉多浮★**，胖人脉多沉；**"六阴脉"和"六阳脉"不属病脉★**。

（4）脉位变异——**"斜飞脉"、"反关脉"**。

2.外部因素影响

（1）情志——喜则脉缓、怒则脉弦、惊则脉动无序等。

（2）劳逸——运动后脉多洪数，入睡后脉多迟缓。

（3）饮食——饭后脉稍数而有力★，饥饿时脉多缓弱。

（4）季节——**"春胃微弦""夏胃微钩""秋胃微毛""冬胃微石"**。

（5）昼夜——**昼日偏浮而有力，夜间偏沉而细缓**。

（6）地理环境——**东南方脉多细软偏数★，西北方脉象多沉实★**。

【真题篇】

16-20.下列各组脉象中，脉形相反的是（ B ）

　　A.濡脉与弱脉　　　　B.洪脉与细脉　　　　C.芤脉与革脉　　　　D.实脉与虚脉

三、二十八脉的脉象特征及其主病

脉纲	共同特点	相类脉		
		脉名	脉象	主病
浮脉类	轻取即得（11X）	浮	举之有余，按之不足	①表证②虚阳浮越证③正常人（平人）
		洪	脉体阔大，充实有力，来盛去衰	①热盛
		濡	浮细无力而软	①虚证②湿困（96/15）
		散	浮取散漫而无根，伴至数或脉力不匀	①元气离散，脏气将绝
		芤	浮大中空，如按葱管	①大量失血②伤阴
		革	浮而搏指，中空边坚（94）	①亡血②失精③半产④崩漏
沉脉类	重按始得（05X/10）	沉	轻取不应，重按始得	①里证②正常人
		伏	重按推至筋骨始得（12）	①邪闭②厥病③痛极
		弱	沉细无力而软（08）	①阳气虚衰②气血俱虚（96/15）
		牢	沉按实大弦长（04/07）	①阴寒内盛②疝气③癥积（94/01/07）
迟脉类	一息不足四至	迟	一息不足四至	①寒证②邪热结聚之实热证③正常人
		缓	一息四至，脉来怠缓	①正常人②湿病③脾胃虚弱（98X）
		涩	往来艰涩，迟滞不畅	①气滞血瘀②精伤血少③痰食内停（92/01X/06/14X）
		结	迟而时一止，止无定数（17）	①阴盛气结②寒痰血瘀*③气血虚衰（95/01X/09/13）
数脉类	一息五至以上（12）	数	一息五至以上，不足七至	①热证②里虚证
		疾	脉来急疾，一息七八至（07）	①阳极阴竭，元气欲脱②小儿常脉
		促	数而时一止，止无定数（17）	①阳热亢盛②瘀滞③痰食停积*④脏气衰败（00/01/01X）
		动	脉短如豆，滑数有力（05）	①疼痛*②惊恐*（96/01/17）
虚脉类	应指无力	虚	举按无力，应指松软（07）	①气血两虚
		细	脉细如线，应指明显	①气血俱虚②湿证（96/99）
		微	极细极软，似有似无	①气血大虚②阳气暴脱
		代	迟而中止，止有定数（17）	①脏气衰微②疼痛*③惊恐*④跌仆损伤
		短	首尾俱短，不及本部	①有力主气郁②无力主气损

续表

脉纲	共同特点	脉名	脉象	主病
实脉类	应指有力	实	举按充实而有力	①实证 ②正常人（平人）
		滑	往来流利，应指圆滑	①痰湿 ②食积 ③实热 ④青壮年常脉 ⑤妇女孕脉（10X/13/14X）
		弦	端直以长，如按琴弦	①肝胆病 ②疼痛 ③痰饮 ④老年健康者（91X/97X/99X/02X/15X）
		紧	绷急弹指，状如转索	①实寒证 ②疼痛 ③宿食（食积）**（08/13/14X/16X/17）
		长	首尾端直，超过本位	①阳气有余 ②阳证、热证、实证 ③平人
		大	脉体宽大，无汹涌之势	①健康人 ②病进

小结：

常脉： 一息四至五至——70～90次/分。

迟脉： 一息不足四至——60次以下/分。

缓脉： 一息四至——60～70次/分。

数脉： 一息五六至——90～120次/分。

疾脉： 一息七八至——120次以上/分。

主湿： 缓、细、濡；**主湿又主虚：** 缓、濡（11）。

主惊： ①动* ②代*（96）。

主痛： ①伏；②动*；③弦；④紧；⑤代*（10）。

主食积： ①滑；②涩；③紧*；④促**（92/93/14X）。

主气滞血瘀： ①涩；②结*；③促*（92/01X）（**结脉主气滞血瘀，不主食积；促脉两个都主；代脉主痛主惊**）。

主气血两虚： 虚、细、弱、微、结。

主虚： 数、细、濡、代（94）。

主实： 滑、结、紧、弦（91/97）。

正常人可见： 浮、沉、迟、缓、疾、长、大、滑、弦。

牢脉：沉取实大弦长——沉、实、大、弦、长（94/07）。

濡脉：浮细无力而软——浮、细、软。

弱脉：沉细无力而软——沉、细、软。

动脉：脉短如豆，滑数有力——短、滑、数。

具有节律不齐特征：促脉、结脉、散脉（13X）。

以脉率快为特征：促脉、动脉（12）。

以脉位表浅为特征：浮脉、洪脉、革脉（11）。

以脉位深沉为特征：沉脉、弱脉、牢脉（10）。

【真题篇】

16-135.属于紧脉主病的是（ ABD ）

A.寒证　　　　　B.痛症　　　　　C.湿证　　　　　D.宿食不化

17-11.动脉与紧脉均可见于（ B ）

A.寒证　　　　　B.痛证　　　　　C.惊恐　　　　　D.宿食

17-12.促、结、代脉的共同特征是（ A ）

A.脉来时止　　　B.脉来迟缓　　　C.脉来数急　　　D.脉来无力

四、常见相兼脉及真脏脉

（一）常见相兼脉的主病

相兼脉：凡两种或两种以上的单因素脉相兼出现，复合构成的脉象即称为"相兼脉"或"复合脉"。

浮紧脉——①外感寒邪之表寒证；②风寒痹病疼痛（01）。

浮缓脉——①风邪伤卫；②营卫不和之太阳中风证。

浮数脉——①风热袭表之表热证。

浮滑脉——①表证夹痰（常见于素体多痰湿而又感受外邪者）（08）。

沉迟脉——①里寒证。

沉弦脉——①肝郁气滞；②水饮内停。

沉涩脉——①血瘀（尤常见于阳虚而寒凝血瘀者）（03）。

沉缓脉——①脾虚；②水湿停留（03）。

沉细数脉——①阴虚内热；②血虚（14）。

弦紧脉——①寒证；②痛证（常见于寒滞肝脉或肝郁气滞所致疼痛）。

弦数脉——①肝郁化火；②肝胆湿热；③肝阳上亢。

弦滑数脉——①肝火夹痰（13）；②肝胆湿热；③肝阳上亢；④痰火内蕴

弦细脉★——①肝肾阴虚★；②血虚肝郁★★；③肝郁脾虚★（06/08/11X/12X）。

滑数脉——①痰热（痰火）；②湿热；③食积内热（99/14）。

洪数脉——①阳明经证；②气分热盛（多见于外感热病）（99）。

（二）真脏脉

（17年考研大纲删除，但对理解其他内容有帮助，根据个人情况进行掌握）

真脏脉：是在疾病危重期出现的无胃、无神、无根的脉象。是病邪深重，元气衰竭，胃气已败的征象，故又称"败脉"、"绝脉"、"死脉"、"怪脉"。

七绝脉：元代危亦林《世医得效方》列怪脉十种，称"十怪脉"（99），后世医家在十怪脉中去除偃刀、转豆、麻促，称为七绝脉。（96X）

1. 无胃之脉——脉象无冲和之意，应指坚搏；提示邪盛正衰，胃气不能相从，心、肝、肾等脏气独现，是病情重危的征兆之一。

（1）偃刀脉——脉来弦急，如循刀刃。

（2）转豆脉——脉动短小而坚搏，如循薏苡子。

（3）弹石脉——急促而坚搏，如指弹石。

2. 无神之脉——脉律无序，脉形散乱，主要由脾（胃）、肾阳气衰败所致，提示神气涣散，生命将终（91/93/02/15）。

（1）雀啄脉——脉在筋肉间连连数急，三五不调，止而复作，如雀啄食。

（2）屋漏脉——如屋漏残滴，良久一滴。

（3）**解索脉**——脉来乍疏乍密，如解乱绳状，时快时慢，散乱无序。

（4）麻促脉——脉来如麻子纷乱，细微至甚→卫气枯，营血涩之危候。

3. 无根之脉——虚大无根或微弱不应指（脉位表浅）（92/03/06/09X/15）。

（1）**釜沸脉**——浮数之极，至数不清，如釜中沸水，浮泛无根→三阳热极，阴液枯竭之候。

（2）**鱼翔脉**——脉在皮肤，头定而尾摇，似有似无，如鱼在水中游→**三阴寒极，亡阳于外，虚阳浮越**之征。

（3）**虾游脉**——脉在皮肤，如虾游水，**时而跃然而去，须臾又来**，伴有急促躁动之象。

【真题篇】

14-89. 阴虚火旺证的典型脉象是——细数

五、脉症顺逆与从舍、诊脉的意义

（一）脉症顺逆与从舍

脉症顺逆，指脉与症的相应与不相应，以判断病情的顺逆。一般而论，脉与症相一致者为顺，反之为逆。脉与症有时有不相应者，故临床时当根据疾病的本质决定从舍，或舍脉从症，或舍症从脉。

（二）诊脉的意义

1. 辨别病证的部位。

2. 判断病证的性质。

3. 分辨邪正的盛衰。

4. 推断病证的进退。

六、按胸胁、脘腹、肌肤、手足、腧穴

（一）按胸胁

1. 胸部按诊。

2. 乳房按诊。

3. 虚里按诊★（00）。

虚里即**心尖搏动处**，位于左乳下第四五肋间。

虚里按之其动微弱——①宗气内虚；②饮停心包之支饮。

虚里搏动迟弱，或久病体虚而动数——心阳不足。

虚里按之弹手，洪大而搏，或绝而不应——心肺气绝，属危候。

孕妇胎前产后，虚里动高——恶候。

虚里搏动数急而时有一止——宗气不守。

虚里动高，聚而不散——热甚，可见外感热邪、小儿食滞或痘疹将发。

虚里搏动移位——心痹、先心病、鼓胀、癥积、气胸、悬饮、肿瘤等。

4. 胁部按诊。

（二）按脘腹

1. 脘腹分区及所候。

（1）心下——剑突的下方。

（2）胃脘——心下的上腹部。

（3）**大腹——脐以上的部位。**

（4）脐腹——脐周部位。

（5）**小腹——脐以下至耻骨毛际处。**

（6）**少腹——小腹的两侧★。**

2. 脘腹按诊的方法。

3. 脘腹按诊的内容。

（三）按肌肤

1. 诊寒热。

（1）肤冷：肌肤寒冷，体温偏低——阳气衰少；肌肤冷而大汗淋漓，脉微欲绝——亡阳。

（2）肤热：肌肤灼热，体温升高——实热证；汗出如油，四肢肌肤尚温而脉躁疾无力——亡阴。

（3）身灼热而肢厥——真热假寒。

（4）外感病：汗出热退身凉——表邪已解；皮肤无汗而灼热——热甚。

（5）身热**初扪热甚，久按热反转轻**——热在表*（卫分）（09）；初扪热不甚，久按其热反甚——热在里。

（6）身热不扬：肌肤初扪之不觉很热，但扪之稍久即感灼手——湿热蕴结。

（7）局部病变：皮肤不热，红肿不明显——阴证；皮肤灼热而红肿疼痛——阳证。

2. 诊润燥滑涩。

肌肤甲错——血虚失荣、瘀血。

3. 诊疼痛。

4. 诊肿胀。

按之凹陷，不能即起——水肿；**按之凹陷，举手即起——气肿***。

5. 诊疮疡。

根盘平塌漫肿——虚证；根盘收束而隆起——实证。

6. 诊尺肤。

（1）尺肤：肘部内侧至掌后横纹处之间的肌肤。

（2）尺肤部热甚——热证。

（3）**尺肤部凉——泄泻*、少气***。

（4）按尺肤窅而不起——风水。

（四）按手足

1. 阳虚之证：四肢犹温——阳气尚存；四肢厥冷——病情深重。

2. 手足俱冷——阳虚寒盛，属寒证；手足俱热——阳盛热炽，属热证。

3. 热证见手足热——顺候；热证反见手足逆冷——逆候（热深厥亦深）。

4. 手足心与手足背比较：手足背热甚于手足心——外感发热；手足心热甚于手足背——内伤发热。

5. 手心热于额上热比较：额上热甚于手心热——表热；手心热甚于额上热——里热。

（五）按腧穴（92）

病理反应：①压痛；②结节；③条索状物；④敏感反应。

1. 肺病——中府、肺俞、太渊（91/92）。

2. 肝病——期门、肝俞、太冲。

3. 肾病——气海、太溪。

4. 小肠病——关元。

5. 胃病——胃俞、足三里。

6. 心病——巨阙、膻中、大陵。

7. 脾病——章门、太白、脾俞。

8. 大肠病——天枢、大肠俞。

9. 胆病——日月、胆俞。

10. 肠痈——上巨虚（91）。

11. 膀胱病——中极。

第六章　八纲辨证

一、阴阳

（一）阴证和阳证的临床表现和证候分析

四诊	阴证	阳证
	阴证和阳证的临床表现及证候分析	
望	面色苍白或暗淡，身重蜷卧，倦怠无力，精神萎靡，舌淡胖嫩，舌苔润滑（95）	面色潮红或通红，狂躁不安，口唇燥裂，舌红绛，苔黄燥或黑而生芒刺
闻	语声低微，静而少言，呼吸怯弱，气短	语声壮厉，烦而多言，呼吸气粗，喘促痰鸣
问	恶寒畏冷，喜温，食少乏味，不渴或喜热饮，小便清长或短少，大便溏泄，气味腥	身热，恶热，喜凉，心烦，口干渴饮，小便短少涩痛，大便干硬，气味臭秽
切	腹痛喜按，肢凉，脉沉细迟无力	腹痛拒按，肌肤灼热，脉浮洪数大滑有力
证候分析	阴证：精神萎靡、声低乏力，是气虚的表现；畏冷肢凉、口淡不渴、小便清长、大便溏泄气味腥，是里寒的症状；舌淡胖嫩、脉沉迟、微弱、细均为虚寒舌脉	阳证：恶寒发热并见是表证特征；面红、肌肤灼热、烦躁不安、口干渴饮、小便短赤涩痛，为热证表现；语声高亢，呼吸气粗，喘促痰鸣，大便秘结，为实证症状；舌红绛，苔黄黑起刺，脉浮数、洪大、滑实，均为高热的特征

（二）阳虚证和阴虚证的临床表现、证候分析和辨证依据

1. 阳虚证（02/03X/06）

【临床表现】特点：胖、白、冷、润、迟。

畏冷，肢凉，口淡不渴，或喜热饮，或自汗，小便清长或尿少不利，大便稀薄，面色㿠白，舌淡胖，苔白滑，脉沉迟（或数）无力。可兼有神疲，乏力，气短等气虚的表现。

【证候分析】阳气亏虚，温煦不足，虚寒内盛；阳虚不能温化和蒸腾津液。

形成阳虚证的原因主要有：①**久病伤阳；**②**年老命门之火渐衰；**③**寒邪伤阳；**④**过服苦寒。**

【辨证依据】阳虚证一般为病久体弱，以畏冷肢凉、小便清长、面白、舌淡等为主要表现。

2.阴虚证（02/03/07/14）

【临床表现】特点：瘦、红、干、数、热。

形体消瘦，口燥咽干，两颧潮红，五心烦热，潮热，盗汗，小便短黄，大便干结，舌红少津或少苔，脉细数等（14）。

【证候分析】阴液亏少，润养不足，机体失润；阴不制阳，虚热内生。

导致阴虚证的原因主要有：

①热病后期；②杂病日久，伤耗阴液；③情志过极；④房劳过度；⑤过服温燥之品。

【辨证依据】阴虚证一般为病久体弱，以五心烦热（阴虚证的典型表现）、潮热盗汗、尿黄便结、颧红、舌红少苔、脉细数等为主要表现。

（三）亡阴证和亡阳证的临床表现、证候分析和辨证依据

1.亡阳证（93/93X/03X/09/11X）

【临床表现】冷汗淋漓、汗质稀淡，神情淡漠，肌肤不温，手足厥冷，呼吸气弱，面色苍白，舌淡而润，脉微欲绝（脉浮数而空）等（03X）。

【证候分析】引起亡阳的主要原因有：

①阳气亏虚进一步发展。

②阴寒之邪极盛而致阳气暴伤。

③因大汗、失精、大失血等阴血消亡而阳随阴脱。

④因剧毒刺激、严重外伤、瘀痰阻塞心窍等而使阳气暴脱。

【辨证依据】有长期阳虚病史，或有导致阳气暴亡的因素，以四肢厥冷，面色苍白，冷汗淋漓，气息微弱，脉微欲绝为主要表现。

2.亡阴证

【临床表现】汗热味咸而黏、如珠如油，身灼肢温，虚烦躁扰，恶热，口渴饮冷，皮肤皱瘪，小便极少，面赤颧红，呼吸急促，唇舌干燥，脉细数疾无力等。

【证候分析】引起亡阴的主要原因有：

①久病阴液亏虚进一步发展。

②因壮热不退、大吐大泻、大汗不止、大量出血、严重烧伤致阴液暴失而成。

【辨证依据】有阴液严重耗损的病理基础，以身热烦渴、唇焦面赤、脉数疾、汗出如油为主要表现。

比较	汗液	寒热	四肢	面色	气息	口渴	唇舌	脉象
亡阳证	稀冷如水、味淡	身冷畏寒	厥逆	苍白	微弱	不渴或欲饮热	唇舌淡白、苔白润	脉微欲绝
亡阴证	黏热如油、味咸	身热恶热	温和	面赤颧红	息粗	口渴饮冷	唇舌干红	细数疾无力

04–122. 下列选项中，属于阴证范畴的是（ABCD）

A. 阴邪致病　　　　B. 病势向内　　　　C. 病势向下　　　　D. 病情缓慢

02–104. 阳虚证的临床表现可见——面色苍白，形寒肢冷（阳虚证的典型表现），神疲乏力，气短自汗

03–121. 四肢厥冷可见于（ABD）

A. 真热假寒　　　　B. 阳虚　　　　C. 阴虚　　　　D. 亡阳

10–137. 下列选项中，可出现舌红少苔、脉细数的证候有（ABC）

A. 肺肾阴虚证　　　B. 肝肾阴虚证　　C. 心肾不交证　　D. 燥邪犯肺证

03–122. 亡阳证的汗出特点是（CD）

A. 汗液黏稠　　　　B. 如珠如油　　　C. 汗质稀淡　　　D. 冷汗淋漓

09–27. 下列选项中，与亡阳证形成无关的是（D）

A. 阳气虚衰基础上的恶化　　　　　B. 阴寒极盛而暴伤阳气

C. 大汗大泻大失血而致阳随阴脱　　D. 气机阻滞而血行不畅

11–129. 形成亡阳病机的因素有（ABC）

A. 过用汗法，汗出过多　　　　　　B. 元气耗散，虚阳外越

C. 邪盛正衰，正不敌邪　　　　　　D. 寒湿侵袭，损伤阳气

二、表里

（一）表证、里证、半表半里证的临床表现和证候分析（99X/04X/13/15）

1. 表证（15）

【临床表现】新起恶风寒，或恶寒发热，头身疼痛，喷嚏，鼻塞，流涕，咽喉痒痛，微有咳嗽、气喘，舌淡红，苔薄，脉浮。

【证候分析】表证见于外感病初期，具有起病急、病位浅、病程短的特点。表证是正气抗邪于外的表现，故不能简单地将表证理解为就是皮肤等浅表部位的病变，也不能机械地以为皮肤的病变就一定是表证。

2. 里证

【临床表现】里证的范围极为广泛，凡非表证（及半表半里证）的特定证候，一般都属里证的范畴。其证候特征是无新起恶寒发热并见，以脏腑症状为主要表现。

【证候分析】形成里证的原因有三个方面：

①外邪袭表，表证不解，内传入里。

②外邪直中，侵犯脏腑。

③情志内伤，饮食劳倦等，直接损伤脏腑气血。

附：表里证鉴别要点（08/15X）

比较	寒热（最主要）（92/97）	内脏证候	舌象	脉象	疾病特点
表证	寒热并见	不明显	基本正常	脉浮	浅、急、轻、短
里证	但寒不热或但热不寒	明显	明显异常	脉沉或其他	深、缓、重、长

3. 半表半里证

【概念】指病变既非完全在表，又未完全入里，病位处于表里进退变化之中，以寒热往来等为主要表现的证候。

【临床表现】寒热往来，胸胁苦满，心烦喜呕，默默不欲饮食，口苦，咽干，目眩，脉弦。

【证候分析】半表半里证在六经辨证中通常称为少阳病证，是外感病邪由表入里的过程中，邪正分争，少阳枢机不利所表现的证候。

（二）表里同病的类型和临床表现

1. 表里同病，寒热虚实性质并无矛盾——表里实寒证、表里实热证。

2. 表里同病，寒热性质相同，虚实性质相反——表实寒里虚寒证、表实热里虚热证。

3. 表里同病，虚实性质相同，寒热性质相反——表实寒里实热证（"寒包火"）。

4. 表里同病，寒热虚实性质均相反——表实寒里虚热证。

（三）表里出入的概念、临床表现和临床意义

1. 由表入里（03）

【概念】指证候由表证转化为里证，即表证入里。表明病情由浅入深，病势发展。

【临床表现】六淫等邪袭表，若不从外解，则常常内传入里，表现为表证的症状消失而出现里证的证候。**表证**（恶寒发热、脉浮等）**消失，里证**（但发热不恶寒，舌红苔黄，脉洪数等症）**出现**。表示表邪已入里化热而形成里热证。

【临床意义】表证转化为里证，一般见于外感病的初、中期阶段，由于机体未能抗邪向外，或邪气过盛，或护理不当，或失治误治等原因，邪气不从外解，以致向里传变，使病情加重。

2. 由里出表

【概念】指在里的病邪向外透达所表现的证候。表明邪有出路，病情有向愈的趋势。

【临床表现】某些里证在治疗及时、护理得当时，机体抵抗力增强，祛邪外出，从而表现出病邪向外透达的症状或体征。如麻疹患儿热毒内闭，则疹不出而见发热、喘咳、烦躁，若麻毒外透，则疹出而烦热喘咳消除。

【临床意义】由里出表是在里之邪毒有向外透达之机，但这并不是里证转化成表证。如《景岳全书·传忠录》说："病必自表而入者，方得谓之表证，若由内以及外，便非表证矣。"

【真题篇】

04-121. 表证的典型症状——恶寒发热，鼻塞喷嚏，头身疼痛

13-20. 伤风表证的特点是——发热轻而恶风

10-136. 表里辨证主要是辨别：病位的深浅、外感与内伤

92-24. 鉴别表证和里证的要点，下列哪一项最主要（ D ）

　　A.脉浮或沉　　　　　B.舌苔白或黄　　　　C.有无头身疼痛　　　D.有无恶寒发热

　　E.有无咳嗽咳痰

99-132. 表证、里证均能出现的临床表现为（ ACD ）

　　A.头痛　　　　　　　B.鼻塞　　　　　　　C.咽痛　　　　　　　D.咳嗽

08-22. 下列关于表证与里证区别的叙述中，错误的是（ C ）

　　A.表证脉多浮，里证脉多沉　　　　　　B.表证病程较短，里证病程较长

　　C.表证以恶寒为主，里证以发热为主　　D.表证舌象变化不显，里证舌象多有变化

　　A.表热里寒　　　　　B.表里俱热　　　　　C.表寒里热　　　　　D.表实里虚

14-91. 恶寒发热，头痛无汗，咳嗽痰黄，大便秘结，舌红苔黄，脉数者，证属（ C ）

14-92. 发热恶寒，咽喉肿痛，大便溏软，神疲乏力，舌淡苔薄，脉浮数者，证属（ D ）

08-135. 症见恶寒发热，无汗，头痛身痛，口渴引饮，心烦尿黄，咳喘痰黄，舌红苔薄黄者，属于（ AB ）

　　A.表寒里热　　　　　B.表里俱实　　　　　C.寒郁化热　　　　　D.真热假寒

03-78. 恶寒发热，头痛无汗一天，今起发热口渴，面赤，咳吐黄痰。此证为——表邪入里

三、寒热

（一）寒证和热证的概念、临床表现和证候分析

1.寒证（91X/01）

【概念】指感受寒邪，或阳虚阴盛所表现的具有冷、凉特点的证候。由于阴盛可表现为寒的证候，阳虚亦可表现为寒的证候，故寒证有实寒证、虚寒证之分。

【临床表现】

冷——肢冷、喜暖、畏寒、恶寒。

白——面白、舌淡白、苔白。

稀——痰稀、大便稀、小便清长、女人带下清稀。

润——口淡不渴、苔润。

静——蜷缩、脉迟或紧。

【证候分析】

实寒证：因感受寒邪，或过服生冷寒凉所致，起病急骤，体质壮实者，多为实寒证。

虚寒证：因内伤久病，阳气虚弱而阴寒偏盛者，多为虚寒证。

2. 热证（94X/09X）

【概念】指感受热邪，或脏腑阳气亢盛，或阴虚阳亢，导致机体机能活动亢进所表现的具有温、热特点的证候。由于阳盛可表现为热的证候，阴虚亦可表现为热的证候，故热证有实热证、虚热证之分。

热——发热、喜凉、恶热。

赤——面赤、舌红、苔黄、小便短赤。

稠——痰涕色黄黏稠、女人带下黄稠。

燥——大便干结、口咽干燥、喜冷饮、苔黄燥。

动——烦躁不安、脉数。

【证候分析】

实热证：因外感火热阳邪，或过服辛辣温热之品，或体内阳热之气过盛所致，病势急骤，形体壮实者，多为实热证。

虚热证：因内伤久病，阴液耗损而阳气偏亢者，多为虚热证。

附：寒热证鉴别要点

比较	寒证	热证
寒热喜恶	恶寒喜温	恶热喜凉
口渴	不渴	渴喜冷饮
面色	白	红
四肢	冷	热
大便	稀溏	秘结
小便	清长	短赤
舌象	舌淡苔白润	舌红苔黄
脉象	迟或紧	数

（二）寒热转化的概念、临床表现与病理机制

1.寒证化热（98X/12）

【概念】指原为寒证，后出现热证，而寒证随之消失。

【原因】寒证化热常见原因：

①外感寒邪未及时发散，而机体阳气偏盛，**阳热内郁**到一定程度，寒邪化热，形成热证。

②**寒湿之邪郁遏**，而机体阳气不衰，由寒而化热。

③或**使用温燥之品太过**，使寒证转化为热证。

如哮病因寒引发，痰白稀薄，久之见舌红苔黄，痰黄而稠，属寒证转化为热证。

2.热证转寒

【概念】指原为热证，后出现寒证，而热证随之消失。

【原因】热证转寒常见原因：

①常见于邪热毒气严重的情况之下，或因**失治、误治**，以致邪气过盛，**耗伤正气**，正不胜邪，机能衰败，阳气耗散，故而转为虚寒证，甚至出现亡阳的证候。

②如疫毒痢初期，高热烦渴，舌红脉数，泻利不止，若急骤出现四肢厥冷、面色苍白、脉微，或病程日久，而表现出畏冷肢凉，面白舌淡，皆是由热证转化为寒证。

（三）寒热错杂的类型和临床表现

1.上热下寒——患者在同一时间内，上部表现为热，下部表现为寒的证候。

2.上寒下热——患者在同一时间内，上部表现为寒，下部表现为热的证候。

3.表寒里热：详见表里同病。

4.表热里寒：详见表里同病。

（四）真寒假热、真热假寒的临床表现、病理机制及其鉴别

1.真热假寒（阳盛格阴、"热深厥亦深"）（03X/06/12）

【概念】指内有真热而外见某些假寒的"热极似寒"证候。

【病机】邪热内盛，阳气郁闭于内，不能外达。

【临床表现】真热：身热、胸腹灼热、口臭息粗、渴喜冷饮、尿黄便干、舌红苔黄而干，
脉沉有力。

假寒：四肢厥冷，脉迟（03X）。

2.真寒假热（阴盛格阳、"戴阳证"）（93/05/07）

【概念】指内有真寒而外见某些假热的"寒极似热"证候。

【病机】阴寒内盛，格阳于外，或虚阳浮越于上。

【临床表现】真寒：四肢厥冷，小便色清，大便不燥或下利清谷，舌淡苔白，脉沉无力。

假热：自觉烦热，口渴，面红，咽痛，脉虽浮大或数，但按之无力。

附：寒热真假的鉴别要点：里证、舌象、脉象（96X/00X）

比较	假象		真象
病程	多在疾病后期		多贯穿疾病全过程
部位	多在四肢、皮肤和面色		脏腑、气血、津液方面真象多表现在胸腹、二便、舌象、脉象等
症状	假热之面赤，是面色白而仅在颧颊上浅红娇嫩，时隐时现		真热面红为满面通红
	假寒常表现为四肢厥冷，而胸腹部却是大热，按之灼手，或周身寒冷而反不欲近衣被		真寒为身蜷卧，欲近衣被
饮水	假热者必不喜水，即有喜者，服后见呕		真热者渴喜冷饮
	假寒者必多喜水，或服后反快而无所逆者		真寒者口不渴，或喜热饮，饮而不多

【真题篇】

01-19. 实寒证的临床表现是（ B ）

　　A. 精神不振　　　　B. 面色苍白　　　　C. 舌质淡嫩　　　　D. 大便溏薄

　　E. 小便清长

09-137. 热证形成的主要原因是（ ABCD ）

　　A. 外感阳热之邪　　B. 五志过极　　　　C. 饮食积滞　　　　D. 过食辛辣

　　A. 寒热错杂　　　　B. 虚实夹杂　　　　C. 热证转寒　　　　D. 真热假寒

12-92. 高热、咳喘数日，突然冷汗淋漓、四肢不温者，此属（ C ）

12-91. 高热、大便燥结、神昏谵语、四肢厥冷者，此属（ D ）

92-25. 胸中烦热，频欲呕吐，腹痛喜暖，大便稀溏，属于——上热下寒

05-87. 经常脘腹冷痛喜按，泛吐清涎，口苦微渴，小便短黄，舌质红苔薄黄，脉沉弦。此证为——寒热错杂

09-26. 患者出现发热恶寒，头痛，咳嗽，咽干肿痛，大便溏泻，小便清长，证属（ C ）

　　A. 上寒下热　　　　B. 真寒假热　　　　C. 表热里寒　　　　D. 真热假寒

17-123. 下列哪种属于寒热错杂证（ AD ）

　　A. 上热下寒证　　　B. 真寒假热证　　　C. 少阴热化证　　　D. 表寒内热证

07-21. 真寒假热证的病机是——阴盛格阳

96-131. 辨别寒热的真假时，应以下列哪些项目作为诊断依据（ BCD ）

　　A. 面色　　　　　　B. 里证　　　　　　C. 舌象　　　　　　D. 脉象

00-133. 寒热真假，假象常表现在以下哪几个方面（ ACD ）

　　A. 面色　　　　　　B. 舌象　　　　　　C. 肢体　　　　　　D. 皮肤

四、虚实

（一）虚证和实证的概念、临床表现和证候分析

1. 实证（04/15）

【概念】指人体感受外邪，或疾病过程中阴阳气血失调，体内病理产物蓄积，以邪气盛、正气不虚为基本病理，表现为有余、亢盛、停聚特征的各种证候。

【临床表现】临床一般是新起、暴病多实证，病情急剧者多实证，体质壮实者多实证。

【证候分析】病因病机主要有：

①风寒暑湿燥火、疫疠以及虫毒等邪气侵犯人体。

②内脏功能失调，气化失职，气机阻滞。

风邪、寒邪、暑邪、湿邪、热邪、燥邪、疫毒为病，痰阻、饮停、水泛、食积、虫积、气滞、血瘀、脓毒等病理改变，一般都属实证的范畴。

2. 虚证（02/03/03X/06/07/10X）

【概念】指人体阴阳、气血、津液、精髓等正气亏虚，而邪气不著，表现为不足、松弛、衰退特征的各种证候。

【临床表现】临床一般以久病、势缓者多虚证，耗损过多者多虚证，体质素弱者多虚证。

【证候分析】病因病机主要有：

①先天禀赋不足；②后天失调和疾病耗损所致。

附：虚实证鉴别要点（10）

比较	虚证	实证
病程	长（久病）	短（久病）
体质	多虚弱	多壮实
精神	萎靡	兴奋
声息	声低息微	声高气粗
疼痛	喜按	拒按
胸腹胀满	按之不痛，胀满时减	按之疼痛，胀满不减
发热	低热，五心烦热，午后微热	蒸蒸壮热
恶寒	畏寒，得衣近火则减	恶寒，添衣加被不减
舌象	质嫩，苔少或无苔	质老，苔厚腻
脉象	无力	有力

（二）虚实转化的概念与病理机制

1. 实证转虚

【概念】指原先表现为实证，后来表现为虚证。提示病情发展。

【病机】失治误治，迁延日久，正气耗伤。

2. 虚证转实

【概念】指正气不足，脏腑机能衰退，组织失去濡润充养，或气机运化迟钝，以致气血阻滞，病理产物蓄积，邪实上升为矛盾的主要方面，而表现以实为主的证候。

【病机】虚证转实，实际上是**因虚而致实**。由于虚证仍在，故并非真正的"转"实，并非病势向好的方向转变，而是提示病情发展。

如脾肾阳虚，不能温运气化水液，以致水湿泛滥，形成水肿，一般是因虚而致实，并不是真正的虚证转化为实证。

总之，所谓虚证转化为实证，并不是指正气来复，病邪转为亢盛，邪盛而正不虚的实证，而是在虚证基础上转化为以实证为主要矛盾的证候。

（三）虚证夹杂的类型和临床表现

1. 实证夹虚——其特点是以实邪为主，正虚为次（97X）。

2. 虚证夹实——其特点是以正虚为主，实邪为次。

3. 虚实并重——其特点是正虚与邪实均十分明显，病情比较沉重。

（四）假实真虚、假虚真实的临床表现、病理机制及其鉴别。

1. 真实假虚（"大实有羸状"）

【概念】指本质为实证，反见某些虚羸现象的证候。

【病机】邪实过盛——实邪内阻，大积大聚，经脉阻滞，气血不畅，外周、脑府未得温煦濡养。

【临床表现】真实：声高气粗，胸腹硬满拒按，脉搏按之有力；假虚：神情默默，倦怠懒言，身体羸瘦，脉象沉细。

2. 真虚假实（"至虚有盛候"）（05/11）

【概念】指本质为虚证，反见某些盛实现象的证候。

【病机】脏腑虚衰——正气虚甚，气机不运以致阻闭，不通不利。

【临床表现】真虚：胸腹不坚硬而喜按，气短，舌淡，脉象无力，久病体弱；假实：腹满，气喘，二便闭塞等。

3. 虚实真假的鉴别（94X）

（1）**脉象**——有力无力、有神无神，尤以沉取为真谛。

（2）**舌质**——嫩胖与苍老。

（3）**言语呼吸**——高亢粗壮与低怯微弱。

（4）**体质**状况、病之新久、治疗经过等。

A. 表热证　　　　　B. 表实证　　　　　C. 表虚证　　　　　D. 里实证

E. 里虚证

04-77. 发热恶风，有汗出，舌淡红，脉浮缓，此证属于（ C ）

04-78. 腹内有块，腹痛拒按，便秘，苔黄，脉伏，此证属于（ D ）

03-77. 咳嗽反复发作五年，气短而喘，胸闷，吐痰量多白黏，神疲食少，舌淡胖，苔白腻，脉弱，此证为（ C ）

A. 虚证转实　　　　B. 实证转虚　　　　C. 虚实夹杂　　　　D. 表邪入里

E. 表里同病

A. 真虚假实　　　　B. 真热假寒　　　　C. 虚实夹杂　　　　D. 表热里寒

13-91. 咽喉肿痛，胸中烦热，腹痛喜暖，大便溏稀，舌淡红胖嫩者，此属（ C ）

13-92. 心悸胸闷，气短乏力，心前区刺痛频频发作，舌淡紫脉涩者，此属（ C ）

11-22. 下列选项中，不属于真虚假实所致腹胀满症状特点的是（ D ）

A. 时有缓解　　　　B. 按之不痛　　　　C. 喜温喜按　　　　D. 硬满拒按

10-22. 下列选项中，不属于虚实真假鉴别要点的是（ D ）

A. 脉有力无力　　　B. 舌质的老嫩　　　C. 语声的高低　　　D. 怕冷的轻重

第七章　病性（因）辨证

一、六淫证候（风、寒、暑、湿、燥、火）

（一）风淫证（98X/06/08X/10/12）

【特点】风为阳邪，其性开泄，易袭阳位，善行而数变，常兼夹其他邪气为患，发病迅速，变化快，游走不定。

【辨证依据】新起恶风、微热、汗出、脉浮缓，或突起风团、瘙痒、麻木、肢体关节游走性疼痛、面睑浮肿等。

【证候分析】

1. 风邪袭表证——恶风寒，微发热，汗出，脉浮缓，苔薄白。

2. 风邪犯肺证——鼻塞、流清涕、喷嚏，或伴咽喉痒痛、咳嗽。

3. 风客肌肤证——突发皮肤瘙痒、丘疹、瘾疹。

4. 风邪中络证——突发肌肤麻木、口眼歪斜、四肢抽搐。

5. 风胜行痹证——肢体关节游走性作痛。

6. 风水相搏证——新起面睑肢体浮肿。

（二）寒淫证（92/98X/01/05/14X）

【特点】寒为阴邪，凝滞、收引、易伤阳气。

【辨证依据】新病突起，病势较剧，有感寒原因可查，以寒冷症状为主要表现。

【证候分析】

1. 伤寒证（风寒表证）——恶寒重，或伴发热，无汗，头身疼痛，鼻塞或流清涕，脉浮紧（11）。

2. 中寒证

（1）寒邪客肺证——咳嗽突作、气喘、咳稀白痰、形寒肢冷，舌淡苔白，脉迟缓。

（2）寒滞胃肠证——腹痛肠鸣，呕吐泄泻（05）。

（3）寒滞经脉——肢体厥冷、局部拘急冷痛。

（4）伴口不渴，小便清长，面色白甚或青，舌苔白，脉弦紧或脉伏。

（三）暑淫证（92/93/03/13X）

【特点】 暑为阳邪，炎热升散，耗气伤津，易夹湿邪。

【辨证依据】 有夏月感受暑热之邪的病史，发热、口渴喜冷饮、汗出、气短、神疲、尿黄等。

【临床表现】

1. 发热恶热，汗出，口渴喜饮，气短，神疲，肢体困倦，尿黄，舌红，苔白或黄，脉虚数。

2. 发热，猝然昏倒，汗出不止，气喘，甚至昏迷、惊厥、抽搐，舌绛干燥，脉濡数。

3. 高热，神昏，胸闷，腹痛，呕恶，无汗。

（四）湿淫证（00X/04/08X/17X）

【特点】 湿为阴邪，阻遏气机，损伤阳气，黏滞缠绵，重浊趋下。

【辨证依据】 起病较缓而缠绵，困重、酸楚、痞闷、腻浊。

【临床表现】

头昏沉如裹，嗜睡，身体困重，胸闷脘痞，口腻不渴，纳呆恶心，肢体关节、肌肉酸痛，大便稀，小便混浊；皮肤出现湿疹、瘙痒，或局部渗漏湿液；妇女可见带下量多，面色晦垢，舌苔滑腻，脉濡缓或细。

（五）燥淫证（96X/98/07）

【特点】 干燥，伤津耗液，损伤肺脏。

【辨证依据】 常见于秋季或处于气候干燥的环境，干燥不润。

【临床表现】

1. 皮肤干燥甚至皲裂、脱屑，口唇、鼻孔、咽喉干燥，口渴饮水，舌苔干燥，大便干燥，或见干咳、痰少而黏难咳，小便短黄，脉象偏浮。

2. 凉燥——恶寒发热，无汗，头痛，脉浮缓或浮紧等表寒症状。

3. 温燥——发热有汗，咽喉疼痛，心烦，舌红，脉浮数等表热症状。

凉燥与温燥的相同症状有：舌干、脉浮、咳嗽（96X/98）。

（六）火热证（92/95X/97/98X/16X）

【特点】 火为阳邪，炎上，耗气伤津，生风动血，易致肿疡。

【辨证依据】 新病突起，病势较剧，发热、口渴、便秘、尿黄、舌红或绛、苔黄干、脉数有力。

【临床表现】

发热恶热，烦躁，渴饮，汗多，大便秘结，小便短黄，面色赤，舌红或绛，苔黄干燥或灰黑，脉数有力；甚者或见神昏、谵语、惊厥、抽搐、吐血、衄血、痈肿疮疡。

【真题篇】

06-28. 下列除哪项外，均可见于风淫证候（ C ）

A. 发热恶风　　　　B. 皮肤瘙痒　　　　C. 半身不遂　　　　D. 四肢抽搐

E. 咳嗽

08-137. 风淫证候的表现有（ BCD ）

A. 恶寒发热，无汗，脉浮紧　　　　　　B. 皮肤瘙痒，瘾疹

C. 口眼歪斜，四肢抽搐　　　　　　　　D. 关节疼痛，部位游走不定

10-23. 下列选项中，不符合外风证表现的是（ C ）

A. 皮肤瘙痒　　　　B. 颜面麻木　　　　C. 头摇不定　　　　D. 游走性关节疼痛

12-20. 下列选项中，不属于风淫证候表现的是（ B ）

A. 恶风汗出　　　　B. 眩晕欲仆　　　　C. 皮肤瘙痒　　　　D. 口眼歪斜

01-134. 风寒束肺证与寒邪客肺证的共同症状有（ CD ）

A. 恶寒发热无汗　　B. 脉浮紧　　　　　C. 咳嗽　　　　　　D. 痰稀色白

00-26. 寒邪客肺证与饮停于肺证的区别有（ E ）

A. 有无咳嗽　　　　B. 有无气喘　　　　C. 痰质稀　　　　　D. 痰色白

E. 有无既往发作史

06-84. 发热恶热，神疲气短，肢倦乏力，胸闷懒言，口渴喜饮，小便短黄，舌红苔黄腻，脉濡数者，属于——暑湿证

06-85. 咳嗽，胸闷，痰多质黏，色白易咳，舌苔白腻，脉濡缓者，属于——痰湿证

17-125. 下列属于湿淫证临床表现的是（ ABCD ）

A. 头重如裹　　　　B. 胸闷脘痞　　　　C. 阴部湿疹　　　　D. 肢体困重

07-23. 痰少而黏，难于咳出者，应属——燥痰

95-136. 火淫证候的表现有：（ ABCD ）

A. 谵妄　　　　　　B. 斑疹　　　　　　C. 痈脓　　　　　　D. 烦躁

97-23. 下列哪项不属于火淫证候的特征：（ E ）

A. 壮热口渴　　B. 面红目赤，烦躁　　C. 吐血，衄血　　　D. 斑疹或痈脓

E. 面色黄晦

16-136. 属于火淫证临床表现的是（ ABC ）

A. 发热恶热，烦躁口渴　　　　　　　　B. 咯血鲜红，痈肿疮疡

C. 神昏谵语，惊风抽搐　　　　　　　　D. 舌色紫暗，苔黑而润

二、情志内伤证候

（17年考研大纲删除，但对理解其他内容有帮助，根据个人情况进行掌握）

1. 喜证——伤心，喜则气缓——心神不宁，或语无伦次，举止失常。
2. 怒证——伤肝，怒则气上——面红目赤，易怒，呕血，神昏暴厥。
3. 思证——伤脾，思则气结——食欲不佳，形体消瘦，健忘，怔忡，失眠。
4. 忧证——伤肺亦伤脾，忧则气消——情志抑郁，神疲乏力，呼叹饮泣。
5. 悲证——伤肺，悲忧则气消——干咳咽干，咯血消瘦，面色惨淡。
6. 恐证——伤肾，恐则气下——惊悸不安，喜静独处，澹澹如人将捕之。
7. 惊证——伤心肾，惊则气乱——情绪不宁，甚则思维错乱，语言举止失常。

【真题篇】

05-23. 注意力不集中，心悸易惊，失眠多梦，甚则哭笑无常，语无伦次，属于（ E ）

    A. 悲则气消　　　　B. 思则气结　　　　C. 惊则气乱　　　　D. 恐则气下

    E. 喜则气缓

第八章　气血津液辨证

一、气虚证、气陷证、气虚不固证、气脱证、气滞证和气逆证

（一）气虚证（09）

【临床表现】**气短声低，少气懒言，神疲乏力**，脉虚，舌质淡嫩，或有头晕目眩，自汗，**动则诸症加重。**

【证候分析】形成气虚证的原因，主要有：

1. 久病、重病、劳累过度等，使元气耗伤太过。

2. 先天不足，后天失养，致元气生成匮乏。

3. 年老体弱，脏腑机能减退而元气自衰。

【病理变化】气虚可导致多种病理变化

1. 气化功能减退，水湿潴留→**痰饮水湿**。

2. 推动无力，气血运行不畅→**气滞血瘀**。

3. 无力固摄→各种**出血证**。

4. 防御功能减退→**易感外邪**以及食积、虫积。

多表现为气虚的脏腑：肺脾、心肺（08X）。

（二）气陷证（97/12）

【概念】指气虚无力升举，清阳之气下陷，以自觉气坠，或脏器下垂为主要表现的虚弱证候。

【临床表现】头晕眼花，气短疲乏，脘腹坠胀感，大便稀溏，形体消瘦，或见内脏下垂、脱肛、阴挺等。

（三）气虚不固证

【概念】指气虚失其固摄之能，以自汗，或大便、小便、经血、精液、胎元等不固为主要表现的虚弱证候。

【证候分析】气虚不固，可以包括如气不摄血、气不摄津、气虚不能固摄二便、气不摄精、气虚胎元不固等。其辨证是有气虚证的一般证候表现，并有各自"不固"的证候特点。

（四）气脱证（11/16/17）

【概念】指元气亏虚已极，急骤外泄，以气息微弱、汗出不止等为主要表现的危重证候。

【临床表现】呼吸微弱而不规则，汗出不止，口开目合，全身瘫软，神识朦胧，二便失禁，面色苍白，口唇青紫，脉微，舌淡，舌苔白润。

【证候分析】气脱证可由气虚证、气虚不固证发展而来；也可在大汗、大吐、大泻或大失血、出血中风等情况下，出现"气随津脱"、"气随血脱"；或于长期饥饿、极度疲劳、暴邪骤袭等状态下发生。

（五）气滞证

【概念】指人体某一部分或某一脏腑、经络的气机阻滞，运行不畅，以胀闷疼痛为主要表现的证候。

【证候分析】引起气滞证的原因，主要有三方面：

1.情志不舒，忧郁悲伤，思虑过度，而致气机郁滞。

2.痰饮、瘀血、宿食、蛔虫、砂石等病理物质的阻塞，或阴寒凝滞，湿邪阻碍，外伤阻络等，都能导致气机郁滞。

3.脏气虚弱，运行乏力而气机阻滞。

气滞常可导致血行不畅而形成气滞血瘀；气机郁滞日久，可以化热、化火；气机不利，可影响水液代谢而产生痰湿、水液内停。气滞一般是气逆、气闭的病理基础。

【辨证依据】是以胸胁脘腹或损伤部位的胀闷、胀痛、窜痛为主要表现。

（六）气逆证（93/13）

感受外邪，痰浊壅滞，肺失宣肃→**肺气上逆**→**咳喘**（08）。

痰食停胃，外邪犯胃，胃失和降→**胃气上逆**→**呃逆嗳气**、恶心呕吐（97）。

郁怒伤肝，阴不制阳，升发太过→**肝气上逆***→**头痛眩晕***、昏厥、呕血（96）。

【真题篇】

04-123.头晕目眩可见于（　ABCD　）

　　A.气虚　　　　　　B.气陷　　　　　　C.血虚　　　　　　D.气逆

09-25.患者头晕乏力，过劳则甚，面色少华，证属（　B　）

　　A.痰湿内困　　　　B.气虚　　　　　　C.血虚　　　　　　D.肾精不足

06-27.气虚证与气陷证的鉴别点在于——有无内脏下垂

12-22.气陷证一般不出现的病症是（　B　）

　　A.胃下垂、肾下垂　　B.滑精、滑胎　　　C.头晕、目眩　　　D.脱肛、阴挺

17-15.症见纳呆，脘腹坠胀，大便溏稀，神疲乏力，证属（ C ）

    A.胃气虚   B.脾气虚   C.脾虚气陷   D.脾阳虚

11-24.呼吸微弱，汗出不止，面色苍白，口开目合，手撒身软，二便失禁，脉微欲绝者，所属的证候是（ D ）

    A.气陷证   B.亡阳证   C.气逆证   D.气脱证

16-12.《伤寒论》"发汗多，若重发汗者，亡其阳"，其病机是（ C ）

    A.津亏气耗   B.津随气脱   C.气随津脱   D.津伤液脱

17-13.呼吸微弱，手撒身软，汗出不止，二便失禁，舌淡白，脉微欲绝，所属的证候是（ D ）

    A.气陷   B.亡阳   C.气逆   D.气脱

97-78.胃气上逆可引起（ B ）

    A.咳逆上气   B.恶心呕吐   C.头痛头胀，面红目赤

    D.胃脘痛   E.脘腹有重坠感

08-24.下列选项中，不属于肺气上逆表现的是（ B ）

    A.咳嗽   B.少气   C.喘促   D.咳痰

93-22.肝气上逆的临床表现有（ E ）

    A.咳嗽   B.喘息   C.嗳气   D.呃逆

    E.眩晕

93-24.头痛眩晕，昏厥，呕血，见于（ D ）

    A.气虚证   B.气陷证   C.气滞证   D.气逆证

    E.气脱证

03-24.气逆证多与肝、肺、胃密切相关

13-22.下列各项中，不符合气逆证表现的是（ C ）

    A.咳嗽、气喘   B.嗳气、呃逆   C.胸闷、胸痛   D.头晕、头胀

二、血虚证、血瘀证、血热证、血寒证

（一）血虚证（02/14）

【临床表现】病体虚弱，以面、睑、唇、舌、爪甲的颜色淡白，脉细为主要表现。

【证候分析】导致血虚的原因主要有：①血液耗损过多；②血液生化不足。

（二）血瘀证（97/03/15X）

【临床表现】以固定刺痛、肿块、出血、瘀血色脉征为主要表现。

【证候分析】产生瘀血的原因可有多个方面：

1. 伤、跌仆及其他原因造成的体内出血。

2. 气滞而血行不畅。

3. 血寒或血热而使血脉凝滞。

4. 湿热、痰浊、砂石等有形实邪致血运受阻。

5. 气虚、阳虚而运血无力，血行迟缓。

（三）血热证（07X）

【临床表现】以身热口渴、斑疹吐衄、烦躁谵语、舌绛、脉数等为主要表现。

【证候分析】血热证的形成的主要**原因**：

1. 外感热邪，或感受他邪化热，传入血分。

2. 情志过激，气郁化火，或过食辛辣燥热之品，火热内生，侵扰血分。

（四）血寒证（97/05/14/16）

【临床表现】以患处冷痛拘急、畏寒、唇舌青紫，妇女月经后期、经色紫暗夹块等为主要表现。

【证候分析】血寒证主要因寒邪侵犯血脉，或阴寒内盛，凝滞脉络而成。

【真题篇】

00-25. 以下哪项是血虚证与血瘀证的共同表现（　E　）

　A. 心悸　　　　　B. 脉涩　　　　　C. 手麻　　　　　D. 腹痛

　E. 闭经

03-23. 下列哪项不是引起血瘀的常见因素（　E　）

　A. 寒凝　　　　　B. 气滞　　　　　C. 气虚　　　　　D. 外伤

　E. 阴虚

07-118. 下列选项中，属于血热证表现的有（　ABC　）

　A. 咯血、吐血　　　B. 舌红绛　　　　C. 脉数　　　　　D. 血色紫暗而黏稠

97-103. 寒凝血瘀证，可见（　C　）

　A. 局部疼痛，肤色紫暗，得温可缓

　B. 少腹疼痛，甚则肢冷，月经后期，经色紫暗

　C. 两者均有　　　　　　　　　D. 两者均无

三、气滞血瘀证、气虚血瘀证、气血两虚证、气不摄血证和气随血脱证

（一）气滞血瘀证（97/14）

【临床表现】临床以身体局部胀闷走窜疼痛，甚或刺痛，疼痛固定、拒按；或有肿块坚硬，局部青紫肿胀；或有情志抑郁，性急易怒；或有面色紫暗，皮肤青筋暴露；妇女可见经闭或痛经，经色紫暗或夹血块，或乳房胀痛；舌质紫暗或有斑点，脉弦涩等为辨证依据。

（二）气虚血瘀证（14）

【临床表现】临床以面色淡白无华或面色紫暗，倦怠乏力，少气懒言，局部疼痛如刺，痛处固定不移、拒按，舌淡紫，或有斑点，脉涩等为辨证依据。

（三）气血两虚证（10）

【临床表现】临床以少气懒言，神疲乏力，自汗；面色淡白无华或萎黄，口唇、爪甲颜色淡白，或见心悸失眠，头晕目眩，形体消瘦，手足发麻；舌质淡白，脉细无力等为辨证依据。

（四）气不摄血证

【临床表现】临床以衄血、便血、尿血、崩漏、皮下青紫色斑块等各种慢性出血，并见面色淡白无华，神疲乏力，少气懒言，心慌心悸，食少，舌淡白，脉弱等为辨证依据。

（五）气随血脱证（93X/13X）

【临床表现】指大量出血与阳气虚衰的证候同见。临床以大量出血的同时，出现面色苍白，气少息微，冷汗淋漓，舌淡，脉微欲绝或散大无根等为辨证依据。

【真题篇】

14-23.气虚血瘀证与气滞血瘀证均可见——局部刺痛，痛处不移

17-16.症见神疲乏力，肌衄，舌淡，证属（ D ）

    A.气滞血瘀   B.气虚血瘀   C.气血两虚   D.气不摄血

四、津液不足证

津液不足（亏虚）证（97/00X/11X）

【临床表现】以口渴尿少，口、鼻、唇、舌、皮肤、大便干燥等为主要表现。

【证候分析】形成津液亏虚的原因主要有：

1.大汗、大吐、大泻、高热、烧伤等，使津液耗损过多。

2.外界气候干燥，或体内阳气偏亢，使津液耗损。

3.饮水过少，或脏气虚衰，使津液生成不足。

【真题篇】

00-134.津液不足证的审证依据是（ ACD ）

　A.口燥咽干　　　　B.大量饮水　　　　C.皮肤干燥　　　　D.溲少便结

11-136.津液亏虚证的形成原因是（ BCD ）

　A.房事过度　　　　B.泻下太过　　　　C.发汗太过　　　　D.饮水不足

五、痰饮、悬饮、溢饮、支饮

饮证（96X/00/08/09/10/14X）

【临床表现】以胸闷脘痞、呕吐清水、咳吐清稀痰涎、肋间饱满、苔滑等为主要表现。

【证候分析】"饮"是体内水液停聚而转化成的一种较痰清稀、较水混浊的病理性产物。可因外邪侵袭，或为中阳素虚，使水液输布障碍，而停聚成饮。

【分类】

1.狭义痰饮（胃肠）：饮邪停留于胃肠，阻滞气机，胃失和降，可见泛吐清水，脘腹痞胀，腹部水声辘辘（06X）。

2.悬饮（胸胁）：饮邪停于胸胁，阻碍气机，压迫肺脏，则有肋间饱满，咳唾引痛，胸闷息促等症（09）。

3.溢饮（四肢）：饮邪流行，归于四肢，当汗出而不汗出，身体、肢节疼重等。

4.支饮（心包）：饮邪停于心包，阻遏心阳，阻滞气血运行，则见胸闷心悸，气短不得卧等症（01）。

【原文】

《金匮要略·痰饮咳嗽病脉证并治第十二》："问曰：四饮何以为异？师曰：其人素盛今瘦，**水走肠间，沥沥有声**，谓之**痰饮**；饮后水流在胁下，**咳唾引痛**，谓之**悬饮**；饮水流行，归于四肢，**当汗出而不汗出，身体疼重**，谓之**溢饮**；**咳逆倚息，短气不得卧，其形如肿**，谓之**支饮**。"

A. 饮停胸胁　　　　B. 饮停于肺　　　　C. 水饮凌心　　　　D. 痰湿阻肺

09-91. 胸胁胀痛，咳唾，转侧则痛剧，证属（ A ）

09-92. 眩晕心悸，口不渴，小便不利，证属（ C ）

　　A. 饮留胃肠证　　　B. 饮凌心肺证　　　C. 饮停于肺证　　　D. 饮停胸胁证

10-91. 咳喘，痰多色白质稀，胸闷心悸者，所属的证候是（ B ）

10-92. 胸胁胀痛，随呼吸、转侧而痛增者，所属的证候是（ D ）

08-25. 下列选项中，不属于饮证表现的是（ A ）

　　A. 痰多色白质黏滑　　B. 胃脘振水音　　　C. 舌苔白滑　　　　D. 肋间饱满

14-137. 饮证可见的表现有（ BD ）

　　A. 带下量多　　　　B. 脘痞腹胀　　　　C. 咳痰黏稠　　　　D. 心悸气喘

06-117. 狭义痰饮证的临床表现有（ ACD ）

　　A. 呕吐清稀涎水　　B. 胸膈胀闷，气喘息涌，不能平卧　　　C. 胃中振水音

　　D. 肠鸣辘辘

96-129. 饮停于肺可见（ ABC ）

　　A. 咳嗽气喘　　　　B. 胸闷　　　　　　C. 痰清稀　　　　　D. 胸胁作痛

13-23. 下列各项中，属于痰证与饮证均可见的表现是（ C ）

　　A. 眩晕、失眠　　　B. 苔腻、脉弦　　　C. 胸闷、脘痞　　　D. 肠鸣、泄泻

六、痰证

痰证（99/12X）

【临床表现】以咳吐痰多、胸闷、呕恶、眩晕、体胖，或局部有圆滑包块，苔腻、脉滑等为主要表现。

【证候分析】形成痰的原因很多，如外感六淫、饮食不当、情志刺激、过逸少动等，影响肺、脾、肾等脏的气化功能，以致水液未能正常输布而停聚凝结成痰。"脾为生痰之源，肺为贮痰之器。"

1. 痰浊最易内停于肺，而影响肺气的宣发肃降，故痰证以咳吐痰多、胸闷等为基本表现。

2. 痰浊中阻，胃失和降，可见脘痞、纳呆、泛恶呕吐痰涎等症。

3. 痰的流动性小而难以消散，故常凝积聚于某些局部而形成圆滑包块。

4. 痰亦可随气升降，流窜全身，如痰蒙清窍，则头晕目眩。

5. 痰蒙心神则见神昏、神乱。

6. 痰泛于肌肤，则见形体肥胖。

7. 苔腻、脉滑等为痰浊内阻的表现。

【真题篇】

12-136. 痰证可见的表现有（ ABCD ）

A. 咳喘、咳痰　　　　B. 痰核、乳癖　　　　C. 肢体麻木　　　　D. 神识迷蒙

16-137. 属于痰证临床表现的是（ ACD ）

A. 咳嗽痰多，胸闷脘痞　　　　　　　　B. 形体肥胖，泛吐清涎

C. 皮下包块，圆滑柔韧　　　　　　　　D. 头晕目眩，恶心纳呆

七、水停证

水停证

【概念】指体内水液因气化失常而停聚，以肢体浮肿、小便不利，或腹大痞胀，舌淡胖等为主要表现的证候。

【临床表现】头面、肢体甚或全身水肿，按之凹陷不易起，或为腹水而见腹部膨隆、叩之音浊，小便短少不利，身体困重，舌淡胖，苔白滑，脉濡缓等。

【证候分析】病理性的"水"，为质地清稀、流动性大的病理性产物。由水液停聚所导致的证候，称为"水停证"。导致水停的原因，可为**风邪外袭，或湿邪内阻，亦可因房劳伤肾，或久病肾虚**等，影响肺、脾、肾的气化功能，使水液运化、输布失常而停聚为患。此外，**瘀血内阻，经脉不利**，亦可影响水液的运行，使水蓄腹腔等部位，而成血瘀水停。

【分类】临床常见的水停证有**风水相搏（风袭水停）证、脾虚水泛证、肾虚水泛证、水气凌心证**等。

【比较】湿、水、饮、痰四者均属体内水液停聚所形成的病理性产物，其形成均常与肺、脾、肾等脏腑功能失调和对水液的气化失常有关。

1. "湿"无明显形质可见而呈"气态"，弥漫性大，以肢体闷重酸困等为主要表现。

2. "水"质清稀为液态，流动性大，以水肿、少尿为主症。

3. "饮"是一种较水浊而较痰稀的液态病理产物，常停聚于某些腔隙及胃肠，以停聚处的症状为主要表现。

4. "痰"的质地稠浊而黏，常呈半凝固乳胶状态，流动性小，多停于肺，但可随气流窜全身，见症复杂，一般有咳痰多的主症。

由于湿、水、饮、痰本属一类，难以截然划分，且可相互转化、兼并，故又常互相通称，故有痰饮、痰湿、水饮、水湿、湿饮、湿痰等名。

第九章　脏腑辨证

一、心与小肠病

心血虚证、心阴虚证、心气虚证、心阳虚证、心阳暴脱证、心火亢盛证、心脉痹阻证、痰蒙心神证、痰火扰神证、瘀阻脑络证、小肠实热证的临床表现和证候分析。

（一）心血虚证（04/11X/16）

【辨证依据】本证以心悸、失眠、多梦与血虚症状共见为辨证的主要依据。

【证候分析】本证可因**劳神过度而耗血**，或**失血过多**，或**久病伤及营血**等引起；也可因**脾失健运或肾精亏损**，生血之源不足而导致。

（二）心阴虚证（08X）

【辨证依据】本证以心烦、心悸、失眠与阴虚症状共见为辨证的主要依据。

【证候分析】本证多因思虑劳神太过，暗耗心阴；或因温热火邪，灼伤心阴；或因肝肾等脏阴亏，累及于心所致。

比较	相同	不同
心血虚	心与心神失养， ①心悸　②失眠多梦 ③脉细★（11X/15X）	以**血虚色白**为特征，**无热象**，脉细无力，面唇舌指甲淡白，头晕，眼花，健忘
心阴虚		以**阴虚色赤**为特征，**有热象**，脉细数，五心烦热，颧红盗汗，舌红少津少苔

（三）心气虚证（98）

【临床表现】心悸，胸闷，气短★，精神疲倦，或有自汗★，活动后诸症加重，面色淡白，舌质淡，脉虚。

【证候分析】本证多由**素体虚弱**，或**久病失养**，或**劳倦过度**，或**先天不足**，或**年高气衰**等原因导致。

（四）心阳虚证

【临床表现】**心悸怔忡★，心胸憋闷或痛，气短，自汗**，畏冷肢凉，神疲乏力，面色㿠白，或面唇青紫，舌质淡胖或紫暗，苔白滑，脉弱或结或代。

【证候分析】本证常由心气虚进一步发展，或由其他脏腑病证波及心阳而成。心阳虚衰则推运无力，阳失温煦则虚寒内生。

比较	相同	不同
心气虚	心悸，胸闷，气短	疲乏等症表现明显
心阳虚		有畏冷肢凉等表现

（五）心阳暴脱证

【临床表现】在心阳虚证的基础上，突然**冷汗淋漓**，**四肢厥冷**，面色苍白，呼吸微弱，或心悸，心胸剧痛，神志模糊或昏迷，唇舌青紫，**脉微欲绝**。

【证候分析】本证常是心阳虚证进一步发展的结果；亦可由寒邪暴伤心阳；或痰瘀阻塞心脉引起；还可因失血亡津，气无所依，心阳随之外脱而成。

比较	相同	不同
心气虚	心气不足，鼓动无力，心悸，胸闷，气短，自汗，动则尤甚（96/04/10）	神疲乏力，**少气懒言**，**面色淡白**，舌淡脉虚（98）
心阳虚		心悸怔忡，心胸憋闷，心痛，**畏寒肢冷**，**面色㿠白**，面唇青紫，舌淡胖紫暗，苔白滑，脉弱或结代
心阳暴脱		突发心痛剧烈，**冷汗淋漓**，**面色苍白**，四肢厥冷，呼吸困难，甚则神昏，脉微欲绝

（六）心火亢盛证（12/17X）

【辨证依据】本证以发热、心烦、吐衄、舌赤生疮、尿赤与实火症状共见为辨证的主要依据。

【证候分析】本证多因**情志抑郁化火**；或**火热之邪内侵**；或**过食辛辣刺激**、**温补之品**，久蕴化火，内炽于心所致。

（七）心脉痹阻证（01/09X）

【辨证依据】本证以心悸怔忡，心胸憋闷疼痛与瘀血症状共见为辨证的主要依据。由于致痛之因有别，故应分辨疼痛特点及兼症以审证求因。

【证候分析】本证多因正气先虚，心阳不振，运血无力，而到气滞、血瘀、痰浊、阴寒等邪气痹阻，心脉瘀阻，故其性质多属本虚标实。

瘀阻心脉的疼痛，**刺痛**，入夜尤甚，固定不移。

痰阻心脉的疼痛，**闷痛★**，痰浊内盛。

寒凝心脉的疼痛，**痛剧**，得温痛减，伴见寒盛。

气滞心脉的疼痛，**胀痛★**，发作和情志有关，伴见气机郁滞。

分型		相同	不同
心脉痹阻	瘀阻心脉	心悸怔忡，心胸憋闷，痛引肩背内臂，时发时止	刺痛，面舌唇青紫，有瘀点瘀斑，脉细涩或结代
	痰阻心脉		闷痛，体胖痰多，肢体困重，苔白腻，脉滑
	寒凝心脉		冷痛，突发剧烈，形寒肢冷，得温可减，舌淡苔白滑，脉沉迟无力或沉紧
	气滞心脉		胀痛，发作多与情志因素有关，胁胀痛，善太息，脉弦

（八）痰蒙心神证（93/98/06）

【临床表现】 神情痴呆，意识模糊，甚则昏不知人，或情志抑郁，表情淡漠，喃喃独语，举止失常。或突然昏仆，不省人事，口吐涎沫，喉有痰声。并见面色晦暗，胸闷，呕恶，舌苔白腻，脉滑等症。

【证候分析】 本证多因湿浊酿痰，阻遏气机；或因情志不遂，气郁生痰；或痰浊内盛，夹肝风内扰，致痰浊蒙蔽心神所致。

【辨证依据】 本证以情志抑郁、错乱、痴呆、昏迷与痰浊症状共见为辨证的主要依据。

（九）痰火扰神证（93/16）

【临床表现】 发热，口渴，胸闷，气粗，咳吐黄痰，喉间痰鸣，心烦，失眠，甚则神昏谵语，或狂躁妄动，打人毁物，不避亲疏，胡言乱语，哭笑无常，面赤，舌质红，苔黄腻，脉滑数。

【证候分析】 本证多因精神刺激，思虑动怒，气郁化火，炼液为痰，痰火内盛；或外感温热、湿热之邪，热邪煎熬，灼津为痰，痰火内扰所致。

【辨证依据】 本证以神志狂躁、神昏谵语与痰热症状共见为辨证的主要依据。若但见火热而无痰的证候者，则为热闭（扰）心神证。

比较	相同	不同
痰蒙心神	神识异常，喉中痰鸣，神昏，舌苔厚腻（11/13X）	以痰浊盛为主，**癫病**，抑郁，神昏痴呆，错乱
痰火扰神		以痰火俱盛为主，**狂病**，狂躁，神昏谵语，打骂

（十）瘀阻脑络证

【证候分析】 本证多因头部外伤，瘀血停积于脑内；或久病入络，瘀血内停，阻塞脑络所致。

【辨证依据】 本证以头痛、头晕与瘀血症状共见为辨证的主要依据。

（十一）小肠实热证（14/16）

【概念】 小肠实热证是指小肠里热炽盛所表现的证候。多由于心热下移小肠所致。

【临床表现】 口渴，心烦，口舌生疮，小便短赤、灼热涩痛，尿血，舌红苔黄，脉数。

【真题篇】

04-22. 心血虚证与肝血虚证的主要鉴别症状是——月经量少

11-137. 下列选项中，符合心血虚证与心阴虚证共用表现的有（ ACD ）

    A. 心悸　　　　B. 心烦　　　　C. 失眠　　　　D. 脉细

98-18. 心气虚的表现除心悸气短外，主要还有（ C ）

    A. 面色苍白　　B. 眩晕健忘　　C. 胸闷汗出　　D. 胸闷疼痛

E. 失眠多梦

96-23. 心气虚，心阳虚，心阳暴脱三证的相同点为（ E ）

A. 脉微　　　　　　B. 舌胖　　　　　　C. 肢冷　　　　　　D. 面色苍白

E. 汗出

04-24. 下列哪项是心气虚证与心阳虚证的共同症状（ A ）

A. 心悸怔忡　　　　B. 畏寒肢冷　　　　C. 心痛入夜加剧　　D. 舌淡胖苔白滑

E. 脉沉迟无力

10-25. 心气虚证与心阳虚证均可出现——心悸怔忡、胸闷气短

12-138. 心阳虚证与肾虚水泛证均可见——心悸怔忡、肢体浮肿

16-16. 症见少卧不饥，哭笑无常，骂詈不避亲疏者，其病机属于（ A ）

A. 气郁化火，痰火扰神　　　　　　B. 阳明热盛，扰乱神明

C. 肝风夹痰，蒙蔽清窍　　　　　　D. 痰气郁结，蒙蔽心神

14-28. 下列选项中，见于小肠实热证而不见于膀胱湿热证的表现是（ D ）

A. 舌红苔黄　　　　B. 尿痛、尿血　　　C. 尿黄、便干　　　D. 口舌生疮

16-25. 膀胱湿热证与小肠实热证均可出现的临床表现是（ D ）

A. 小便赤涩，尿道灼痛　　　　　　B. 小腹胀满，发热腰痛

C. 口舌生疮，溃烂灼痛　　　　　　D. 舌红苔黄腻，脉滑数

二、肺与大肠病

肺气虚证、肺阴虚证、风寒犯肺证、风热犯肺证、燥邪犯肺证、肺热炽盛证、痰热壅肺证、寒痰阻肺证、饮停胸胁证、风水相搏证、大肠湿热证、肠燥津亏证的临床表现和证候分析。

（一）肺气虚证

【辨证依据】 本证多有久病咳喘等病史，以咳嗽无力、气短而喘、自汗与气虚症状共见为辨证的主要依据。

【证候分析】 本证多因久病咳喘，耗伤肺气；或因脾虚失运，生化不足，肺失充养所致。

（二）肺阴虚证（94/95/97X）

【临床表现】 干咳无痰，或痰少而黏、不易咳出，或痰中带血，声音嘶哑，口燥咽干，形体消瘦，五心烦热，潮热盗汗，两颧潮红，舌红少苔乏津，脉细数。

【证候分析】 本证多因燥热伤肺，或痨虫蚀肺，或汗出伤津，或素嗜烟酒、辛辣燥热之品，或久病咳喘，老年体弱，渐致肺阴亏虚而成。

（三）风寒犯肺证（98X）

【临床表现】 咳嗽，咳少量稀白痰，气喘，微有恶寒发热，鼻塞，流清涕，咽喉痒，或见身痛无汗，舌苔薄白，脉浮紧。

【证候分析】 本证多因风寒外邪，侵袭肺卫，致使肺卫失宣而成。本证以咳嗽及咳稀白痰为主，表证证候较轻；风寒束表证则以表证证候为主，咳嗽较轻，不咳痰。

（四）风热犯肺证（10/13）

【临床表现】 咳嗽，痰少而黄，气喘，鼻塞，流浊涕，咽喉肿痛，发热，微恶风寒，口微渴，舌尖红，苔薄黄，脉浮数。

【证候分析】 本证多因风热外邪，侵袭肺卫，致使肺卫失宣而成。在三焦辨证中属上焦病证，在卫气营血辨证中属卫分证。

（五）燥邪犯肺证（95/97X/12）

【临床表现】 干咳无痰，或痰少而黏、不易咳出，甚则胸痛，痰中带血，或见鼻衄，口、唇、鼻、咽、皮肤干燥，尿少，大便干结，舌苔薄而干燥少津。或微有发热恶风寒，无汗或少汗，脉浮数或浮紧。

【证候分析】 本证多因**时处秋令，或干燥少雨之地**，感受燥邪，耗伤肺津，肺卫失和，或因**风温之邪化燥伤津及肺**所致。

比较	相同	不同		
		主证	兼证	舌脉
风寒犯肺	外感新病，均见咳嗽、兼有表证，恶寒发热，脉浮（13）	咳嗽，咳痰清稀	风寒表证，恶寒重发热轻，身痛无汗，鼻流清涕	苔薄白，脉浮紧
风热犯肺		咳嗽，咳黄黏痰	风热表证，发热重恶寒轻，咽喉痛，口干渴，鼻塞流黄浊涕	舌尖红，苔薄黄，脉浮数
燥邪犯肺		干咳无痰，痰少而黏，不易咳出，甚则痰中带血	干燥兼表证，口、鼻、咽、舌干燥，恶寒发热	苔燥，脉浮

比较	相同	不同			
		性质	发病	兼证	舌脉
肺阴虚	干咳无痰，或痰少而黏，不易咳出（94X）	虚	内伤久病，四季可见	阴虚证	舌红少苔，脉细数
燥邪犯肺		实	外感新病，多见秋季	干燥兼表证	苔燥，脉浮

（六）肺热炽盛证（14）

【临床表现】 发热，口渴，咳嗽，**气粗而喘，甚则鼻翼扇动**，鼻息灼热，胸痛，或有咽喉红肿疼痛，小便短黄，大便秘结，舌红苔黄，脉洪数。

【证候分析】 本证多因风热之邪入里，或风寒之邪入里化热，蕴结于肺所致。本证在卫气营血辨证中属气分证，在三焦辨证中属上焦病证。

（七）痰热壅肺证（14/05X）

【临床表现】咳嗽，咳痰黄稠而量多，胸闷，气喘息粗，甚则鼻翼扇动，喉中痰鸣，或咳吐脓血腥臭痰，胸痛，发热口渴，烦躁不安，小便短黄，大便秘结，舌红苔黄腻，脉滑数。

【证候分析】本证多因邪热犯肺，肺热炽盛，灼伤肺津，炼液成痰或宿痰内盛，郁而化热，痰热互结，壅阻于肺所致。

比较	相同	不同	舌脉
肺热炽盛	肺实热证，发热口渴，咳喘气粗，甚则鼻翼扇动，胸痛，便干尿黄，舌红苔黄，脉数	但热无痰或少痰为主，咽喉红肿热痛，鼻息灼热	脉洪数
痰热壅肺		痰热俱盛为主，咳黄黏痰而量多，喉中痰鸣，甚则咳吐脓血腥臭痰	苔黄腻，脉滑数（14）

（八）寒痰阻肺证（05X）

【临床表现】咳嗽，痰多、色白、质稠或清稀、易咳，胸闷，气喘，或喉间有哮鸣声，恶寒，肢冷，舌质淡，苔白腻或白滑，脉弦或滑。

【证候分析】本证多因素有痰疾，罹感寒邪，内客于肺；或因外感寒湿，侵袭于肺，转化为痰；或因脾阳不足，寒从内生，聚湿成痰，上干于肺所致。

（九）饮停胸胁证（00）

【临床表现】胸廓饱满，胸胁部胀闷或痛，咳嗽，气喘，呼吸、咳嗽或身体转侧时牵引胁痛，或有头目晕眩，舌苔白滑，脉沉弦。

【证候分析】本证多因中阳素虚，气不化水，水停为饮；或因外邪侵袭，肺失通调，水液输布障碍，停聚为饮，流注胸腔而成。

（十）风水相搏证

【临床表现】眼睑头面先肿，继而遍及全身，上半身肿甚，来势迅速，皮肤薄而发亮，小便短少。或见恶寒重发热轻，无汗，舌苔薄白，脉浮紧；或见发热重恶寒轻，咽喉肿痛，舌苔薄黄，脉浮数。

【证候分析】本证多由风邪外感，肺卫受病，宣降失常，通调失职，风水相搏，泛溢肌肤而成。

（十一）肠道湿热证

【临床表现】身热口渴，腹痛腹胀，下痢脓血，里急后重，或暴泻如水，或腹泻不爽、粪质黄稠秽臭，肛门灼热，小便短黄，舌质红，苔黄腻，脉滑数。

【证候分析】本证多因夏秋之季，暑湿热毒之邪侵犯肠道；或饮食不洁，进食腐败不洁之物，湿热秽浊之邪蕴结肠道而成。

（十二）肠燥津亏证

【临床表现】大便干燥如羊屎，艰涩难下，数日一行，腹胀作痛，左少腹或可触及包块，口干，或口臭，或头晕，舌红少津，苔黄燥，脉细涩。

【证候分析】本证多因素体阴亏，年老阴津不足，嗜食辛辣燥烈食物，汗、吐、下、久病、温热病后期等耗伤阴液所致。

【真题篇】

01-134. 风寒束肺证与寒邪客肺证的共同症状有（ CD ）

    A. 恶寒发热无汗   B. 脉浮紧   C. 咳嗽   D. 痰稀色白

11-26. 风热犯肺证与风寒束肺证的共同症状是（ D ）

    A. 咳嗽痰稀   B. 苔白脉浮   C. 咽喉肿痛   D. 发热恶寒

10-26. 咳嗽，咳痰黄稠，口干咽痛，发热微恶风寒，舌红苔薄黄，脉数者，所属的证候是（ B ）

    A. 风热表证   B. 风热犯肺证   C. 肺热炽盛证   D. 痰热壅肺证

17-14. 症见咳嗽痰黄，发热，微恶风寒，苔薄黄，脉浮数者，宜诊断为（ D ）

    A. 风寒犯表证   B. 痰热壅肺证   C. 风热犯表证   D. 风热犯肺证

13-25. 风热犯肺证和燥邪犯肺证均可出现的表现是（ A ）

    A. 恶寒发热，脉浮   B. 鼻流浊涕，咳痰黄稠

    C. 咳嗽喘急，胸痛   D. 鼻咽干燥，痰少难咳

95-105/12-27. 燥邪犯肺可见——干咳无痰，或痰少而黏难咳；身热恶寒；鼻咽干燥

14-25. 咳嗽发热，咳痰黄稠，胸痛汗多，舌红苔黄腻，脉数滑者，其辨证是（ A ）

    A. 痰热壅肺证   B. 燥热犯肺证   C. 风热犯肺证   D. 肺热炽盛证

05-118. 患者咳喘，喉中痰鸣可见于（ CD ）

    A. 饮停胸胁   B. 风水相搏   C. 痰热壅肺   D. 寒痰阻肺

11-27. 泻下黄褐臭秽稀便，腹痛，肛门灼热，口渴，舌红苔黄腻，脉滑数者，所属的证候是（ B ）

    A. 食滞胃肠证   B. 大肠湿热证   C. 湿热蕴脾证   D. 肠热腑实证

92-134. 大肠湿热证的主要症状有（ D ）

    A. 身目发黄   B. 小便赤涩灼痛

    C. 脘痞呕吐   D. 里急后重，下痢赤白

93-135. 大肠湿热证的大便改变有（ AC ）

    A. 下痢脓血   B. 大便干燥秘结

    C. 暴注下泻，色黄而臭   D. 泻下酸腐臭秽

10-27. 下列选项中，不符合肠燥津亏证表现的是（ B ）

    A. 大便秘结   B. 潮热盗汗   C. 咽干口燥   D. 口气臭秽

三、脾与胃病

脾气虚证、脾虚气陷证、脾阳虚证、脾不统血证、寒湿困脾证、湿热蕴脾证、胃气虚证、胃阳虚证、胃阴虚证、胃热炽盛证、寒饮停胃证、食滞胃肠证、胃肠气滞证的概念、临床表现和证候分析。

（一）脾气虚证（93X/02/12/13X）

【辨证依据】本证以食少、腹胀、便溏与气虚症状共见为辨证的主要依据。

【证候分析】本证多因寒湿侵袭，饮食不节，或劳倦过度，或忧思日久，吐泻太过，损伤脾土，或禀赋不足，素体虚弱，或年老体衰，或大病初愈，调养失慎等所致。

（二）脾虚气陷证（95/95X/97/03X）

【辨证依据】本证以脘腹重坠、内脏下垂与气虚症状共见为辨证的主要依据。

【证候分析】本证多由脾气虚进一步发展，或因久泻久痢，或劳累太过，或妇女孕产过多，产后失于调护等损伤脾气，清阳下陷所致。

（三）脾阳虚证（04X/07/10X/12X/13X）

【临床表现】食少，腹胀，腹痛绵绵，喜温喜按，畏寒怕冷，四肢不温，面白少华或虚浮，口淡不渴，大便稀溏，甚至完谷不化，或肢体浮肿，小便短少，或白带清稀量多，舌质淡胖或有齿痕，舌苔白滑，脉沉迟无力。

【证候分析】本证多因脾气虚进一步发展；或因过食生冷、外寒直中、过用苦寒，久之损伤脾阳；或肾阳不足，命门火衰，火不生土所致。

（四）脾不统血证（92X/12）

【临床表现】各种慢性出血，如便血、尿血、吐血、鼻衄、紫斑，妇女月经过多、崩漏，食少，便溏，神疲乏力，气短懒言，面色萎黄，舌淡，脉细无力。

【证候分析】本证多由久病气虚，或劳倦过度，损伤脾气，以致统血无权所致。

比较	相同	不同（04）
脾气虚	脾气虚为基础，食少纳果，腹胀便溏，食后尤甚，肢体倦怠，面色萎黄，舌淡苔白，脉弱缓（03X）	消瘦或肥胖（略浮肿），神疲乏力，少气懒言
脾虚气陷		脘腹坠胀，内脏下垂
脾阳虚		腹痛隐隐，喜暖喜按，完谷不化，肢肿尿少，女人带下量多色白，畏寒肢冷，舌淡胖有齿痕，苔白滑，脉沉迟无力，面色㿠白
脾不统血		慢性出血，崩漏，皮下紫斑，色淡质稀

（五）寒湿困脾证（98/02/03/04X/08/10X/15X）

【临床表现】脘腹胀闷，口腻纳呆，泛恶欲呕，口淡不渴，腹痛便溏，头身困重，或小便短少，肢体肿胀，或身目发黄，面色晦暗不泽，或妇女白带量多，舌体淡胖，舌苔白滑或白腻，脉濡缓或沉细。

【证候分析】本证多因淋雨涉水，居处潮湿，气候阴雨，寒湿内侵伤中；或由于饮食失节，过食生冷、瓜果，以致寒湿停滞中焦；或因嗜食肥甘，湿浊内生，困阻中阳所致。外湿内湿，互为因果，以致寒湿困阻，脾阳失运。

比较	共同	不同（10X）		
		性质	病机	特点
寒湿困脾	纳呆食少，腹胀，便溏等（07/12X）	实寒证	寒湿内盛，阻遏脾阳	腹痛拒按
脾阳虚		虚寒证	阳虚失于温煦，寒湿内阻	腹痛绵绵喜按

（六）湿热蕴脾证

【临床表现】脘腹胀闷，纳呆，恶心欲呕，口中黏腻，渴不多饮，便溏不爽，小便短黄，肢体困重，或身热不扬，汗出热不解，或见面目发黄色鲜明，或皮肤发痒，舌质红，苔黄腻，脉濡数或滑数。

【证候分析】本证多由外感湿热之邪；或本为脾气虚弱，湿邪中阻，湿郁化热；或嗜食肥甘厚腻，饮酒无度，酿成湿热，内蕴脾胃所致。

比较	共同	不同（03）
寒湿困脾	湿盛伤脾，脘腹胀闷，纳呆呕恶，便溏肢困，身目发黄，苔腻，脉濡（13X/14）	阴黄，腹痛喜暖拒按，便溏清稀，带下量多色白，肢肿尿少，舌淡胖，脉濡缓
湿热蕴脾		阳黄，皮肤发痒，口黏腻，大便不爽，身热不扬，汗出不解，舌红苔黄腻，脉濡数

（七）胃气虚证（97X/05X）

【临床表现】胃脘隐痛或痞胀、按之觉舒，食欲不振，或得食痛缓，食后胀甚，嗳气，口淡不渴，面色萎黄，气短懒言，神疲倦怠，舌质淡，苔薄白，脉弱。

【证候分析】本证多因饮食不节，饥饱失常，劳倦过度，久病失养，其他脏腑病证的影响，损伤胃气所致。

（八）胃阳虚证

【临床表现】胃脘冷痛，绵绵不已，时发时止，喜温喜按，食后缓解，泛吐清水或夹有不消化食物，食少脘痞，口淡不渴，倦怠乏力，畏寒肢冷，舌淡胖嫩，脉沉迟无力。

【证候分析】本证多因饮食失调，嗜食生冷，或过用苦寒、泻下之品，或脾胃素弱，阳气自衰，或久病失养，其他脏腑病证的影响，伤及胃阳所致。

（九）胃阴虚证（97/03/08/11X/13/15）

【临床表现】胃脘嘈杂，饥不欲食，或痞胀不舒，隐隐灼痛，干呕，呃逆，口燥咽干，大便干结，小便短少，舌红少苔乏津，脉细数。

【证候分析】本证多因热病后期，胃阴耗伤；或情志郁结，气郁化火，灼伤胃阴；或吐泻太过，伤津耗液；或过食辛辣、香燥之品，过用温热辛燥药物，耗伤胃阴所致。

（十）胃热炽盛证（07X/08/16X）

【临床表现】胃脘灼痛、拒按，渴喜冷饮，或消谷善饥，或口臭，牙龈肿痛溃烂，齿衄，小便短黄，大便秘结，舌红苔黄，脉滑数。

【证候分析】本证多因过食辛辣、酒醴、肥甘、燥烈刺激之品，化热生火；或因情志不遂，肝郁化火犯胃或为邪热内侵，胃火亢盛而致。

（十一）寒饮停胃证

【临床表现】脘腹痞胀，胃中有振水声，呕吐清水痰涎，口淡不渴，眩晕，舌苔白滑，脉沉弦。

【证候分析】本证多因饮食不节，嗜饮无度；或手术创伤，劳倦内伤，中阳不振，水停为饮，留滞胃中，胃失和降所致。

（十二）食滞胃肠证（06X）

【临床表现】脘腹胀满疼痛、拒按，厌食，嗳腐吞酸，呕吐酸馊食物，吐后胀痛得减，或腹痛，肠鸣，矢气臭如败卵，泻下不爽，大便酸腐臭秽，舌苔厚腻，脉滑或沉实。

【证候分析】本证多因饮食不节，暴饮暴食，食积不化所致；或因素体胃气虚弱，稍有饮食不慎，即停滞难化而成。

（十三）胃肠气滞证（06X）

【临床表现】胃脘、腹部胀满疼痛，走窜不定，痛而欲吐或欲泻，泻而不爽，嗳气，肠鸣，矢气，得嗳气、矢气后痛胀可缓解，或无肠鸣、矢气则胀痛加剧，或大便秘结，苔厚，脉弦。

【证候分析】本证多因情志不遂，外邪内侵，病理产物或病邪停滞，导致胃肠气机阻滞而成。

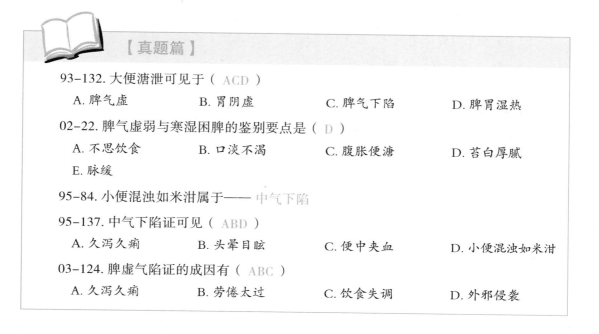

【真题篇】

93-132. 大便溏泄可见于（ ACD ）

  A. 脾气虚   B. 胃阴虚   C. 脾气下陷   D. 脾胃湿热

02-22. 脾气虚弱与寒湿困脾的鉴别要点是（ D ）

  A. 不思饮食   B. 口淡不渴   C. 腹胀便溏   D. 苔白厚腻

  E. 脉缓

95-84. 小便混浊如米泔属于—— 中气下陷

95-137. 中气下陷证可见（ ABD ）

  A. 久泻久痢   B. 头晕目眩   C. 便中夹血   D. 小便混浊如米泔

03-124. 脾虚气陷证的成因有（ ABC ）

  A. 久泻久痢   B. 劳倦太过   C. 饮食失调   D. 外邪侵袭

92-132. 脾不统血证的临床表现为（ AC ）

    A. 食少便溏、神疲乏力　　　　　　　　　　B. 肢体困重

    C. 便血、肌衄、崩漏　　　　　　　　　　　D. 久痢脱肛

12-26. 下列各项中，不属于脾不统血证表现的是（ C ）

    A. 肌衄齿衄　　　　B. 月经过多　　　　C. 小便混浊　　　　D. 面白无华

03-123. 脾气虚证与脾阳虚证的共有症状是（ CD ）

    A. 下利清谷　　　　B. 畏寒肢冷　　　　C. 肢体浮肿　　　　D. 气短乏力

04-26. 脾气虚证与脾阳虚证的主要鉴别症状是（ E ）

    A. 食欲不振　　　　B. 气短懒言　　　　C. 面色萎黄　　　　D. 大便稀溏

    E. 腹痛喜暖

03-75. 寒湿困脾证除纳少、腹胀、便溏外，还可见——头身重困，苔白腻，脉濡缓

04-124. 周身浮肿，小便不利可见于（ ABD ）

    A. 肾阳虚　　　　B. 寒湿困脾　　　　C. 肾气不固　　　　D. 脾阳虚

07-161. 下列选项中，不属于脾阳虚证与寒湿困脾证共同有的表现是（ D ）

    A. 腹胀　　　　B. 纳呆　　　　C. 便溏　　　　D. 身目发黄

10-139. 脾阳虚证具有而寒湿困脾证不具有的表现是（ CD ）

    A. 白带清稀量多　　B. 口淡不渴　　C. 完谷不化　　D. 脘腹冷痛绵绵

12-139. 脾阳虚证与寒湿困脾证均可见（ AB ）

    A. 大便溏泄　　　　B. 口淡不渴　　　　C. 头身困重　　　D. 脘腹冷痛绵绵

13-140. 可出现下肢浮肿的证候有（ ABD ）

    A. 脾阳亏虚证　　　B. 脾气亏虚证　　　C. 肾气不固证　　　D. 心肾阳虚证

03-76. 湿热蕴脾证除纳少、腹胀、便溏外，还可见——舌红苔黄腻，脉濡数

17-124. 大肠湿热证与湿热蕴脾证均有（ AD ）

    A. 大便溏泄　　　　B. 下痢后重　　　　C. 肛门灼热　　　D. 舌苔黄腻

13-139/14-26. 湿热蕴脾证与寒湿困脾证均可见的表现有（ ABCE ）

    A. 脘腹痞满　　　B. 纳呆便溏　　　C. 身目发黄　　　D. 口淡不渴

    E. 头身困重

97-127. 胃气虚的临床表现为（ ABC ）

    A. 饮食无味　　　B. 脘腹胀满　　　C. 恶心呕吐　　　D. 内脏下垂

03-25. 胃阴虚证最具诊断意义的症状是（ A ）

    A. 饥不欲食　　　B. 脘痞不舒　　　C. 干呕呃逆　　　D. 口燥咽干

    E. 五心烦热

13-26.下列各症状中,一般不见于胃阴虚证的是(D)

   A.胃脘隐痛　　　　　B.饥不欲食　　　　　C.干呕呃逆　　　　　D.五心烦热

11-130.胃阴亏虚病机的形成原因有(AB)

   A.温邪久羁,耗伤阴液　　　　　　　B.久病不愈,消灼津液

   C.嗜食肥甘,伤及胃腑　　　　　　　D.劳心过度,耗伤阴液

07-119/16-138.胃阴虚证与胃火炽盛证的共同表现有(AD)

   A.胃脘灼痛　　　　　B.饥不欲食　　　　　C.消谷善饥　　　　　D.舌红

06-118.食滞胃脘证与胃脘气滞证的共同表现有(AB)

   A.脘腹胀满疼痛　　　B.恶心呕吐　　　　　C.厌食　　　　　　　D.便溏不爽或便秘

四、肝与胆病

肝血虚证、肝阴虚证、肝郁气滞证、肝火炽盛证、肝阳上亢证、肝风内动证、寒滞肝脉证、胆郁痰扰证的临床表现和证候分析。

(一)肝血虚证(95X/99X/04/08/15/16)

【临床表现】头晕眼花,视力减退或夜盲,或见肢体麻木★,关节拘急,手足震颤★,肌肉瞤动,或为妇女月经量少★、色淡,甚则闭经,爪甲不荣,面白无华,舌淡,脉细。

【证候分析】本证多因脾胃虚弱,化源不足;或因失血过多;或因久病重病,失治误治伤及营血所致。

(二)肝阴虚证(93/01)

【临床表现】**头晕**★眼花,两目干涩,视力减退,或胁肋隐隐灼痛,面部烘热或两颧潮红,或**手足蠕动**★(阴虚动风手足蠕动,血虚生风手足震颤),口咽干燥,五心烦热,潮热盗汗,舌红少苔乏津,脉弦细数。

【证候分析】本证多由情志不遂,气郁化火,耗伤肝阴;或热病后期,灼伤阴液;或肾阴不足,水不涵木,累及肝阴。以致肝失濡养,头目、筋脉失润,阴不制阳,虚热内扰。

比较	共同	不同
肝血虚	头晕眼花,视力减退(14)	以血虚为特征,无热象,雀盲,肢麻,关节拘急,爪甲不荣,女子月经量少,经闭,舌淡,脉细
肝阴虚		以阴虚为特征,有虚热之象,两目干涩,胁肋隐隐灼痛,面烘热或颧红,阴虚盗汗,舌红少苔,脉弦细数

(三)肝郁气滞证(00)

【临床表现】情志抑郁,善太息,胸胁、少腹胀满疼痛,走窜不定。或咽部异物感,或颈部瘿瘤,或胁下肿块。妇女可见乳房胀痛,月经不调,痛经。舌苔薄白,脉弦。病情轻重与情

绪变化的关系密切。

【证候分析】本证多因精神刺激，情志不遂；病邪侵扰，阻遏肝脉；其他脏腑病变的影响，使肝气郁结，失于疏泄、条达所致。

（四）肝火炽盛证（肝火上炎证）（94/96/00X/01X/06X/08/10X/12/13/16/17/17X）

【临床表现】头晕胀痛★，痛势剧烈，面红目赤，口苦口干，急躁易怒★，耳鸣如潮★，甚或突发耳聋，失眠多梦★，或胁肋灼痛，吐血、衄血，小便短黄，大便秘结，舌红苔黄，脉弦数。

【证候分析】本证多因情志不遂，肝郁化火，或因火热之邪内侵，或他脏火热累及于肝，以致肝经气火上逆所致。

（五）肝阳上亢证（本虚标实）（94/95X/96/01/07）

【临床表现】眩晕耳鸣，头目胀痛，面红目赤，急躁易怒，失眠多梦，头重脚轻，腰膝酸软，舌红少津，脉弦有力或弦细数★。

【证候分析】本证多因素体阳盛，性急多怒，肝阳偏旺；或长期恼怒焦虑，阳气偏亢而暗耗阴液；或平素肾阴亏虚，或房劳太过，年老阴亏，水不涵木，阴不制阳，肝阳偏亢所致。

比较	共同（00X/01X/06X/10X/13）	不同		
		性质	病机	特点
肝火炽盛	头面症状突出，头晕胀痛，耳鸣，面红目赤，急躁易怒，失眠多梦★，舌红，脉弦数	实热证	火热之邪侵袭，或气郁化火	口苦口干，突发耳聋，胁肋灼痛，甚则吐血、衄血
肝阳上亢		本虚标实（上实下虚）	肝肾阴亏于下，肝阳亢扰于上	腰膝酸软，头重脚轻，舌红少津，脉弦细数，或脉弦有力

（六）肝风内动证

1. 肝阳化风证（92X/16）

【临床表现】眩晕欲仆，步履不稳，头胀头痛，急躁易怒，头摇，肢体震颤，手足麻木，语言謇涩，面赤，舌红，或苔腻，脉弦细有力。甚至突然昏仆，口眼歪斜，半身不遂，舌强语謇。

【证候分析】本证多由肝阳素亢，耗伤阴液，或肝肾阴亏，阴不制阳，阳亢阴虚日久而化风，从而表现出具有"动摇"特点的证候。

【辨证依据】本证以眩晕、肢麻震颤、头胀痛、面赤，甚至突然昏仆、口眼歪斜、半身不遂等为辨证的主要依据。

2. 热极生风证

【临床表现】高热口渴，烦躁谵语或神昏，颈项强直，两目上视，手足抽搐，角弓反张，牙关紧闭，舌质红绛，苔黄燥，脉弦数。

【证候分析】本证多因外感温热病邪，邪热亢盛，热闭心神，燔灼筋膜，伤津耗液，筋脉失养所致。

【辨证依据】本证以高热、神昏、抽搐为辨证的主要依据。

3. 阴虚动风证

【临床表现】**手足震颤、蠕动**★，或肢体抽搐，眩晕耳鸣，口燥咽干，形体消瘦，五心烦热，潮热颧红，舌红少津，脉弦细数。

【证候分析】本证多见于外感热性病后期，阴液耗损；或内伤久病，阴液亏虚，筋脉失养所致。

【辨证依据】本证以眩晕，手足震颤、蠕动与阴虚症状共见为辨证的主要依据。

4. 血虚生风证

【临床表现】眩晕，**肢体震颤**★、麻木，手足拘急，肌肉瞤动，皮肤瘙痒，爪甲不荣，面白无华，舌质淡白，脉细或弱。

【证候分析】本证多见于内伤杂病，因久病血虚，或急、慢性失血，而致营血亏虚，筋脉肌肤失养所致。

【辨证依据】本证以眩晕、肢麻、震颤、拘急、瞤动、瘙痒等与血虚症状共见为辨证的主要依据。

比较		共同	不同		
			性质	主证	兼证
肝风内动	肝阳化风	以"动摇"为特点，眩晕，抽搐，震颤	上实下虚（本虚标实）	突然昏仆，口眼歪斜，半身不遂，舌强语謇	眩晕欲仆，步履不正，头晕头胀，肢麻，项强头摇，中风，舌红，脉弦细有力
	热极生风		实热证	高热抽搐，角弓反张，两目上视，颈项强直	神昏，口渴，舌红绛，苔黄燥，脉弦数有力
	阴虚动风		虚证	手足震颤、蠕动，面部烘热，颧红	肝阴虚，目干涩，视力减退，午后潮热，五心烦热，舌红少津，脉弦细数
	血虚生风		虚证	肢体震颤，瞤动，手足拘急	肝血虚，肢麻，皮肤瘙痒，舌淡，脉细弱

（七）寒滞肝脉证（05X/08/11X）

【临床表现】少腹冷痛，阴部坠胀作痛，或阴器收缩引痛，或颠顶冷痛，得温则减，遇寒痛增，恶寒肢冷，舌淡，苔白润，脉沉紧或弦紧。

【证候分析】本证多因感受外寒，寒凝肝经经脉所致。

（八）胆郁痰扰证（94/95/02/06/12X/16）

【临床表现】胆怯易惊，惊悸不宁，失眠多梦，烦躁不安，胸胁闷胀，善太息，头晕目眩，口苦，呕恶，吐痰涎，舌淡红或红，苔白腻或黄滑，脉弦缓或弦数。

【证候分析】本证多因情志不遂，气郁化火，灼津为痰，痰热互结，内扰心神，胆气不宁，心神不安所致。

【真题篇】

95-135.眩晕耳鸣，失眠多梦，可见于（ BD ）

　　A.肝气郁结　　　　　B.肝血虚　　　　　C.肝胆湿热　　　　　D.肝阳上亢

99-133.肝血虚证的主要临床表现有（ BC ）

　　A.头目胀痛　　　　　B.手足震颤　　　　　C.视力减退　　　　　D.胁肋灼痛

08-27.眩晕与下列哪项并见，对诊断肝血虚证最有意义（ D ）

　　A.面白舌淡　　　　　B.心悸脉细　　　　　C.胁肋隐痛　　　　　D.肢体麻木

16-24.肝血虚证与心血虚证均有的临床表现是（ C ）

　　A.心悸怔忡，失眠多梦　　　　　　　　B.肢体麻木，手足震颤

　　C.头晕目眩，面色淡白　　　　　　　　D.形体消瘦，口燥咽干

93-21.肝阴不足的表现是（ C ）

　　A.胸闷喜太息，易怒，五心烦热　　　　B.口干口苦，胸胁或少腹胀闷窜痛

　　C.面部烘热，口咽干燥，胁肋隐痛　　　D.手足蠕动，眩晕耳鸣，夜寐多梦

　　E.以上都不是

01-81.肝阴虚证可见（ A ）

　　A.眩晕耳鸣　　　　　B.胁肋灼痛　　　　　C.手足震颤　　　　　D.乳房胀痛

　　E.舌红苔黄

14-24.肝血虚证与肝阴虚证均可见的表现是（ B ）

　　A.胁肋灼痛，手足蠕动　　　　　　　　B.眩晕耳鸣，视力减退

　　C.口燥咽干，五心烦热　　　　　　　　D.月经量少，爪甲不荣

　　A.气机郁滞　　　　　B.寒邪凝滞　　　　　C.肝火上炎　　　　　D.肝气乘脾

17-86.胃脘胀痛的常见病因（ A ）

17-87.头目胀痛的常见病因（ C ）

16-21.症见头痛如劈，面红目赤，舌红苔黄，脉弦数者，属于（ B ）

　　A.肝阳上亢证　　　B.肝火上炎证　　　C.肝阴虚证　　　　D.肝胆湿热证

17-121.心火亢盛与肝火炽盛证均有的症状（ BD ）

　　A.突发耳聋　　　　　B.失眠多梦　　　　　C.口舌生疮　　　　　D.便秘尿黄

05-25.肝阴不足与肝阳上亢均可见于（ E ）

　　A.头目胀痛　　　　　B.失眠健忘　　　　　C.腰膝酸（痠）软　　D.手足蠕动

　　E.眩晕耳鸣

01-82.肝阳上亢证可见（ A ）

　　A.眩晕耳鸣　　　　　B.胁肋灼痛　　　　　C.手足震颤　　　　　D.乳房胀痛

　　E.舌红苔黄

A. 头晕胀痛   B. 舌红苔黄   C. 两者均有   D. 两者均无

94-105. 肝火上炎证可见（ C ）

94-106. 肝阳上亢证可见（ A ）

A. 头晕胀痛   B. 手足蠕动   C. 目涩   D. 胸闷喜太息

E. 咽喉肿痛

96-79. 肝火上炎，可出现（ A ）

96-80. 肝阳上亢，可出现（ A ）

00-129/01-135. 肝火上炎证与肝阳上亢证的相同症状有（ ABC ）

A. 眩晕头痛（头晕胀痛）   B. 急躁易怒   C. 失眠多梦

D. 口咽干燥   E. 脉弦细数

06-119. 肝阳上亢证与肝火上炎证的共同表现有（ ACD ）

A. 眩晕耳鸣   B. 口苦咽干   C. 面红目赤   D. 舌红

10-138. 肝火上炎证与肝阳上亢证均可出现的症状有（ BCD ）

A. 头重脚轻   B. 头晕耳鸣   C. 头痛易怒   D. 失眠多梦

08-28. 下列证候中，不出现耳鸣的是（ B ）

A. 肝火炽盛证   B. 寒滞肝脉证   C. 肾精不足证   D. 肝阳上亢证

92-133. 阳亢化风可见（ ABC ）

A. 眩晕头痛   B. 半身不遂   C. 舌强语謇   D. 角弓反张

16-23. 下列各项中，不属于肝阳化风证临床表现的是（ B ）

A. 眩晕欲仆，步履不稳   B. 颈项强直，四肢抽搐

C. 口舌歪斜，半身不遂   D. 手足麻木，语言謇涩

05-116/11-139. 寒凝肝脉可见（ CDEF ）

A. 小腹冷痛   B. 绕脐痛   C. 睾丸坠胀冷痛   D. 少腹冷痛

E. 舌质淡苔白滑   F. 脉象沉弦或迟   G. 阴囊湿疹瘙痒

A. 心烦失眠，口舌生疮   B. 神识痴呆，表情淡漠

C. 发热气粗，躁狂谵语   D. 胆怯易惊，失眠多梦

E. 噩梦纷纭，胸胁灼痛

06-86. 痰蒙心神可见（ B ）

06-87. 胆郁痰扰可见（ D ）

95-24/94-25/02-23/16-26. 惊悸失眠，烦躁不安，头晕目眩，耳鸣，口苦呕恶，胸闷胁胀喜太息，舌苔黄腻，脉弦滑属于（ B ）

A. 心火亢盛   B. 胆郁痰扰   C. 心血不足   D. 心肝血虚

E. 心脾两虚

五、肾与膀胱病

肾阳虚证、肾虚水泛证、肾阴虚证、肾精不足证、肾气不固证、肾不纳气证、膀胱湿热证的临床表现和证候分析。

（一）肾阳虚证（04X/11X）

【临床表现】头目眩晕，面色㿠白或黧黑，腰膝酸冷疼痛，畏冷肢凉，下肢尤甚，精神萎靡，性欲减退，男子阳痿早泄、滑精精冷，女子宫寒不孕，或久泻不止，完谷不化，五更泄泻，或小便频数清长，夜尿频多，舌淡，苔白，脉沉细无力，尺脉尤甚。

【证候分析】本证多因素体阳虚，老年体衰，久病不愈，房事太过，或其他脏腑病变伤及肾阳所致。

【辨证依据】本证以腰膝酸冷、性欲减退、夜尿多与虚寒症状共见为辨证的主要依据。

（二）肾虚水泛证（09X/12X）

【临床表现】腰膝酸软，耳鸣，身体浮肿，腰以下尤甚，按之没指，小便短少，畏冷肢凉，腹部胀满，或见心悸，气短，咳喘痰鸣，舌质淡胖，苔白滑，脉沉迟无力。

【证候分析】本证多由久病损伤肾阳，或素体阳气虚弱，气化无权，水湿泛溢所致。

【辨证依据】本证以水肿下肢为甚、尿少、畏冷肢凉等为辨证的主要依据。

（三）肾阴虚证（07X/11X）

【临床表现】腰膝酸软而痛，头晕，耳鸣，齿松，发脱，男子阳强易举、遗精、早泄，**女子经少或经闭***，崩漏，失眠，健忘，口咽干燥，形体消瘦，五心烦热，潮热盗汗，骨蒸发热，午后颧红，小便短黄，舌红少津、少苔或无苔，脉细数。

【证候分析】本证多因禀赋不足，肾阴素亏；虚劳久病，耗伤肾阴；老年体弱，阴液自亏；情欲妄动，房事不节，阴精内损；温热后期，消灼肾阴；过服温燥，劫夺肾阴所致。

【辨证依据】本证以腰酸而痛、遗精、经少、头晕耳鸣等与阴虚症状共见为辨证的主要依据。

（四）肾精不足证（96/07X/11X/15）

【临床表现】小儿生长发育迟缓，身体矮小，囟门迟闭，智力低下，骨骼痿软；男子精少不育，**女子经闭不孕***，性欲减退；成人早衰，腰膝酸软，耳鸣耳聋，发脱齿松，健忘恍惚，神情呆钝，两足痿软，动作迟缓，舌淡，脉弱。

【证候分析】本证多因先天禀赋不足，后天失养，肾精不充；或因久病劳损，房事不节，耗伤肾精所致。

【辨证依据】本证以生长发育迟缓、早衰、生育机能低下等为辨证的主要依据。

（五）肾气不固证（95/14/15）

【临床表现】腰膝酸软，神疲乏力，耳鸣失聪；小便频数而清，或尿后余沥不尽，或遗尿，或夜尿频多，或小便失禁；男子滑精、早泄；女子月经淋沥不尽，或带下清稀量多，或胎动易滑。舌淡，苔白，脉弱。

【证候分析】本证多因先天禀赋不足，年幼肾气未充；老年体弱，肾气衰退；早婚、房劳过度，损伤肾气；久病劳损，耗伤肾气，以致精关、膀胱、经带、胎气不固所致。

【辨证依据】本证以腰膝酸软，小便、精液、经带、胎气不固与气虚症状共见为辨证的主要依据。

（六）肾不纳气证（肺肾气虚证）

【临床表现】**咳嗽无力，呼多吸少，气短而喘，动则尤甚**，吐痰清稀，声低，乏力，自汗，耳鸣，腰膝酸软，或尿随咳出，**舌淡紫，脉弱**。

【证候分析】本证多因久病咳喘，耗伤肺气，病久及肾；或劳伤太过，先天不足，老年体弱，肾气亏虚，纳气无权所致。

【辨证依据】本证以久病咳喘、呼多吸少、动则尤甚与气虚症状共见为辨证的主要依据。

（七）膀胱湿热证（95/14/16）

【临床表现】小便频数、急迫、短黄，排尿灼热、涩痛，或小便混浊、尿血、有砂石，或腰部、小腹胀痛，发热，口渴，舌红，苔黄腻，脉滑数或濡数。

【证候分析】本证多因外感湿热之邪，侵袭膀胱；或饮食不节，嗜食辛辣，化生湿热，下注膀胱，致使膀胱气机不畅所致。

【辨证依据】本证属新病势急，以小便频急、灼涩疼痛等与湿热症状共见为辨证的主要依据。

【真题篇】

04-124. 周身浮肿，小便不利可见于（　ABD　）

　　A. 肾阳虚　　　　　　B. 寒湿困脾　　　　　C. 肾气不固　　　　　D. 脾阳虚

09-140. 肾虚水泛证的表现可见（　ACD　）

　　A. 咳喘，心悸，肢肿　　　　　　　B. 失眠，健忘，痴呆

　　C. 舌淡胖，苔白滑　　　　　　　　D. 腰膝酸冷，气短

96-27. 肾精不足的临床表现为（　B　）

　　A. 畏寒肢冷　　　　B. 健忘耳聋　　　　C. 遗精早泄　　　　D. 遗尿失禁

　　E. 浮肿

07-120. 肾阴虚证与肾精不足证的共同表现有（　AC　）

　　A. 腰膝酸软　　　　B. 遗精　　　　C. 女子经少经闭　　　　D. 男子精少不育

95-25. 肾气不固的主要表现（　D　）

　　A. 久病咳喘，呼多吸少　　　　　　B. 男子阳痿，女子闭经

　　C. 五更泄泻，完谷不化　　　　　　D. 男子滑精早泄，女子带下清稀

　　E. 大汗淋漓，四肢厥冷

04-25. 久病咳喘，呼多吸少，动则加剧，腰膝酸软，心悸气短，此证属于（ B ）

　　A. 心肺气虚　　　　B. 肾不纳气　　　　C. 肺气虚　　　　D. 肾阳虚

　　E. 肾气不固

17-122. 下列各项中，属于肺肾气虚的症状是（ ABC ）

　　A. 咳喘日久，呼多吸少　　　　　　B. 神疲乏力

　　C. 语怯声低，腰膝酸软　　　　　　D. 干咳无痰

14-21. 下列各项中属于膀胱湿热证表现的是（ C ）

　　A. 夜尿频多　　　　B. 小便失禁　　　　C. 尿频急涩痛　　　　D. 尿后余沥不尽

六、脏腑兼证

　　心肾不交证、心肾阳虚证、心肺气虚证、心脾两虚证、心肝血虚证、脾肺气虚证、肺肾阴虚证、肝火犯肺证、肝胆湿热证、肝胃不和证、肝郁脾虚证、肝肾阴虚证、脾肾阳虚证的临床表现、证候分析和辨证依据。

（一）心肾不交证（97X/08X/10X/12X）

【临床表现】心烦失眠，惊悸健忘，头晕，耳鸣，腰膝酸软，梦遗，口咽干燥，五心烦热，潮热盗汗，便结尿黄，舌红少苔，脉细数。

【证候分析】本证为**心火偏亢**，**肾水不足**，多因忧思劳神太过，郁而化火，耗伤心肾之阴；或因虚劳久病，房事不节等导致肾阴亏耗，虚阳亢动，上扰心神所致。

【辨证依据】本证以心烦、失眠、腰酸、耳鸣、梦遗与阴虚症状共见为辨证的主要依据。

（二）心肾阳虚证（05X/11/13X）

【临床表现】畏寒肢冷，**心悸怔忡**★，胸闷气喘，肢体浮肿，小便不利，神疲乏力，腰膝酸冷，唇甲青紫，舌淡紫，苔白滑，脉弱。

【证候分析】本证多因心阳虚衰，病久及肾；或因肾阳亏虚，气化无权，水气凌心所致。

【辨证依据】本证以心悸、水肿与虚寒症状共见为辨证的主要依据。

（三）心肺气虚证（05X/08X/16X）

【临床表现】胸闷，咳嗽，气短而喘，**心悸**★，动则尤甚，吐痰清稀，神疲乏力，声低懒言，自汗，面色淡白，舌淡苔白，或唇舌淡紫，脉弱或结或代。

【证候分析】本证多因久病咳喘，耗伤肺气，累及于心；或因老年体虚，劳倦太过等，使心肺之气虚损所致。

【辨证依据】本证以咳喘、心悸、胸闷与气虚症状共见为辨证的主要依据。

（四）心脾气血虚证（心脾两虚证）（93/97X/99/02X/05X/12X/14X/16）

【临床表现】**心悸**★怔忡，头晕，失眠多梦，健忘，食欲不振，腹胀，便溏，神疲乏力，或

见皮下紫斑，女子月经量少色淡，淋沥不尽，面色萎黄，舌淡嫩，脉弱。

【证候分析】本证为**心血不足**，**脾气虚弱**，多因久病失调，思虑过度；或因饮食不节，损伤脾胃，生化不足；或因慢性失血，血亏气耗，渐致心脾气血两虚。

（五）心肝血虚证

【临床表现】**心悸**★心慌，多梦健忘，头晕目眩，视物模糊，肢体麻木、震颤，女子月经量少色淡，甚则经闭，面白无华，爪甲不荣，舌质淡白，脉细。

【证候分析】本证可因思虑过度，失血过多，脾虚化源不足，久病亏损等所致。

【辨证依据】本证以心悸、多梦、眩晕、肢麻等与血虚症状共见为辨证的主要依据。

（六）脾肺气虚证（93/99/02/08X/16X）

【临床表现】食欲不振，食少，腹胀，便溏，久咳不止，气短而喘，咳痰清稀，**面部虚浮，下肢微肿**★★，声低懒言，神疲乏力，面白无华，舌淡，苔白滑，脉弱。

【证候分析】本证多因久病咳喘，耗伤肺气，子病及母，影响脾气；或饮食不节，脾胃受损，土不生金，累及于肺所致。

【辨证依据】本证以咳嗽、气喘、咳痰、食少、腹胀、便溏与气虚症状共见为辨证的主要依据。

（七）肺肾阴虚证（96X/00/09X/10X/12X）

【临床表现】咳嗽痰少，或痰中带血，或**声音嘶哑**★，腰膝酸软，形体消瘦，**口燥咽干**，骨蒸潮热，盗汗，颧红，男子**遗精**，女子经少，舌红，少苔，脉细数。

【证候分析】本证多因燥热、痨虫耗伤肺阴；或久病咳喘，损伤肺阴，病久及肾；或房劳太过，肾阴耗伤，由肾及肺所致。

【辨证依据】本证以干咳、少痰、腰酸、遗精等与阴虚症状共见为辨证的主要依据。

（八）肝火犯肺证（94X/09X/14X/15）

【临床表现】胸胁灼痛，急躁易怒，头胀头晕，面红目赤，口苦口干，咳嗽阵作，痰黄稠黏，甚则咳血，舌红，苔薄黄，脉弦数。

【证候分析】本证多因郁怒伤肝，气郁化火；或邪热内蕴，肝火炽盛，上逆犯肺；或邪热蕴肺，咳甚牵引胸胁，影响肝气升发，郁而化火犯肺所致。

【辨证依据】本证以胸胁灼痛、急躁、咳嗽痰黄或咳血等与实热症状共见为辨证的主要依据。

（九）肝胆湿热证（99/00/14/15）

【临床表现】身目发黄，胁肋胀痛，或胁下有痞块；纳呆，厌油腻，泛恶欲呕，腹胀，大便不调，小便短赤，发热或寒热往来，口苦口干，舌红，苔黄腻，脉弦滑数。或为阴部潮湿、瘙痒、湿疹，阴器肿痛，带下黄稠臭秽等。

【证候分析】本证多因外感湿热之邪，侵犯肝胆或肝经；或嗜食肥甘，酿生湿热；或脾胃纳运失常，湿浊内生，郁结化热，湿热壅滞肝胆所致。

【辨证依据】本证以胁肋胀痛、身目发黄，或阴部瘙痒、带下黄臭等与湿热症状共见为辨证的主要依据。

（十）肝胃不和证（91/97/13）

【临床表现】胃脘、胁肋胀满疼痛，走窜不定，嗳气，吞酸嘈杂，呃逆，不思饮食，情绪抑郁，善太息，或烦躁易怒，舌淡红，**苔薄黄，脉弦**。

【证候分析】本证多因情志不舒，肝气郁结，横逆犯胃，胃失和降所致。

【辨证依据】本证以脘胁胀痛、嗳气、吞酸、情绪抑郁等为辨证的主要依据。

（十一）肝郁脾虚证（肝脾不调证）（91/97/99/02）

【临床表现】胸胁胀满窜痛，善太息，情志抑郁，或急躁易怒，食少，腹胀，肠鸣矢气，便溏不爽，或腹痛欲便、泻后痛减，或大便溏结不调，舌苔白，脉弦或缓。

【证候分析】本证多因情志不遂，郁怒伤肝，肝失条达，横乘脾土；或饮食不节、劳倦太过，损伤脾气，脾失健运，湿壅木郁，肝失疏泄而成。

【辨证依据】本证以胁胀作痛、情志抑郁、腹胀、便溏等为辨证的主要依据。

（十二）肝肾阴虚证（00/10X/12X）

【临床表现】头晕，目眩，耳鸣，健忘，胁痛，腰膝酸软，口燥咽干，失眠多梦，低热或五心烦热，颧红，男子遗精，女子月经量少，舌红，少苔，脉细数。

【证候分析】本证多因久病失调，阴液亏虚；或因情志内伤，化火伤阴；或因房事不节，耗伤肾阴；或因温热病久，津液被劫，皆可导致肝肾阴虚。

【辨证依据】本证以腰酸胁痛、眩晕、耳鸣、遗精等与虚热症状共见为辨证的主要依据。

（十三）脾肾阳虚证（01/04/11）

【临床表现】腰膝、下腹冷痛，畏冷肢凉，久泻久痢，或五更泄泻，完谷不化，便质清冷，或全身水肿，小便不利，面色㿠白，舌淡胖，苔白滑，脉沉迟无力。

【证候分析】本证多由久泻久痢，脾阳损伤，不能充养肾阳；或水邪久踞，肾阳受损，不能温暖脾阳，导致脾肾阳气同时损伤，虚寒内生，温化无权，水谷不化，水液潴留。

【辨证依据】本证以久泻久痢、水肿、腰腹冷痛等与虚寒症状共见为辨证的主要依据。

【真题篇】

08-138.心悸心烦、失眠多梦、口燥咽干、舌红少苔，可见于（ CD ）

    A.心火亢盛　　　　B.心血亏虚　　　　C.心肾不交　　　　D.心阴不足

17-18.症见心烦不寐，耳鸣腰酸，潮热盗汗，脉细数属于（ D ）

    A.心阴虚　　　　　B.肝阴虚　　　　　C.心脾两虚　　　　D.心肾不交

05-119.心悸可见于（ ABCD ）

    A.心脾两虚证　　　B.心肺气虚证　　　C.心肝血虚证　　　D.心肾阳虚证

08-139.脏腑兼证中，多表现为气虚的脏腑有（ BD ）

A. 心肾　　　　　　B. 脾肺　　　　　　C. 肝胃　　　　　　D. 心肺

02-135.心脾两虚的主要症状有（ AD ）

A. 心悸失眠，面色萎黄　　　　　　B. 心悸怔忡，畏寒肢冷

C. 眩晕耳鸣，两目干涩　　　　　　D. 神疲食少，腹胀便溏

A. 面浮足肿　　　　B. 腹胀如鼓　　　　C. 咳嗽痰少　　　　D. 面色萎黄

E. 舌淡暗

93-81/99-79.脾肺气虚证可见（ A ）

93-82/99-80.心脾两虚证可见（ D ）

02-25.在下列症状中，哪项不符合脾肺气虚的临床表现（ B ）

A. 咳喘短气，痰稀色白　　　　　　B. 胸闷，善太息

C. 食欲不振，腹胀便溏　　　　　　D. 倦怠乏力，少气懒言

E. 舌质淡，苔白，脉弱

16-139.心肺气虚证与脾肺气虚证均可见（ AD ）

A. 咳喘痰稀，声低懒言　　　　　　B. 腹胀便溏，面肢浮肿

C. 心悸胸闷，气短自汗　　　　　　D. 面色淡白，舌淡脉弱

A. 咽干口燥　　　　B. 失眠多梦　　　　C. 两者均有　　　　D. 两者均无

00-103.肺肾阴虚证，可见（ A ）

00-104.肝肾阴虚证，可见（ C ）

96-133.肺肾阴虚的临床表现是（ BC ）

A. 失眠多梦　　　　B. 声音嘶哑　　　　C. 男子遗精　　　　D. 心悸咳喘

09-139.下列关于肺肾阴虚证和肝火犯肺证的说法中，错误的是（ AD ）

A. 均可见大量咯血　　　　　　B. 均见舌红脉数之象

C. 均见咳嗽　　　　　　　　　D. 均可见烦热口苦

94-134.干咳无痰，或痰少而黏，或痰中带血，可见于（ BCD ）

A. 肝肾阴虚证　　　B. 燥邪犯肺证　　　C. 肺阴虚证　　　　D. 肝火犯肺证

14-139.肝火犯肺症可见的表现有（ ABC ）

A. 头晕头胀　　　　B. 胸胁灼痛　　　　C. 咳痰带血　　　　D. 咽喉肿痛

99-24.哪项症状不符合肝经湿热下注的临床表现（ A ）

A. 黄疸　　　　　　B. 小便短赤　　　　C. 睾丸肿胀热痛　　D. 舌红苔黄腻

E. 脉弦数

00-106.肝胆湿热证，可见（ A ）

A. 胁胀痛　　　　　B. 太息　　　　　　C. 两者均有　　　　D. 两者均无

A. 腹胀便溏　　　　B. 呕吐涎沫　　　　C. 两者均有　　　　D. 两者均无

91/97–105. 肝脾不调可见（ A ）

91/97–106. 肝胃不和可见（ B ）

13–27. 急躁易怒，脘胁胀痛，吞酸嘈杂，舌红苔薄黄，脉弦数者，其辨证是（ C ）

    A. 胆郁痰扰证　　　B. 心肝火盛证　　　C. 肝胃不和证　　　D. 肝脾不调证

02–24. 症见胁肋胀痛，胸闷太息，纳食减少，腹胀便溏，肠鸣矢气，可诊为（ E ）

    A. 肝气郁结　　　B. 肝胃不和　　　C. 食滞胃脘　　　D. 脾胃气虚

    E. 肝脾失调

00–104/12–140. 肝肾阴虚证可见——头晕目眩、咽干口燥、失眠多梦、颧红盗汗、月经不调

01–24. 下列哪项不是脾肾阳虚的临床表现（ D ）

    A. 腰膝酸软　　　B. 耳鸣耳聋　　　C. 五更泄泻　　　D. 失眠多梦

    E. 面浮肢肿

04–23. 形寒肢冷，脘腹冷痛，纳呆呕恶，大便稀溏，肢体浮肿，腰膝酸软，舌淡苔白滑，此证属于（ C ）

    A. 脾气虚　　　B. 脾阳虚　　　C. 脾肾阳虚　　　D. 寒湿困脾

    E. 寒滞胃肠

第十章　其他辨证方法

一、六经辨证

（一）太阳病证

1. 太阳经证

（1）太阳中风证

【临床表现】发热，恶风，汗出，脉浮缓，或见鼻鸣，干呕。

【证候分析】卫为阳，营为阴，风寒外邪以风邪为主侵犯太阳经，卫气受邪而阳浮于外，与邪相争则发热；风性开泄，以致卫外不固，营不内守则汗出；由于汗出，肌腠疏松则恶风；若外邪侵及肺胃，肺气失宣则鼻鸣，胃气失降则干呕。

【辨证依据】本证以**恶风、汗出、脉浮缓**为辨证依据。

（2）太阳伤寒证

【临床表现】恶寒，发热，头项强痛，身体疼痛，无汗，脉浮紧，或见气喘。

【证候分析】风寒外邪以寒邪为主侵犯太阳之表，卫阳被遏，肌肤失于温煦，则见恶寒；寒邪郁表，卫阳奋起抗邪，正邪交争，故有发热；寒性收引，卫阳郁遏，经脉拘急，筋骨失于温养，故头身疼痛；寒性凝滞，肤腠致密，玄府不开，故见无汗；寒邪袭表，脉气亦鼓动于外，脉管拘急，故脉浮紧；寒邪束表，肺气失宣，则呼吸喘促。

【辨证依据】本证以**恶寒、无汗、头身痛、脉浮紧**为辨证依据。

2. 太阳腑证

（1）太阳蓄水证

【临床表现】发热恶寒，小便不利，小腹满，口渴，或水入即吐，脉浮或浮数。

【证候分析】太阳经证不解，故见发热，恶寒，脉浮等表证；邪热内传膀胱之腑，气化失职，邪与水结，水液停蓄，故见小便不利，小腹满；水停而气不化津，津液不能上承，故渴欲饮水；若饮多则水停于胃，胃失和降，可见饮入即吐。

【辨证依据】本证以太阳经证与小便不利、小腹满并见为辨证依据。

（2）太阳蓄血证

【临床表现】少腹急结或硬满，小便自利，如狂或发狂，善忘，大便色黑如漆，脉沉涩或沉结。

【证候分析】太阳经证失治，邪热随经内传，与血相结，瘀热结于下焦少腹，故见少腹急结，甚则硬满；瘀热内结，上扰心神，故见神志错乱如狂，甚则发狂，以及善忘等症；病在血分，未影响膀胱气化功能，故小便自利；瘀血下行随大便而出，则大便色黑如漆；脉沉涩或沉结，是因瘀热阻滞，脉气不利所致。

【辨证依据】本证以少腹急结，小便自利，大便色黑等为辨证依据。

（二）阳明病证

1. 阳明经证

【临床表现】身大热，不恶寒，反恶热，汗大出，大渴引饮，心烦躁扰，面赤，气粗，苔黄燥，脉洪大。

【证候分析】阳明病证多由太阳经证不解，或因少阳病失治，邪热内传入里而成。或因素体阳盛，初感外邪即成里实热证。

【辨证依据】本证以大热、大汗、大渴、脉洪大为辨证要点。

2. 阳明腑证（94/96/08X/13）

【临床表现】日晡潮热，手足濈然汗出，脐腹胀满疼痛，拒按，大便秘结，甚则神昏谵语，狂躁不得眠，舌苔黄厚干燥，或起芒刺，甚至苔焦黑燥裂，脉沉实或滑数。

【证候分析】阳明经气旺于日晡，四肢禀气于阳明，肠腑实热弥漫，故日晡潮热，手足濈然汗出；邪热与糟粕结于肠中，腑气不通，故脐腹胀满而痛，大便秘结；邪热上扰心神，则见神昏谵语，甚则狂躁不安；苔黄燥有芒刺，或焦黑燥裂，为燥热内结，津液被劫之故；邪热亢盛，有形之邪阻滞，脉道壅滞，故脉沉而有力，若邪热急迫则脉滑数。

【辨证依据】本证以潮热汗出，腹满痛，便秘，脉沉实等为辨证要点。

（三）少阳病证

【临床表现】口苦，咽干，目眩，寒热往来，胸胁苦满，默默不欲饮食，心烦欲呕，脉弦。

【证候分析】本证多由太阳经证不解，邪传足少阳胆经及胆腑部位所致，亦可由厥阴病转出少阳而成。

【辨证依据】本证以寒热往来、胸胁苦满等为辨证依据。

（四）太阴病证

【临床表现】腹满而吐，食不下，大便泄泻，口不渴，时腹自痛，四肢欠温，脉沉缓或弱（01/02/07）。

【证候分析】太阴病证可由寒湿之邪直接侵犯脾胃而成，亦可因三阳病治疗失当，损伤脾阳所致。太阴病为三阴病之轻浅阶段，属于里虚寒证。

【辨证依据】本证以腹满时痛、腹泻等虚寒表现为辨证要点。

（五）少阴病证

少阴病证的临床表现有：**口燥咽干、下利清谷、面赤、心烦不得卧、自利而渴、欲寐**（00X/02）。

1.少阴寒化证（93X/05X/11）

【临床表现】无热恶寒，**但欲寐，四肢厥冷，下利清谷**，呕不能食，或食入即吐，或身热反不恶寒，甚至**面赤，脉微细★**。

【证候分析】病至少阴，心肾阳气俱虚，故表现为整体的虚寒证候。阳气衰微，阴寒内盛，失于温养，故见无热恶寒（即畏冷），但欲寐，肢厥；肾阳虚，火不暖土，脾胃纳运、升降失职，故下利清谷，呕不能食；若阴盛格阳，则见自觉身热而反不恶寒，面色赤；心肾阳虚，鼓动无力，则脉微细。

【辨证依据】本证以**畏寒肢厥、下利清谷、脉微细**等为辨证依据。

2.少阴热化证（91/98X）

【临床表现】**心烦不得眠，口燥咽干**，舌尖红，脉细数。

【证候分析】邪入少阴，从阳化热，热灼真阴，水不济火，心火独亢，侵扰心神，故心中烦热而不得眠；阴亏失润，则口燥咽干；阴虚而阳热亢盛，故舌尖红，脉细数。

【辨证依据】本证以心烦不得眠，以及阴虚证候为辨证依据。

（六）厥阴病证

【临床表现】**消渴，气上撞心，心中疼热，饥而不欲食★，食则吐蛔**（92X/99X/00）。

【证候分析】厥阴病为六经病之末，多由他经传变而成。其基本病理变化为上热下寒。

（七）六经病证的传变（06X/14X）

【传经】病邪自外侵入，逐渐向里发展，由某一经病证变为另一经病证。

（1）**循经传**——按伤寒六经的顺序相传　例如太阳→阳明。

（2）**越经传**——隔一经或两经以上相传　例如太阳→太阴（96）。

（3）**表里传**——表里经相传　　　　例如太阳→少阴。

【直中】伤寒病初起不从三阳经传入，病邪直入于三阴者。

【合病★】是指两经或三经同时发病，无先后次第之分（15）。

【并病★】是指一经的病证未罢，而另一经病证又起，有先后次第之分（94）。

【真题篇】

A. 体痛　　　　　　　B. 干呕　　　　　　C. 两者均是　　　　　D. 两者均非

95-107.太阳伤寒证可见（ A ）

95-108. 太阳中风证可见（ B ）

94-24. 日晡潮热，腹胀痛拒按，大便秘结，狂乱谵语，舌苔黄厚干燥，脉沉迟，属于（ D ）

    A. 真寒假热证   B. 真热假寒证   C. 阳明经证   D. 阳明腑证

    E. 寒热错杂证

08-140. 下列选项中，属于伤寒阳明腑证辨证依据的有（ ABD ）

    A. 脐腹胀满而拒按   B. 手足濈然汗出   C. 脉洪大   D. 狂躁不得眠

12-28. 阳明经证与阳明腑证均可出现的表现是（ D ）

    A. 口渴、脉洪   B. 腹胀痛、面红   C. 狂躁、不得眠   D. 发热、汗出

10-140. 阳明经证与阳明腑证共有的表现是（ ABD ）

    A. 发热   B. 汗出   C. 腹痛   D. 苔黄

13-28. 下列各项中，不属于伤寒阳明病证表现的是（ B ）

    A. 发热、汗出   B. 胸脘痞闷   C. 腹满、便秘   D. 舌红苔黄

01-26. 太阴病证的临床表现有（ D ）

    A. 脉微细   B. 饥不欲食   C. 四肢厥冷   D. 时腹自痛

    E. 下利清谷

02-105. 太阴病证的症状有（ D ）

    A. 自利而渴   B. 欲寐   C. 二者均是   D. 二者均非

07-25. 下列选项中，不属于太阴病证典型表现的是（ A ）

    A. 但欲寐   B. 腹满而吐   C. 自利   D. 舌苔白腻

17-17. 下列选项中，属太阴病证辨证依据的是（ D ）

    A. 四肢厥冷   B. 下利清谷   C. 畏寒欲寐   D. 腹满呕吐

93-134/05-120. 少阴寒化证的临床表现有（ ABCDEF ）

    A. 无热恶寒   B. 下利清谷   C. 脉微细   D. 但欲寐

    E. 四肢厥冷   F. 身热面赤

91-19. 少阴热化证的心烦不寐是因（ E ）

    A. 热扰胸膈   B. 热扰心神   C. 内有燥屎   D. 肝阳上亢

    E. 水亏火旺

98-129. 少阴热化证的病人可出现（ BD ）

    A. 但欲寐   B. 心烦不得卧   C. 食入即吐   D. 口燥咽干

00-130/02-106. 少阴病证的临床表现（ ABCDEF ）

    A. 口燥咽干   B. 下利清谷   C. 面赤   D. 心烦不得卧

    E. 自利而渴   F. 欲寐

92-135/99-134.厥阴病证可见（ BCD ）

　　A.腹满呕吐　　　　　　B.消渴　　　　　　　C.饥而不欲食，食则吐蛔

　　D.心中疼热

00-23.以下哪个症状属于厥阴病证（ D ）

　　A.腹满而吐　　　　　　B.下利清谷　　　　　C.时腹自痛　　　　　D.饥不欲食

　　E.无热恶寒

06-121.下列选项中，属于六经病证传经的有（ ACD ）

　　A.按六经的顺序相传　　　　　　　　B.一经证候未罢，又出现另一经证候

　　C.表里之经相传　　　　　　　　　　D.隔一经或隔两经相传

14-140.下列各项中，属于伤寒六经病证传变形式的有（ BCD ）

　　A.逆传　　　　　　　　B.合病　　　　　　　C.并病　　　　　　　D.直中

16-27.六经病证的传变中，由太阳传入少阴者，称为（ B ）

　　A.直中　　　　　　　　B.传经　　　　　　　C.并病　　　　　　　D.合病

二、卫气营血辨证

（一）卫分证（94X/09）

【临床表现】发热，微恶风寒，少汗，头痛，全身不适，口微渴，舌边尖红，苔薄黄，脉浮数，或有咳嗽、咽喉肿痛。

【证候分析】卫分证是温热病的初起阶段。温热之邪侵及卫表，卫气阻遏不能布达于外，故发热，微恶风寒；卫阳与温热邪气郁蒸，故多为发热重而恶寒轻。温邪上犯，肺失宣降，气逆于上则咳嗽；上灼咽喉，气血壅滞，故咽喉红肿疼痛，上扰清窍，则头痛；邪在肺卫之表，津伤不重，故口干微渴；舌边尖红，脉浮数，为邪热在卫表的征象。

【辨证依据】本证以**发热而微恶风寒，舌边尖红，脉浮数**等为辨证要点。

（二）气分证（01/02/03/11X）

【临床表现】发热不恶寒，口渴，汗出，心烦，尿赤，舌红，苔黄，脉数有力。或兼咳喘胸痛，咳痰黄稠；或兼心烦懊侬，坐卧不安；或兼潮热，腹胀痛拒按，或时有谵语、狂躁，大便秘结或下秽臭稀水，**苔黄燥，甚则焦黑起刺，脉沉实**；或见口苦，胁痛，心烦，干呕，脉弦数等。

【证候分析】气分证多由卫分证不解，邪传入里所致，亦有初感温热邪气即直入气分者。邪正剧争，里热炽盛，故身热盛，不恶寒；邪热蒸腾，迫津外泄，则汗出；热扰心神，则心烦；热灼津伤，则口渴，尿赤，苔黄；热盛血涌，则舌红，脉数有力。

【辨证依据】气分证以发热不恶寒、舌红苔黄、脉数有力为辨证要点。

（三）营分证（92/96/98X/99/01/02/05）

【临床表现】身热夜甚，口不甚渴或不渴，心烦不寐，甚或神昏谵语，斑疹隐隐，舌质红绛无苔，脉细数。

【证候分析】营分证是温热病发展过程中较为深重的阶段。可由气分证不解，邪热传入营分，或由卫分证直接传入营分而成，称为"逆传心包"；亦有营阴素亏，初感温热邪盛，来势凶猛，发病急骤，起病即见营分证者。邪热入营，灼伤营阴，阴虚则身热夜甚；邪热蒸腾营阴上潮于口，故口不甚渴，或不渴；邪热深入营分，侵扰心神，故见心烦不寐，神昏谵语；热伤血络，则见斑疹隐隐；舌质红绛无苔，脉细数，为邪热入营，营阴劫伤之象。

【辨证依据】本证以身热夜甚、心烦不寐、舌绛、脉细数等为辨证要点。

（四）血分证（00X/06X/10）

【临床表现】身热夜甚，躁扰不宁，甚或谵语神昏，斑疹显露、色紫黑，吐血、衄血、便血、尿血，舌质深绛，脉细数；或见抽搐，颈项强直，角弓反张，目睛上视，牙关紧闭，脉弦数；或见手足蠕动、瘈疭等；或见持续低热，暮热早凉，五心烦热，神疲欲寐，耳聋，形瘦，脉虚细。

【证候分析】本证由邪在营分不解，传入血分；或气分热炽，劫营伤血，直入血分；或素体阴亏，已有伏热内蕴，温热病邪直入血分而成。血分证是温热病发展过程中最为深重的阶段，病变主要累及心、肝、肾三脏。主要表现为热盛动血、热盛动风、热盛伤阴三大类型。

【辨证依据】本证以身热夜甚、谵语神昏、抽搐或手足蠕动、斑疹、吐衄、舌质深绛、脉细数等为辨证要点。

卫气营血辨证表			
证型	病理	证候	辨证要点
卫	邪郁卫表，肺气失宣，正气抗邪，邪正相争	发热，微恶风寒，头痛，无汗或少汗，咳嗽，口微渴，苔薄白舌边尖红，脉浮数	发热，微恶风寒，口微渴
气	邪正相争，里热蒸迫，热炽津伤	壮热，不恶寒，反恶热，汗多渴喜冷饮，尿赤，舌红苔黄，脉数有力	壮热，不恶寒，口渴，苔黄
营	营热阴伤，扰神窜络	身热夜甚，口干反不甚渴饮，心烦不寐，时有谵语，斑疹隐隐舌绛，脉细数	身热夜甚，心烦谵语，舌绛
血	动血耗血，瘀热内阻	身热躁扰不安，神昏谵语，吐血、衄血、便血、尿血，斑疹密布，舌深绛	斑疹，急性多部位多窍道出血，舌深绛

【真题篇】

94-135.发热，微恶风寒，舌边尖红，脉浮数，可诊断为何证（ACD）

　　A.表热证　　　　　B.表实证　　　　　C.卫分证　　　　　D.上焦病证

09-138.气分证的脏腑病位是——大肠、胸膈、肺、胆

11-140.温病气分证的临床表现可见（ ACD ）

　　A.但热不寒　　　　B.斑疹隐隐　　　　C.汗出尿黄　　　　D.心烦口渴

02-27.发热，不恶寒反恶热，心烦，坐卧不安，口渴，舌红苔黄，脉数，属于（ B ）

　　A.热壅于肺　　　　B.热扰胸膈　　　　C.热在肺胃　　　　D.热迫大肠

　　E.热入心包

03-26.发热，不恶寒反恶热，心烦口渴，舌红苔黄，脉数者，应诊断为（ C ）

　　A.少阴热化证　　　B.卫分证　　　　　C.气分证　　　　　D.营分证

　　E.血分实热证

　　A.渴喜冷饮　　　　B.渴喜热饮　　　　C.渴不欲饮　　　　D.渴不多饮

　　E.但欲漱水不欲咽

02-81.阴虚证可见（ D ）

02-82.温病热入营分可见（ D ）

　　A.心烦口渴　　　　B.不寐　　　　　　C.二者均有　　　　D.二者均无

01-105.气分证的病人可出现（ A ）

01-106.营分证的病人可出现（ C ）

92/99-27.营分证的病人，一般不出现（ B ）

　　A.舌质红绛　　　　B.夜间低热　　　　C.脉象细数　　　　D.时有谵语

　　E.心烦不寐

98-131.营分证候的病机特点是（ AC ）

　　A.营阴受损　　　　B.津液耗竭　　　　C.心神被扰　　　　D.阴伤动风

95-27/05-28.持续低热，暮热早凉，手足蠕动者，证属（ E ）

　　A.厥阴病证　　　　B.阳明病证　　　　C.少阴病证　　　　D.营分病证

　　E.血分病证

00-135.血分证候的临床表现有（ ABD ）

　　A.暮热朝凉　　　　B.神昏谵语　　　　C.烦渴下利　　　　D.舌绛少津

06-120/10-28.温病血分证候的病变主要涉及（ ABD ）

　　A.肝　　　　　　　B.心　　　　　　　C.肺　　　　　　　D.肾

三、三焦辨证

（一）上焦病证（91/00）

【临床表现】发热，微恶风寒，头痛，汗出，口渴，咳嗽，舌边尖红，脉浮数或两寸独大；或见但热不寒，咳嗽，气喘，口渴，苔黄，脉数；甚则高热，大汗，谵语神昏或昏愦不语，舌蹇肢厥，舌质红绛。

【证候分析】肺主气，外合皮毛，与卫气相通。上焦病证中，温热之邪初犯人体，既可肺卫同时受邪，出现卫表证候与肺的证候；也可局限于肺脏受邪，邪热壅肺而卫表症状不甚明显。

【辨证依据】本证以发热汗出、咳嗽气喘，或谵语神昏等为辨证的主要依据。

（二）中焦病证（93/97X/01）

【临床表现】身热面赤，呼吸气粗，腹满，便秘，神昏谵语，渴欲饮冷，口干唇裂，小便短赤，苔黄燥或焦黑起刺，脉沉实有力。或身热不扬，头身重痛，胸脘痞闷，泛恶欲呕，大便不爽或溏泄，舌苔黄腻，脉濡数。

【证候分析】温邪自上焦传入中焦，脾胃二经受病，若邪从燥化，表现为阳明燥热证；若邪从湿化，则成为太阴湿热证。

【辨证依据】本证以发热口渴、腹满便秘，或身热不扬、呕恶脘痞、便溏等为辨证的主要依据。

（三）下焦病证（96X/00/05X/07）

【临床表现】身热颧红，手足心热，口燥咽干，神倦，耳聋，或见**手足蠕动、瘛疭，心中憺憺大动**，舌绛苔少，脉细数或虚大。

【证候分析】温病后期，邪传下焦，损及肝肾之阴。肾阴亏耗，耳失充养，故耳聋；神失阴精充养，故神疲；阴亏不能制阳，虚热内生，则见身热颧红，口燥咽干，手足心热，舌绛苔少，脉虚大；热邪久羁，真阴被灼，水亏木旺，筋失所养，虚风内扰，以致出现手足蠕动，甚或瘛疭，心中憺憺大动等症。

【辨证依据】本证以身热颧红、手足蠕动或瘛疭、舌绛苔少等为辨证的主要依据。

（四）三焦病证的传变形式

【顺传】三焦病证多由上焦手太阴肺经开始，传入中焦，进而传入下焦，此为"顺传"，标志着病情由浅入深，由轻到重的病理进程。

【逆传】若病邪从肺卫而传入心包者，称为"逆传"，说明邪热炽盛，病情重笃。

【原文论述】《温病条辨·中焦篇》总结为："温病由口鼻而入，鼻气通于肺，口气通于胃。肺病逆传则为心包。上焦病不治，则传中焦，胃与脾也。中焦病不治，即传下焦，肝与肾也。始上焦，终下焦。"

【传变规律】三焦病证自上而下的传变，是一般的规律。临床有邪犯上焦，经治而愈，并不传变者；亦有上焦病证未罢而又见中焦病证者，或自上焦而径传下焦者；亦有中焦病证未除而又出现下焦病证者；或起病即见下焦病证者；还有两焦病证错综互见和病邪弥漫三焦者。

证型		病理	证候	辨证要点
上焦	温邪犯肺	卫受邪郁，肺气失宣	发热，微恶风寒，咳嗽，头痛，口微渴，舌边尖红赤，苔薄白欠润，脉浮数	发热，微恶风寒，咳嗽
		邪热壅肺，肺气闭郁	身热，汗出，咳喘气促，口渴，苔黄，脉数	身热，咳喘，苔黄
		湿热阻肺，肺气失宣	恶寒，发热，身热不扬，胸闷，咳嗽，咽痛，苔黄腻，脉濡缓	恶寒，身热不扬，胸闷，咳嗽，苔黄腻
	湿蒙心包	湿热酿痰，蒙蔽心包	神志昏蒙，时清时昧，舌苔垢腻	神志时清时昧，舌苔垢腻
	邪陷心包	邪热内陷，机窍阻闭	神昏，肢厥，舌蹇，舌绛	神昏，肢厥，舌绛
中焦	阳明邪结	肠道热结，传导失司	日晡潮热，神昏谵语，大便秘结或热结旁流，腹硬满疼痛，舌苔黄黑燥起刺，脉沉实	潮热，便秘，苔黄黑焦燥起刺，脉沉实
		湿热积滞，搏结肠腑	身热，烦躁，躁闷脘痞，腹痛不食，大便溏垢如败酱，舌赤苔黄腻黄浊	身热腹痛，大便溏垢，苔腻黄浊
	湿邪困脾	湿邪困脾，升运失司	身热不扬，胸脘痞闷，呕恶，苔白腻脉濡缓	身热，脘痞，呕恶，苔白腻
下焦	肾精耗损	邪热久羁，耗损肾阴	神惫委顿，消瘦乏力，口燥咽干，耳聋，手足心热甚于手足背，舌绛不鲜，干枯而萎，脉虚	手足心热甚于手足背，口燥咽干，舌不鲜，干枯而萎，脉虚
	虚风内动	肾精虚损，肝失濡养，虚风内动	神倦肢厥，耳聋，五心烦热，心中悸，手指蠕动，或瘈疭，舌干绛而萎	手指蠕动或瘈疭，舌干绛而萎，脉虚

【真题篇】

91-20.温病上焦病证不见以下哪个症状（ D ）

    A.口渴　　　　　　　B.谵语　　　　　　　C.肢厥　　　　　　　D.瘈疭

    E.脉浮数

93-23/01-27.以下哪个症状不属温病的中焦病证（ EF ）

    A.便秘　　　　　　　B.腹满　　　　　　　C.苔黄腻　　　　　　D.面色淡黄

    E.神昏　　　　　　　F.舌蹇肢厥

97-131/01-27.温病中焦病证的临床表现有（ ABCDE ）

    A.口干咽燥　　　　　B.头胀身重　　　　　C.面目俱赤　　　　　D.胸闷不饥

    E.脉象沉涩

    A.午后热甚　　　　　B.口干舌燥　　　　　C.头胀身重　　　　　D.小便不利

    E.脉象沉涩

00-81.上焦病证的临床表现，多见（ A ）

00-82.下焦病证的临床表现,多见(B)

96-128.下焦病证的症状有(ABCDEFG)

A.手足瘈疭　　　　B.手足心热　　　　C.心中憺憺大动　　　D.身热面赤

E.口干舌燥　　　　F.舌绛苔少　　　　G.神倦耳聋

07-26/96-128.下列选项中,不属于下焦病证典型表现的是(D)

A.手足心热　　　　B.神倦　　　　　　C.耳聋　　　　　　D.唇裂舌(口)焦

第十一章　辨证要点总结

一、八纲辨证

1. 阴证——抑制、沉静、衰退、晦暗。

2. 阳证——兴奋、躁动、亢进、明亮。

3. 表证——恶寒发热、脉浮。

4. 里证——病情复杂，难以概括。

5. 寒证——冷、白、稀、润、静。

6. 热证——热、赤、稠、燥、动。

7. 虚证——不足、松弛、衰退；久病，势缓；耗损过多；体质虚弱。

8. 实证——有余、亢盛、停聚；新起暴病，病情急剧；体质壮实。

二、病性（因）辨证

（一）辨阴阳虚损证候

1. 阳虚证——久病体弱，畏冷肢凉、小便清长、面白、舌淡。

2. 阴虚证——久病体弱，五心烦热、潮热盗汗、尿黄便结、颧红、舌红少苔、脉细数。

3. 亡阳证——四肢厥冷、面色苍白、冷汗淋漓、气息微弱、脉微欲绝。

4. 亡阴证——身热烦渴、唇焦面赤、脉数疾、汗出如油。

（二）辨气血证候

1. 气虚证——病体虚弱，神疲、乏力、气短、脉虚。

2. 气陷证——体弱而瘦，气短、气坠、脏器下垂。

3. 气不固证——病体虚弱，疲乏、气短、脉虚、自汗或二便、经、精等不固。

4. 气脱证——病势危重，气息微弱，汗出不止，脉微。

5. 气滞证——胸胁脘腹或损伤部位胀闷、胀痛、窜痛。

6. 气逆证——咳喘或呕吐、呃逆。

7. 气闭证——突发昏厥或绞痛、二便闭塞、息粗、脉实。

8. 血虚证——"五白"（面、睑、唇、舌、甲）、脉细。

9. 血脱证——血液严重损失史，面色苍白、脉微或芤。

10. 血瘀证——固定刺痛、肿块、出血、瘀血色脉征。

11. 血热证——身热口渴、斑疹吐衄、烦躁谵语、舌绛、脉数。

12. 血寒证——患处冷痛拘急、畏寒、唇舌青紫，妇女月经后期、经色紫暗夹块。

（三）辨津液证候

1. 痰证——咳吐痰多、胸闷、呕恶、眩晕、体胖，或局部圆滑包块，苔腻、脉滑。

2. 饮证——胸闷脘痞、呕吐清水、咳吐清稀痰涎、肋间饱满、苔滑。

3. 水停证——肢体浮肿、小便不利，或腹大痞胀，舌淡胖。

4. 津液亏虚证——口渴尿少，口、鼻、唇、舌、皮肤、大便干燥。

三、脏腑辨证

（一）辨心病证候（16X）

1. 心血虚证——心悸、失眠、多梦与血虚症状共见。

2. 心阴虚证——心烦、心悸、失眠与阴虚症状共见。

3. 心气虚证——心悸、神疲与气虚症状共见。

4. 心阳虚证——心悸怔忡、心胸憋闷与阳虚症状共见。

5. 心阳暴脱证——心悸、胸痛、冷汗、肢厥、脉微。

6. 心火亢盛证——发热、心烦、吐衄、舌赤生疮、尿赤与实火症状共见。

7. 心脉痹阻证——心悸怔忡、心胸憋闷疼痛与瘀血症状共见。

8. 痰蒙心神证——情志抑郁、错乱、痴呆、昏迷与痰浊症状共见。

9. 痰火扰神证——神志狂躁、神昏谵语与痰热症状共见。

10. 瘀阻脑络证——头痛、眩晕与瘀血症状共见。

（二）辨肺病证候

1. 肺气虚证——久病咳喘史，咳嗽无力、气短而喘、自汗与气虚症状共见。

2. 肺阴虚证——干咳、痰少、潮热、盗汗。

3. 风寒犯肺证——咳嗽、咳稀白痰与风寒表证共见。

4. 风热犯肺证——咳嗽、痰少色黄与风热表证共见。

5. 燥邪犯肺证——气候干燥，干咳痰少、鼻咽口舌干燥。

6. 肺热炽盛证——咳喘气粗、鼻翼扇动与实热症状共见。

7. 痰热壅肺证——发热、咳喘、痰多黄稠。

8. 寒痰阻肺证——咳喘、痰白量多与寒象共见。

9. 饮停胸胁证——胸廓饱满、胸胁胀闷或痛。

10. 风水相搏证——突起头面浮肿与卫表症状共见。

（三）辨脾病证候

1. 脾气虚证——食少、腹胀、便溏与气虚症状共见。

2. 脾虚气陷证——脘腹重坠、内脏下垂与气虚症状共见。

3. 脾阳虚证——食少、腹胀腹痛、便溏与虚寒症状共见。

4. 脾不统血证——各种慢性出血与气血两虚症状共见。

5. 寒湿困脾证——纳呆、腹胀、便溏、身重与寒湿症状共见。

6. 湿热困脾证——腹胀、纳呆、发热、身重、便溏不爽与湿热症状共见。

（四）辨肝病证候

1. 肝血虚证——眩晕、视力减退、经少、肢麻震颤与血虚症状共见。

2. 肝阴虚证——头晕、目涩、胁痛与虚热症状共见。

3. 肝郁气滞证——多与情志因素有关，情志抑郁、胸胁或少腹胀痛。

4. 肝火炽盛证——头痛、烦躁、耳鸣、胁痛与实热症状共见。

5. 肝阳上亢证——眩晕耳鸣、头目胀痛、面红、烦躁、腰膝酸软。

6. 肝风内动证。

①肝阳化风证——眩晕、肢麻震颤、头胀痛、面赤，甚至突然昏仆、口眼歪斜、半身不遂。

②热极生风证——高热、神昏、抽搐。

③阴虚动风证——眩晕、手足蠕动与阴虚症状共见。

④血虚生风证——眩晕、手足震颤、麻木、拘急、瞤动、瘙痒与血虚症状共见。

7. 寒滞肝脉证——少腹、前阴、颠顶冷痛与实寒症状共见。

（五）辨肾病证候

1. 肾阳虚证——腰膝酸冷、性欲减退、夜尿多与虚寒症状共见。

2. 肾虚水泛证——水肿下肢为甚、尿少、畏冷肢凉。

3. 肾阴虚证——腰酸而痛、遗精、经少、头晕耳鸣与阴虚症状共见。

4. 肾精不足证——生长发育迟缓、早衰、生育机能低下。

5. 肾气不固证——腰膝酸软，小便、精液、经带、胎气不固与气虚症状共见。

（六）辨腑病证候

1. 胃气虚证——胃脘痞满、隐痛喜按、食少与气虚症状共见。

2. 胃阳虚证——胃脘冷痛、喜温喜按，畏冷肢凉。

3. 胃阴虚证——胃脘嘈杂、灼痛，饥不欲食，脘腹痞胀。

4. 胃热炽盛证——胃脘灼痛、消谷善饥与实火症状共见。

5. 寒饮停胃证——脘腹痞胀、胃中有振水声、呕吐清水。

6. 寒滞胃肠证——多有寒冷刺激诱因，胃脘、腹部冷痛，痛势急剧。

7. 食滞胃肠证——多有伤食病史，脘腹痞胀疼痛、呕泻酸馊腐臭。

8. 胃肠气滞证——脘腹胀痛走窜、嗳气、肠鸣、矢气。

9. 虫积肠道证——腹痛、面黄体瘦、大便排虫。

10. 肠热腑实证——发热、大便秘结、腹满硬痛。

11. 肠燥津亏证——大便燥结、排便困难与津亏症状共见。

12. 肠道湿热证——腹痛、暴泻如水、下痢脓血、大便黄稠秽臭与湿热症状共见。

13. 膀胱湿热证——新病势急，小便频急、灼涩疼痛与湿热症状共见。

14. 胆郁痰扰证——胆怯、惊悸、烦躁、失眠、眩晕、呕恶。

（七）辨脏腑兼病证候

1. 心肾不交证——心烦、失眠、腰酸、耳鸣、遗精与阴虚症状共见。

2. 心肾阳虚证——心悸、水肿与虚寒症状共见。

3. 心肺气虚证——咳喘、心悸、胸闷与气虚症状共见。

4. 心脾两虚证——心悸、神疲、头晕、食少、腹胀、便溏。

5. 心肝血虚证——心悸、多梦、眩晕、肢麻与血虚症状共见。

6. 脾肺气虚证——咳嗽、气喘、咳痰，食少、腹胀、便溏与气虚症状共见。

7. 肺肾气虚证——久病咳喘、呼多吸少、动则尤甚与气虚症状共见。

8. 肺肾阴虚证——干咳、少痰、腰酸、遗精与阴虚症状共见。

9. 肝火犯肺证——胸胁灼痛、急躁、咳嗽痰黄或咳血与实热症状共见。

10. 肝胆湿热证——胁肋胀痛、身目发黄，或阴部瘙痒、带下黄臭等与湿热症状共见。

11. 肝胃不和证——脘胁胀痛、嗳气、吞酸、情绪抑郁。

12. 肝郁脾虚证——胁胀作痛、情志抑郁、腹胀、便溏。

13. 肝肾阴虚证——腰酸胁痛、眩晕、耳鸣、遗精与虚热症状共见。

14. 脾肾阳虚证——久泻久痢、水肿、腰腹冷痛与虚寒症状共见。

【真题篇】

16-140. 属于心病临床表现的是（ ACD ）

A. 心悸、心痛　　　B. 头晕、耳鸣　　　C. 失眠、健忘　　　D. 舌痛、舌疮

四、其他辨证

（一）六经辨证

1. 太阳病证

（1）太阳经证

①太阳中风证——恶风、汗出、脉浮缓。

②太阳伤寒症——恶寒、恶寒、头身痛、脉浮紧。

（2）太阳腑证

①太阳蓄水证——太阳经证与小便不利、小腹满并见。

②太阳蓄血证——少腹急结，小便自利，大便色黑，神志症状。

2.阳明病证

（1）**阳明经证**——身大热、汗大出、口大渴、脉洪大。

（2）**阳明腑证**——潮热汗出、腹满痛、便秘、脉沉实。

3.少阳病证——寒热往来、胸胁苦满。

4.太阴病证——腹满时痛、腹泻等虚寒表现。

5.少阴病证

（1）**少阴寒化证**——畏寒肢厥、下利清谷、脉微细。

（2）**少阴热化证**——心烦不得眠及阴虚证候。

6.厥阴病证——阴阳对峙、寒热错杂、厥热胜复。

（二）卫气营血辨证

1.卫分证——发热而微恶风寒，舌边尖红，脉浮数。

2.气分证——发热不恶寒、舌红苔黄、脉数有力。

3.营分证——身热夜甚、心烦不寐、舌绛、脉细数。

4.血分证——身热夜甚、谵语神昏、抽搐或手足蠕动、斑疹、吐衄、舌质深绛、脉细数。

（三）三焦辨证

1.上焦病证——发热汗出、咳嗽气喘，或谵语神昏。

2.中焦病证——发热口渴、腹满便秘，或身热不扬、呕恶脘痞、便溏不爽。

3.下焦病证——身热颧红、手足蠕动或瘛疭、舌绛苔少。

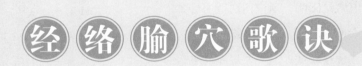

经络腧穴歌诀

手太阴肺经（11穴）

中府云门天府肺，侠白尺泽连孔最，
列缺经渠下太渊，鱼际少商与韭叶。

手阳明大肠经（20穴）

手阳明经起商阳，二间三间合谷藏，
阳溪偏历与温溜，下廉上廉三里长，
曲池肘髎五里近，臂臑肩髃巨骨当，
天鼎扶突口禾髎，鼻旁五分是迎香。

足阳明胃经（45穴）

四十五穴足阳明，承泣四白巨髎经，
地仓大迎寻颊车，下关头维下人迎，
水突气舍连缺盆，气户库房屋翳屯，
膺窗乳中兼乳根，不容承满及梁门，
关门太乙滑肉门，天枢外陵大巨存，
水道归来气冲穴，髀关伏兔走阴市，
梁丘犊鼻足三里，上巨虚下是条口，
下巨虚上是丰隆，解溪冲阳陷谷中，
内庭厉兑阳明穴，大趾次趾之端终。

足太阴脾经（21穴）

隐白大都太白脾，公孙商丘三阴交，
漏谷地机阴陵泉，血海箕门上冲门，
府舍腹结大横上，腹哀食窦又天溪，
胸乡周荣大包随。

手少阴心经（9穴）

九穴心经起极泉，青灵少海灵道连，
通里阴郄神门穴，少冲少府属于心。

手太阳小肠经（19穴）

少泽前谷后溪腕，阳谷养老小肠经，
支正小海循肩贞，臑俞天宗上秉风，
曲垣肩外又肩中，天窗天容颧听宫。

足太阳膀胱经（67穴）

足太阳经起睛明，攒竹眉冲曲差平，
五处承光通天穴，络却玉枕止天柱，
第一大杼二风门，第三肺俞四厥阴，
心五督六膈七椎，肝胆脾胃三焦肾，
气海大肠关元小，膀胱中膂白环俞，
上次中下髎会阳，附分魄户连膏肓，
神堂譩譆又膈关，魂门阳纲意舍胃，
肓门志室又胞肓，秩边承扶殷门穴，
浮郄委阳腘窝旁，委中合阳承筋山，
飞扬跗阳下昆仑，仆参申脉金门开，
京骨束骨足通谷，至阴之穴小指端。

足少阴肾经（27穴）

足少阴穴二十七，涌泉然谷太溪溢，
大钟水泉通照海，复溜交信筑宾实，
阴谷膝内跗骨后，以上从足走至膝，
横骨大赫联气穴，四满中注肓俞脐，

商曲石关阴都密，通谷幽门寸半脐，
折量腹上分十一，步廊神封膺灵墟，
神藏彧中俞府毕。

手厥阴心包经（9穴）

九穴心包手厥阴，天池天泉曲泽深，
郄门间使内关对，大陵劳宫中冲侵。

手少阳三焦经（23穴）

二十三穴手少阳，关冲液门中渚旁，
阳池外关支沟正，会宗三阳四渎长，
天井清冷渊消泺，臑会肩髎天髎堂，
天牖翳风瘈脉青，颅息角孙丝竹空，
和髎耳门听有常。

足少阳胆经（44穴）

少阳足经瞳子髎，四十四穴行迢迢，
听会上关颔厌集，悬颅悬厘曲鬓翘，
率谷天冲浮白次，窍阴完骨本神邀，
阳白临泣目窗辟，正营承灵脑空摇，
风池肩井渊液部，辄筋日月京门标，
带脉五枢维道续，居髎环跳风市招，
中渎阳关阳陵泉，阳交外丘光明宵，
阳辅悬钟丘墟外，足临泣地五侠溪，
第四指端窍阴毕。

足厥阴肝经（14穴）

一十四穴足厥阴，大敦行间太冲侵，

中封蠡沟中都近，膝关曲泉阴包临，
五里阴廉急脉穴，章门常对期门深。

督脉（28穴）

二八督脉起长强，腰俞阳关命门长，
悬枢脊中又中枢，筋缩至阳上灵台，
神道身柱陶道开，大椎哑门风府穴，
脑户强间后顶排，百会前顶连囟会，
上星神庭素髎端，水沟兑端龈交毕。

任脉（24穴）

二四任脉起会阴，曲骨中极关元门，
气海阴交神阙水，下脘建里又中脘，
上脘巨阙接鸠尾，中庭膻中玉堂前，
紫宫华盖又璇玑，天突廉泉承浆齐。

井荥输原经合歌

少商鱼际与太渊，经渠尺泽肺相连，
商阳二三间合谷，阳溪曲池大肠牵。
隐白大都太白脾，商丘阴陵泉要知，
厉兑内庭陷谷胃，冲阳解溪三里随。
少冲少府属于心，神门灵道少海寻，
少泽前谷后溪腕，阳谷小海小肠经。
涌泉然谷与太溪，复溜阴谷肾所宜，
至阴通谷束京骨，昆仑委中膀胱知。
中冲劳宫心包络，大陵间使传曲泽，
关冲液门中渚焦，阳池支沟天井索。
大敦行间太冲看，中封曲泉属于肝，

窍阴侠溪临泣胆，丘墟阳辅阳陵泉。

十五络穴歌

人身络穴一十五，我今逐一从头举，
手太阴络为列缺，手少阴络即通里，
手厥阴络为内关，手太阳络支正是，
手阳明络偏历当，手少阳络外关位，
足太阳络号飞扬，足阳明络丰隆记，
足少阳络为光明，足太阴络公孙寄，
足少阴络名大钟，足厥阴络蠡沟配，
阳督之络号长强，阴任之络号鸠尾，
脾之大络为大包，十五络脉君须记。

八会穴歌

脏会章门腑中脘，髓会绝骨筋阳陵，
骨会大杼血膈俞，气在膻中脉太渊。

八脉交会八穴歌

公孙冲脉胃心胸，内关阴维下总同；
临泣胆经连带脉，阳维目锐外关逢；
后溪督脉内眦颈，申脉阳跷络亦通；
列缺任脉行肺系，阴跷照海膈喉咙。

四总穴歌

肚腹三里留，腰背委中求，
头项寻列缺，面口合谷收。

回阳九针歌

哑门劳宫三阴交，涌泉太溪中脘接，
环跳三里合谷并，此是回阳九针穴。

背俞穴歌

胸三肺俞四厥阴，心五肝九胆十临；
十一脾俞十二胃，腰一三焦腰二肾；
腰四骶一大小肠，膀胱骶二椎外寻。

十二原穴歌

十二经络各有原，脏腑原气留止处，
阴经原穴以输代，阳经原穴在输外，
肺原太渊大合谷，脾原太白胃冲阳，
心原神门小腕骨，肾原太溪膀京骨，
心包大陵焦阳池，肝原太冲胆丘墟。

十二募穴歌

大肠天枢肺中府，小肠关元巨阙心，
膀胱中极京门肾，胆募日月肝期门，
脾募章门胃中脘，气化三焦石门针，
心包募穴何处取，胸前膻中觅浅深。

下合穴歌

胃经下合足三里，上下巨虚大小肠。
膀胱当合委中穴，三焦下合属委阳。
胆经之合阳陵泉，腑病用之效必彰。

郄穴歌

郄义即孔隙，本属气血集；肺向孔最取，大肠温溜别，

胃经是梁丘，脾属地机穴；心则取阴郄，小肠养老别，

膀胱金门守，肾向水泉施；心包郄门刺，三焦会宗持，

胆郄在外丘，肝经中都是；阳跷跗阳走，阴跷交信期，

阳维阳交穴，阴维筑宾知。

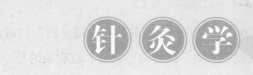

针 灸 学

第一章 经络总论

一、经络的概念及经络系统的组成

1. 经络是人体内运行气血的通道，包括经脉和络脉。

2. 经络系统由经脉和络脉组成，其中经脉包括十二经脉、奇经八脉，以及附属于十二经脉的十二经别、十二经筋、十二皮部；络脉包括十五络脉和难以计数的浮络、孙络等。

【高频考点】

1. 《素问·气穴论》称其具有"溢奇邪"、"通营卫"作用的是孙络。

2. 加强足三阴、足三阳经脉与心脏联系的是经别。

3. 十二经脉的别络都是从四肢肘膝以下分出（2次）。

二、十二经脉

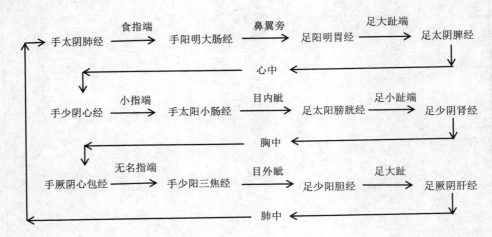

1. 十二经脉循行走向总的规律是：手三阴经从胸走手，手三阳经从手走头，足三阳经从头走足，足三阴经从足走胸腹。

2. 十二经脉循行交接规律是：

（1）相表里的阴经和阳经在手足末端交接。如手太阴肺经与手阳明大肠经交接于食指端。

（2）同名的阳经与阳经在头面部交接。如手阳明大肠经与足阳明胃经交接于鼻旁。

（3）互相衔接的阴经与阴经在胸中交接。如足太阴脾经与手少阴心经交接于心中。

【高频考点】

1. 十二经脉气血流注的形式为 循环贯注。

2. 交接于足小趾端两条经脉是 足太阳经 与 足少阴经。

3. 十二正经循行中阴经与阳经的交接部位是 手指端、足趾端。

3. 十二经脉的循行部位

《灵枢·经脉》：肺手太阴之脉，起于中焦，下络大肠，还循胃口，上膈属肺。从肺系，横出腋下，下循臑内，行少阴、心主之前，下肘中，循臂内上骨下廉，入寸口，上鱼，循鱼际，出大指之端。

其支者：从腕后，直出次指内廉，出其端。

《灵枢·经脉》：大肠手阳明之脉，起于大指次指之端，循指上廉，出合谷两骨之间，上入两筋之中，循臂上廉，入肘外廉，上臑外前廉，上肩，出髃骨之前廉，上出于柱骨之会上，下入缺盆，络肺，下膈，属大肠。

其支者，从缺盆上颈，贯颊，入下齿中，还出挟口，交人中——左之右，右之左，上挟鼻孔。

《灵枢·经脉》：胃足阳明之脉，起于鼻，交频中，旁纳太阳之脉，下循鼻外，入上齿中，还出挟口，环唇，下交承浆，却循颐后下廉，出大迎，循颊车，上耳前，过客主人，循发际，至额颅。

其支者，从大迎前，下人迎，循喉咙，入缺盆，下膈，属胃，络脾。

其直者，从缺盆下乳内廉，下挟脐，入气街中。

其支者，起于胃口，下循腹里，下至气街中而合。——以下髀关，抵伏兔，下膝髌中，下循胫外廉，下足跗，入中指内间。

其支者，下膝三寸而别，下入中指外间。

其支者，别跗上，入大指间，出其端。

《灵枢·经脉》：脾足太阴之脉，起于大指之端，循指内侧白肉际，过核骨后，上内踝前廉，上腨内，循胫骨后，交出厥阴之前，上膝股内前廉，入腹，属脾，络胃，上膈，挟咽，连舌本，散舌下。

其支者，复从胃，别上膈，注心中。

脾之大络，名曰大包，出渊腋下三寸，布胸胁。

《灵枢·经脉》：心手少阴之脉，起于心中，出属心系，下膈，络小肠。

其支者，从心系，上挟咽，系目系。

其直者，复从心系，却上肺，下出腋下，下循臑内后廉，行太阴、心主之后，下肘内，循臂内后廉，抵掌后锐骨之端，入掌内后廉，循小指之内，出其端。

《灵枢·经脉》：小肠手太阳之脉，起于小指之端，循手外侧上腕，出踝中，直上循臂骨下廉，出肘内侧两骨之间，上循臑外后廉，出肩解，绕肩胛，交肩上，入缺盆，络心，循咽下膈，抵胃，属小肠。

其支者，从缺盆循颈，上颊，至目锐眦，却入耳中。

其支者，别颊上䪼，抵鼻，至目内眦，斜络于颧。

《灵枢·经脉》：膀胱足太阳之脉，起于目内眦，上额，交巅。

其支者，从巅至耳上角。

其直者，从巅入络脑，还出别下项，循肩膊内，挟脊抵腰中，入循膂，络肾，属膀胱。其支者，从腰中，下挟脊，贯臀，入腘中。

其支者，从膊内左右别下贯胛，挟脊内，过髀枢，循髀外后廉下合腘中——以下贯腨内，出外踝之后，循京骨至小指外侧。

《灵枢·经脉》：肾足少阴之脉，起于小指之下，邪走足心，出于然谷之下，循内踝之后，别入跟中，以上腨内，出腘内廉，上股内后廉，贯脊属肾，络膀胱。

其直者，从肾上贯肝膈，入肺中，循喉咙，挟舌本。

其支者，从肺出，络心，注胸中。

《灵枢·经脉》：心主手厥阴心包络之脉，起于胸中，出属心包络，下膈，历络三焦。

其支者，循胸出胁，下腋三寸，上抵腋下，循臑内，行太阴、少阴之间，入肘中，下臂，行两筋之间，入掌中，循中指，出其端。

其支者，别掌中，循小指次指出其端。

《灵枢·经脉》：三焦手少阳之脉，起于小指次指之端，上出两指之间，循手表腕，出臂外两骨之间，上贯肘，循臑外上肩，而交出足少阳之后，入缺盆，布膻中，散络心包，下膈，遍属三焦。

其支者，从膻中，上出缺盆，上项，系耳后，直上出耳上角，以屈下颊至䪼。

其支者，从耳后入耳中，出走耳前，过客主人，前交颊，至目锐眦。

《灵枢·经脉》：胆足少阳之脉，起于目锐眦，上抵头角，下耳后，循颈，行手少阳之前，至肩上，却交出手少阳之后，入缺盆。

其支者，从耳后入耳中，出走耳前，至目锐眦后。

其支者，别锐眦，下大迎，合于手少阳，抵于䪼，下加颊车，下颈，合缺盆，以下胸中，贯膈，络肝，属胆，循胁里，出气街，绕毛际，横入髀厌中。

其直者，从缺盆下腋，循胸，过季胁，下合髀厌中，以下循髀阳，出膝外廉，下外辅骨之前，直下抵绝骨之端，下出外踝之前，循足跗上，入小指次指之间。

其支者，别跗上，入大指之间，循大指歧骨内，出其端，还贯爪甲，出三毛。

《灵枢·经脉》：肝足厥阴之脉，起于大指丛毛之际，上循足跗上廉，去内踝一寸，上踝八寸，交出太阴之后，上腘内廉，循股阴，入毛中，环阴器，抵小腹，挟胃，属肝，络胆，上贯膈，布胁肋，循喉咙之后，上入颃颡，连目系，上出额，与督脉会于巅。

其支者，从目系，下颊里，环唇内。

其支者，复从肝别，贯膈，上注肺。

经络名称	联络的脏腑	联络的器官
十二经脉与脏腑器官的联络		
手太阴肺经	属肺，络大肠，环循胃口	喉咙
手阳明大肠经	属大肠，络肺	入下齿中，挟口、鼻
足阳明胃经	属胃，络脾	起于鼻，入上齿，还口挟唇，循喉咙
足太阴脾经	属脾，络胃，流注心中	挟咽，连舌本，散舌下
手少阴心经	属心，络小肠，上肺	挟咽，连目系
手太阳小肠经	属小肠，络心，抵胃	循咽，至目内外眦，入耳中，抵鼻
足太阳膀胱经	属膀胱，络肾	起于目内眦，至耳上角，入络脑
足少阴肾经	属肾，络膀胱，上贯肝，入肺中，络心	循喉咙，挟舌本
手厥阴心包经	属心包，络三焦	
手少阳三焦经	属三焦，络心包	系耳后，出耳上角，入耳中，至目锐眦
足少阳胆经	属胆，络肝	起于目锐眦，下耳后，入耳中，出耳前
足厥阴肝经	属肝，络胆，挟胃，注肺	过阴器，连目系，环唇内

【高频考点】

1. 十二经脉中，与牙齿有联系的是胃经、大肠经。

2. 连舌本，散舌下的经脉是脾经（2次）。

3. 经脉上行与督脉会于头顶部的是肝经（3次）。

4. 手少阴与足太阴的循行均通过其经别到达头部。

5. 足阳明与足少阳经脉循行过程中经过气街（3次）。

6. 十二经脉中循行于腹部的经脉、自内向外的顺序是足少阴、足阳明、足太阴、足厥阴。

7. 手太阳小肠经既至目内眦又至目外眦（2次）。

8. 胃经、肝经、冲脉、任脉环绕口唇。

9. 循行于腹部的是足阳明胃经和任脉。

10. 手厥阴心包经起于胸中。

三、奇经八脉

奇经八脉指别道奇行的经脉，包括督脉、任脉、冲脉、带脉、阴维脉、阳维脉、阴跷脉、阳跷脉共 8 条。

奇经八脉的作用为：

1. 进一步密切十二经脉之间的联系。

2. 调节十二经脉气血。

3. 与肝、肾等脏和女子胞、脑、髓等奇恒之腑在生理和病理上有一定联系。

《难经·二十八难》："任脉者，起于中极之下，以上毛际，循腹里，上关元，至咽喉。"

《难经·二十八难》："督脉者，起于下极之俞，并于脊里，上至风府，入属于脑。"

脉名	循行分布概况	功能
	奇经八脉循行分布和功能	
任脉	腹、胸、颏下正中	总任六阴经，调节全身阴经经气，故称"阴脉之海"
督脉	腰、背、头面正中	总督六阳经，调节全身阳经经气，故称"阳脉之海"
带脉	起于胁下，环腰一周，状如束带	约束纵行躯干的诸条经脉
冲脉	与足少阴经相并上行，环绕口唇，且与任、督、足阳明等有联系	涵蓄十二经气血，故称"十二经之海"或"血海"
阴维脉	小腿内侧，并足太阴、厥阴上行，至咽喉合于任脉（2次）	调节六阴经经气
阳维脉	足跗外侧，并足少阳经上行，至项后会合于督脉	调节六阳经经气
阴跷脉	足跟内侧，伴足少阴等经上行，至目内眦与阳跷脉会合	调节肢体运动，司眼睑开合
阳跷脉	足跟外侧，伴足太阳等经上行，至目内眦与阴跷脉会合	

【高频考点】

1. 冲脉起于胞中；督脉、任脉经过会阴；督脉进入脑；任脉的终点是目眶下。

2. 交会于督脉的经脉有足三阳经、手三阳经和阳维脉。"一源三歧"的奇经是指冲、任、督脉。

四、经别、别络、经筋、皮部

1. 十二经别是十二正经离、入、出、合的别行部分，是正经别行深入体腔的支脉。加强了十二经脉的内外联系，更加强了经脉所属络的脏腑在体腔深部的联系。

十二经别的生理功能，主要是加强相为表里经脉在体内的联系、加强足三阳经脉与心脏的联系、加强手足三阴经脉与头面的联系。

可用"离、入、出、合"来概括其循行特点的是十二经别（2次）。

2.十二经筋是十二经脉之气输布于筋肉骨节的体系，是附属于十二经脉的筋肉系统。

十二经筋多结聚于关节和骨骼附近（2次）。

3.十二皮部是十二经脉功能活动反映于体表的部位，也是络脉之气散布之所在。

经脉类别	经名	本经主治特点	二经相同主治	三经相同主治
手三阴经	手太阴经	肺、喉病		胸部病
	手厥阴经	心、胃病	神志病	
	手少阴经	心病		
手三阳经	手阳明经	前头、鼻、口、齿病		咽喉病，热病
	手少阳经	侧头、胁肋病	目病、耳病	
	手太阳经	后头、肩胛病，神志病		
足三阳经	足阳明经	前头、口齿、咽喉病、胃肠病		眼病、神志病、热病
	足少阳经	侧头、耳病、胁肋病		
	足太阳经	后头、背腰病（背俞并治脏腑病）		
足三阴经	足太阴经	脾胃病		前阴病，妇科病
	足厥阴经	肝病		
	足少阴经	肾病、肺病、咽喉病		
任督二脉	任脉	回阳，固脱，有强壮作用	神志病、脏腑病、妇科病	
	督脉	中风、昏迷、热病、头面病		

歌诀： 手三阴经同治胸，手三阳经咽热病，足三阳经眼神热，足三阴经阴妇科，

任督二脉神脏妇，手少厥阴神志病，手少太阳目耳疾。

【高频考点】

1.治疗咽喉病，可选用的经穴是手阳明大肠经、足阳明胃经、足少阴肾经。

2.可治疗目疾的经穴是足少阳胆经穴、手少阳三焦经穴、足太阳膀胱经穴、手太阳小肠经穴。

五、经络的生理功能及经络学说的应用

1. 沟通表里上下，联系脏腑器官。
2. 通行气血，濡养脏腑组织。
3. 感应传导作用。
4. 调节机能平衡。

第二章　腧穴总论

一、腧穴的概念及分类

腧穴是人体脏腑经络之气输注于体表的特殊部位；分为十四经穴、奇穴、阿是穴。

十四经穴的总数是 361。

"以痛为腧"指的穴位是阿是穴。

二、腧穴的治疗作用及主治规律

1. 近治作用，是指腧穴均具有治疗其所在部位局部及邻近组织、器官病证的作用，是"腧穴所在，主治所在"规律的体现。如眼区周围的睛明、承泣、攒竹、瞳子髎等经穴均能治疗眼疾；胃脘部周围的中脘、建里、梁门等经穴均能治疗胃痛；膝关节周围的鹤顶、膝眼等奇穴均能治疗膝关节疼痛；阿是穴均可治疗所在部位局部的病痛；十四经穴、奇穴和阿是穴都具有的主治功用是近治作用。

2. 远治作用，是指腧穴具有治疗其远隔部位的脏腑、组织器官病证的作用。是"经脉所过，主治所及"规律的体现。十四经穴，尤其是十二经脉中位于四肢肘膝关节以下的经穴，远治作用尤为突出，如合谷穴不仅能治疗手部的局部病证，还能治疗本经所过处的颈部和头面部病证。

3. 特殊作用，是指某些腧穴具有双向的良性调整作用和相对的特异治疗作用。所谓双向良性调整作用，是指同一腧穴对机体不同的病理状态，可以起到两种相反而有效的治疗作用。如腹泻时针天枢穴可止泻，便秘时针天枢穴可以通便；内关可治心动过缓，又可治疗心动过速；针刺足三里穴既可使原来处于弛缓状态或处于较低兴奋状态的胃运动加强，又可使原来处于紧张或收缩亢进状态的胃运动减弱。此外，腧穴的治疗作用还具有相对的特异性，如大椎穴退热，至阴穴矫正胎位，阑尾穴治疗阑尾炎，复溜穴治疗多汗等。

三、腧穴的定位方法

骨度分寸定位法：指主要以骨节为标志，将两骨节之间的长度折量为一定的分寸，用以确定腧穴位置的方法。

折量寸	起止点	说明
3寸	眉间（印堂）至前发际正中	
3寸	第7颈椎棘突下（大椎）至后发际正中	用于确定前或后发际及其头部经穴的纵向距离
3寸	肩胛骨内缘（近脊柱侧点）至后正中线	用于确定背腰部经穴的横向距离
8寸	胸剑联合中点至脐中	用于确定上腹部经穴的纵向距离
8寸	肩峰缘至后正中线	用于确定肩背部经穴的横向距离
8寸	两乳头之间	用于确定胸腹部经穴的横向距离
9寸	前额两发角之间（头维之间）	用于确定头前部经穴的横向距离
9寸	耳后两乳突之间（完骨之间）	用于确定头后部经穴的横向距离
9寸	胸骨上窝至胸剑联合中点（天突→歧骨）	用于确定胸部任脉经穴的纵向距离
9寸	腋前、后纹头至肘横纹（平肘尖）	用于确定上臂部经穴的纵向距离
12寸	前发际正中至后发际正中	用于确定头部经穴的纵向距离
12寸	腋窝顶点至第11肋游离端（章门）	用于确定胁肋部经穴的纵向距离
12寸	肘横纹（平肘尖）至腕掌（背）侧横纹	用于确定前臂经穴的纵向距离
13寸	胫骨内侧髁下方至内踝尖（小腿长）	
16寸	腘横纹至外踝尖	用于确定下肢外后侧足三阳经穴的纵向距离
18寸	耻骨联合上缘至股骨内上髁上缘	用于确定下肢内侧足三阴经穴的纵向距离
19寸	股骨大转子至腘横纹	用于确定下肢外后侧足三阳经穴的纵向距离（臀沟至腘横纹相当于14寸）

【高频考点】

1. 条口穴取穴宜用骨度分寸定位法。

2. 复溜穴直上，平阴陵泉的骨度分寸为11寸。

3. 用于确定下肢三阴经穴纵向距离的骨度分寸有耻骨联合上缘至股骨内上髁上缘、胫骨内侧髁下方至内踝尖。

4. 用于确定下肢足三阳经穴纵向距离的骨度分寸有：股骨大转子至腘横纹、腘横纹至外踝尖。

5. 骨度分寸为9寸的有：前额两发角之间，胸骨上窝至胸剑联合中点，腋前、后纹头至肘横纹。

根据骨度分寸定位法，两穴距离	
2寸	上巨虚与条口；复溜与太溪；大陵与内关；郄门与间使；光明与悬钟
3寸	命门与志室；阴陵泉与地机；犊鼻与足三里；足三里与上巨虚；内关与郄门；大陵与间使；神阙与关元
5寸	尺泽与孔最；足三里与条口；郄门与大陵

1. 骨度分寸定位法，指主要以骨节为标志，将两骨节之间的长度折量为一定的分寸，用以确定腧穴位置的方法。

2. 体表解剖标志定位法，又称自然标志定位法，是以人体解剖学的各种体表标志为依据来确定腧穴位置的方法。阳陵泉取穴宜用体表标志定位法。

3. 手指同身寸定位法，又称"指寸法"，是指依据患者本人手指为尺寸折量标准来量取腧穴的定位方法。中指同身寸以患者中指中节桡侧两端纹头（拇、中指屈曲成环形）之间的距离作为1寸；拇指同身寸以患者拇指的指间关节的宽度作为1寸；横指同身寸以中指中节横纹为标准，令患者将食指、中指、无名指和小指并拢，其四指的宽度作为3寸。四指相并名曰"一夫"；用横指同身寸量取腧穴，又名"一夫法"。

4. 简便定位法是临床中一种简便易行的腧穴定位方法。如立正姿势，手臂自然下垂，其中指端在下肢所触及处为风市；两手虎口自然平直交叉，一手指压在另一手腕后高骨的上方，其食指尽端到达处取列缺等。

第三章　经络腧穴各论

一、十二经腧穴的主治概要

1. 手太阴肺经腧穴主治咳、喘、咯血、咽喉痛等肺系疾患，及经脉循行部位的其他病证。

2. 手阳明大肠经腧穴主治头面五官病、热病、皮肤病、肠胃病、神志病等及经脉循行部位的其他病证。

3. 足阳明胃经腧穴主治胃肠病、头面五官病、神志病、皮肤病、热病及经脉循行部位的其他病证。

4. 足太阴脾经腧穴主治脾胃病、妇科病、前阴病及经脉循行部位的其他病证。

5. 手少阴心经腧穴主治心、胸、神志及经脉循行部位的其他病证。

6. 手太阳小肠经腧穴主治头面五官病、热病、神志病及经脉循行部位的其他病证。

7. 足太阳膀胱经腧穴主治头面五官病、项、背、腰、下肢部病症及神志病，位于背部两条侧线的背俞穴及其他腧穴主治相应的脏腑病证和有关的组织器官病证。

8. 足少阴肾经腧穴主治妇科病、前阴病、肾脏病，以及与肾有关的肺、心、肝、脑病及咽喉、舌等及经脉循行部位的其他病证。

9. 手厥阴心包经腧穴主治心、心包、胸、胃、神志病，以及经脉循行经过部位的其他病证。

10. 手少阳三焦经腧穴主治头、目、耳、颊、咽喉、胸胁病和热病，以及经脉循行经过部位的其他病证。

11. 足少阳胆经腧穴主治肝胆病，侧头、目、耳、咽喉、胸胁病，以及经脉循行经过部位的其他病证。

12. 足厥阴肝经腧穴主治肝、胆、脾、胃病，妇科病，少腹、前阴病，以及经脉循行部位的其他病证。

【高频考点】

1. 手阳明大肠经证可见鼻衄齿痛。

2. 足阳明胃经证可见鼻衄齿痛或口歪。

3. 足少阴肾经腧穴主治前阴病、咽喉病和足跟病。

二、常用经穴的定位、主治及刺灸方法

（一）手太阴肺经：中府、尺泽、孔最、列缺、太渊、鱼际、少商

腧穴名	特定穴	定位	主治	刺灸方法
zhōng fǔ 中 府	肺之募穴	在胸前壁外上方，前正中线旁开6寸，平第1肋间隙处	①咳嗽、气喘、胸满痛等肺部病证 ②肩背痛	向外斜刺或平刺0.5～0.8寸，不可向内深刺，以免伤及肺脏，引起气胸
chǐ zé 尺 泽	合穴	肘横纹中，肱二头肌腱桡侧凹陷处	①咳嗽、气喘、咯血、咽喉肿痛等肺系实热性病证②肘臂挛痛③急性吐泻、中暑、小儿惊风等急症	直刺0.8～1.2寸，或点刺出血
kǒng zuì 孔 最	郄穴	尺泽穴与太渊穴连线上，腕横纹上7寸处	①咯血、咳嗽、气喘、咽喉肿痛等肺系病证 ②肘臂挛痛	直刺0.5～1寸
liè quē 列 缺	络穴、八脉交会穴（通于任脉）	桡骨茎突上方，腕横纹上1.5寸，当肱桡肌与拇长展肌腱之间	①咳嗽、气喘、咽喉肿痛等肺系病证②头痛、齿痛、项强、口眼歪斜等头项部疾患	向上斜刺0.5～0.8寸
tài yuān 太 渊	输穴、原穴、八会穴之脉会	在腕掌侧横纹桡侧端，桡动脉的桡侧凹陷中	①咳嗽、气喘等肺系疾患 ②无脉症 ③腕臂痛	避开桡动脉，直刺0.3～0.5寸
yú jì 鱼 际	荥穴	第1掌骨中点桡侧，赤白肉际处	①咳嗽、咯血、咽干、咽喉肿痛、失音等肺系热性病证 ②小儿疳积	直刺0.5～0.8寸。治小儿疳积可用割治法
shào shāng 少 商	井穴	拇指桡侧指甲根角旁0.1寸	①咽喉肿痛、鼻衄、高热等肺系实热证 ②癫狂、昏迷	浅刺0.1寸，或点刺出血

（二）手阳明大肠经：商阳、合谷、阳溪、偏历、手三里、曲池、臂臑、肩髃、迎香

腧穴名	特定穴	定位	主治	刺灸方法
shāng yáng 商 阳	井穴	食指末节桡侧，指甲根角旁0.1寸	①齿痛、咽喉肿痛等五官疾患②热病、昏迷等热证、急症	浅刺0.1寸，或点刺出血
hé gǔ 合 谷	原穴	手背第1、2掌骨之间，第2掌骨桡侧中点处	①头痛、目赤肿痛、齿痛、鼻衄、口眼歪斜、耳聋等头面五官诸疾②发热恶寒等外感病证，热病无汗或多汗③经闭、滞产等妇产科病证	直刺0.5～1寸，针刺时手呈半握拳状。孕妇不宜针
yáng xī 阳 溪		腕背横纹桡侧，当拇短伸肌腱与拇长伸肌腱之间的凹陷中	①手腕痛②头痛、目赤肿痛、耳聋等头面五官疾患	直刺0.5～0.8寸
piān lì 偏 历	络穴	屈肘，在阳溪穴与曲池穴连线上，腕横纹上3寸处	①耳鸣、鼻衄等五官疾患②手臂酸痛③腹部胀满④水肿	直刺或斜刺0.5～0.8寸

续表

腧穴名	特定穴	定位	主治	刺灸方法
shǒu sān lǐ 手三里		在阳溪穴与曲池穴连线上，肘横纹下2寸处	①手臂无力、上肢不遂等上肢病证 ②腹痛、腹泻 ③齿痛，颊肿	直刺0.8～1.2寸
qū chí 曲池	合穴	屈肘成直角，在肘横纹外侧端与肱骨外上髁连线中点	①手臂痹痛、上肢不遂等上肢病证 ②热病 ③高血压 ④癫狂 ⑤腹痛、吐泻等肠胃病证 ⑥咽喉肿痛、齿痛、目赤肿痛等五官热性病证 ⑦瘾疹、湿疹、瘰疬等皮肤、外科疾患	直刺0.5～1寸
bì nào 臂臑		在曲池穴与肩髃穴连线上，曲池穴上7寸，三角肌止点处	①肩臂疼痛不遂、颈项拘挛等肩、颈项病证 ②瘰疬 ③目疾	直刺或向上斜刺0.8～1.5寸
jiān yú 肩髃		肩峰端下缘，当肩峰与肱骨大结节之间，三角肌上部中央。臂外展或平举时，肩部出现两个凹陷，当肩峰前下方凹陷处	①肩臂挛痛、上肢不遂等肩、上肢病证 ②瘾疹	直刺或向下斜刺0.8～1.5寸。肩周炎宜向肩关节直刺，上肢不遂宜向三角肌方向斜刺
yíng xiāng 迎香		鼻翼外缘中点旁开约0.5寸，当鼻唇沟中	①鼻塞、鼽衄、口歪等局部病证 ②胆道蛔虫症	略向内上方斜刺或平刺0.3～0.5寸

【高频考点】

在肘横纹外侧端，屈肘，位于尺泽与肱骨外上髁连线中点的腧穴是曲池。

（三）足阳明胃经：承泣、四白、地仓、颊车、头维、下关、人迎、梁门、天枢、归来、梁丘、犊鼻、足三里、上巨虚、条口、下巨虚、丰隆、解溪、内庭、厉兑

腧穴名	特定穴	定位	主治	刺灸方法
chéng qì 承泣		目正视，瞳孔直下，当眼球与眶下缘之间	①眼睑瞤动、迎风流泪、夜盲、近视等目疾 ②口眼歪斜，面肌痉挛	以左手拇指向上轻推眼球，紧靠眶缘缓慢直刺0.5～1.5寸，不宜提插以防刺破血管引起血肿。出针时稍加按压以防出血
sì bái 四白		目正视，瞳孔直下，当眶下孔凹陷处	①目赤痛痒、眼睑瞤动、目翳等目疾 ②口眼歪斜、三叉神经痛、面肌痉挛等面部病证 ③头痛、眩晕	直刺或微向上斜刺0.3～0.5寸，不可深刺，以免伤及眼球，不可过度提插捻转
dì cāng 地仓		口角旁约0.4寸，上直对瞳孔	口角歪斜、流涎、三叉神经痛等局部病证	斜刺或平刺0.5～0.8寸。可向颊车穴透刺

续表

腧穴名	特定穴	定位	主治	刺灸方法
jiá chē 颊车		下颌角前上方一横指凹陷中，咀嚼时咬肌隆起最高点处	齿痛、牙关不利、颊肿、口角㖞斜等局部病证	直刺 0.3 ～ 0.5 寸，或平刺 0.5 ～ 1 寸。可向地仓穴透刺
xià guān 下关		耳屏前，下颌骨髁状突前方，当颧弓与下颌切迹所形成的凹陷中。合口有孔，张口即闭，宜闭口取穴	①牙关不利、三叉神经痛、齿痛、口眼㖞斜等面口病证 ②耳聋、耳鸣、聤耳等耳疾	直刺 0.5 ～ 1 寸。留针时不可做张口动作，以免折针。
tóu wéi 头维		额角发际直上 0.5 寸，头正中线旁，距神庭 4.5 寸	头痛、目眩、目痛等头目病证	平刺 0.5 ～ 1 寸
rén yíng 人迎		喉结旁 1.5 寸，在胸锁乳突肌的前缘，颈总动脉之后	①瘿气，瘰疬 ②咽喉肿痛 ③高血压 ④气喘	避开颈总动脉，直刺 0.3 ～ 0.8 寸
liáng mén 梁门		脐中上 4 寸，前正中线旁开 2 寸	纳少、胃痛、呕吐等胃疾	直刺 0.8 ～ 1.2 寸。过饱者禁针，肝大者慎针或禁针，不宜作大幅度提插
tiān shū 天枢	大肠之募穴	脐中旁开 2 寸	①腹痛、腹胀、便秘、腹泻、痢疾等胃肠病证 ②月经不调、痛经等妇科疾患	直刺 1 ～ 1.5 寸
guī lái 归来		脐中下 4 寸，前正中线旁开 2 寸。	①小腹痛，疝气 ②月经不调、带下、阴挺等妇科疾患	直刺 1 ～ 1.5 寸
liáng qiū 梁丘	郄穴	屈膝，髂前上棘与髌骨外上缘连线上，髌骨外上缘上 2 寸	①急性胃病 ②膝肿痛、下肢不遂等下肢病证 ③乳痈、乳痛等乳疾	直刺 1 ～ 1.2 寸
dú bí 犊鼻		屈膝，髌韧带外侧凹陷中。又名外膝眼	膝痛、屈伸不利、下肢麻痹等下肢、膝关节疾患	向后内斜刺 0.5 ～ 1 寸
zú sān lǐ 足三里	合穴、胃下合穴	犊鼻穴下 3 寸，胫骨前嵴外一横指处	①胃痛、呕吐、嗳嗝、腹胀、腹泻、痢疾、便秘等胃肠病证 ②下肢痿痹 ③癫狂等神志病 ④乳痈、肠痈等外科疾患 ⑤虚劳诸证，为强壮保健要穴	直刺 1 ～ 2 寸。强壮保健常用温灸法
shàng jù xū 上巨虚	大肠下合穴	犊鼻穴下 6 寸，足三里穴下 3 寸	①肠鸣、腹痛、腹泻、便秘、肠痈、痢疾等胃肠病证 ②下肢痿痹	直刺 1 ～ 2 寸
tiáo kǒu 条口		上巨虚穴下 2 寸	①下肢痿痹，转筋 ②肩臂痛 ③脘腹疼痛	直刺 1 ～ 1.5 寸
xià jù xū 下巨虚		上巨虚穴下 3 寸	①腹泻、痢疾、小腹痛等胃肠病 ②下肢痿痹 ③乳痈	直刺 1 ～ 1.5 寸

续表

腧穴名	特定穴	定位	主治	刺灸方法
fēng lóng 丰 隆	络穴	外踝尖上8寸，条口穴外1寸，胫骨前嵴外2横指处	①头痛，眩晕 ②癫狂 ②嗽痰多等痰饮病证 ③下肢痿痹 ⑤腹胀，便秘	直刺1～1.5寸
jiě xī 解 溪	经穴	足背踝关节横纹中央凹陷处，当踇长伸肌腱与趾长伸肌腱之间	①下肢痿痹、踝关节病、足下垂等下肢、踝关节疾患 ②头痛，眩晕 ③癫狂 ④腹胀，便秘	直刺0.5～1寸
nèi tíng 内 庭	荥穴	足背第2、3趾间缝纹端	①齿痛、咽喉肿痛、鼻衄等五官热性病证 ②热病 ③吐酸、腹泻、痢疾、便秘等肠胃病证 ④足背肿痛，跖趾关节痛	直刺或斜刺0.5～0.8寸
lì duì 厉 兑	井穴	第2趾外侧趾甲根角旁约0.1寸	①鼻衄、齿痛、咽喉肿痛等实热性五官病证 ②热病 ③多梦、癫狂等神志疾患	浅刺0.1寸

【高频考点】

1. 位于面部，耳屏正中与下颌骨髁状突之间凹陷中的穴位是下关（2次）。

2. 足三里的主治病证是癫狂、乳痈、虚劳、噎嗝。

3. 天枢穴的定位是脐旁2寸。

4. 下关、梁丘、梁门属于足阳明胃经。

5. 针刺操作时应注意轻、慢、压的腧穴是承泣。

6. 位于瞳孔直下，属于足阳明胃经是腧穴是承泣、地仓。

7. 定位于外踝上8寸水平线的有条口、丰隆。

（四）足太阴脾经：隐白、太白、公孙、三阴交、地机、阴陵泉、血海、大横、大包

腧穴名	特定穴	定位	主治	刺灸方法
yǐn bái 隐 白	井穴	足大趾内侧趾甲角旁约0.1寸	①月经过多、崩漏等妇科病 ②便血、尿血等慢性出血证 ③癫狂，多梦 ④惊风 ⑤腹满，暴泻	浅刺0.1寸
tài bái 太 白	输穴、原穴	第1跖骨小头后缘，赤白肉际凹陷处	①肠鸣、腹胀、腹泻、胃痛、便秘等脾胃病证 ②体重节痛	直刺0.5～0.8寸

腧穴名	特定穴	定位	主治	刺灸方法
gōng sūn 公孙	络穴、八脉 交会穴 （通于冲脉）	第1跖骨基底部的前下方，赤白肉际处	①胃痛、呕吐、腹痛、腹泻、痢疾等脾胃肠腑病证 ②心烦失眠、狂证等神志病证③逆气里急、气上冲心（奔豚气）等冲脉病证	直刺0.6～1.2寸
sān yīn jiāo 三阴交	足太阴、少阴、厥阴经交会穴	内踝尖上3寸，胫骨内侧面后缘	①肠鸣腹胀、腹泻等脾胃虚弱诸证 ②月经不调、带下、阴挺、不孕、滞产等妇产科病证 ③遗精、阳痿、遗尿等生殖泌尿系统疾患 ④心悸、失眠、高血压 ⑤下肢痿痹⑥阴虚诸证	直刺1～1.5寸。孕妇禁针
dì jī 地机	郄穴	内踝尖与阴陵泉穴的连线上，阴陵泉穴下3寸	①痛经、崩漏、月经不调等妇科病 ②腹痛、腹泻等脾胃病证 ③小便不利、水肿等脾不运化水湿病证	直刺1～1.5寸
yīn líng quán 阴陵泉	合穴	胫骨内侧髁下方凹陷处	①腹胀、腹泻、水肿、黄疸、小便不利等脾不运化水湿病证②膝痛	直刺1～2寸
xuè hǎi 血海		屈膝，髌骨内上缘上2寸，当股四头肌内侧头的隆起处	①月经不调、痛经、经闭等月经病 ②瘾疹、湿疹、丹毒等血热性皮肤病	直刺1～1.5寸
dà héng 大横		脐中旁开4寸	腹痛、腹泻、便秘等脾胃病证	直刺1～2寸
dà bāo 大包	脾之大络	侧胸部腋中线上，当第6肋间隙处	①气喘②胸胁痛 ③全身疼痛④岔气 ⑤四肢无力	斜刺或向后平刺0.5～0.8寸

【高频考点】

1.隐白、地机穴所属的经脉是足太阴脾经。

2.阴陵泉穴主治：膝痛，腹胀，泄泻，水肿，黄疸，小便不利或失禁等脾不运化水湿病证。

3.常用于治疗脾病的腧穴有：太白、章门、三阴交。

4.常用于治疗下肢疼痛、不寐的腧穴是三阴交。

（五）手少阴心经：极泉、少海、通里、阴郄、神门、少府、少冲

腧穴名	特定穴	定位	主治	刺灸方法
jí quán 极泉		腋窝正中，腋动脉搏动处	①心痛、心悸等心疾②肩臂疼痛、胁肋疼痛、臂丛神经损伤等痛证③瘰疬④腋臭⑤上肢针麻用穴	避开腋动脉，直刺或斜刺0.3～0.5寸
shǎo hǎi 少海	合穴	屈肘，当肘横纹内侧端与肱骨内上髁连线的中点处	①心痛、癔症等心病、神志病②肘臂挛痛，臂麻手颤③头项痛，腋胁部痛④瘰疬	直刺0.5～1寸
tōng lǐ 通里	络穴	腕横纹上1寸，尺侧腕屈肌腱的桡侧缘	①心悸、怔忡等心病②舌强不语，暴喑③腕臂痛	直刺0.3～0.5寸。不宜深刺，以免伤及血管和神经。留针时，不可做屈腕动作
yīn xì 阴郄		腕横纹上0.5寸，尺侧腕屈肌腱的桡侧缘	①心痛、惊悸等心病②骨蒸盗汗③吐血，衄血	直刺0.3～0.5寸。不宜深刺，以免伤及血管和神经。留针时，不可做屈腕动作
shén mén 神门	输穴、原穴	腕横纹尺侧端，尺侧腕屈肌腱的桡侧凹陷处	①心痛、心烦、惊悸、怔忡、健忘、失眠、痴呆、癫狂等心与神志病证②高血压③胸胁痛	直刺0.3～0.5寸
shǎo fǔ 少府	荥穴	手掌面第4、5掌骨之间，握拳时当小指与无名指指端之间	①心悸、胸痛等心胸病②阴痒，阴痛③痈病④小指挛痛	直刺0.3～0.5寸
shǎo chōng 少冲	井穴	小指桡侧指甲根角旁0.1寸	①心悸、心痛、癫狂、昏迷等心及神志病证②热病③胸胁痛	浅刺0.1寸，或点刺出血

【高频考点】

1. 少海、通里穴所属的经脉是手少阴心经。

2. 手少阴心经的终止穴是少冲。

3. 腕横纹上1寸，尺侧腕屈肌腱桡侧缘的腧穴是通里。

（六）手太阳小肠经：少泽、后溪、养老、小海、肩贞、天宗、颧髎、听宫

腧穴名	特定穴	定位	主治	刺灸方法
shǎo zé 少泽	井穴	小指尺侧指甲根角旁0.1寸	①乳痈、乳汁少等乳疾②昏迷、热病等急症、热证③头痛、目翳、咽喉肿痛等头面五官病证	浅刺0.1寸或点刺出血。孕妇慎用

续表

腧穴名	特定穴	定位	主治	刺灸方法
hòu xī 后溪	输穴、八脉交会穴 （通于督脉）	微握拳，第5掌指关节后尺侧，远侧掌横纹头赤白肉际处	①头项强痛、腰背痛、手指及肘臂挛痛等痛证 ②耳聋、目赤 ③癫狂病④疟疾	直刺0.5～1寸。治手指挛痛可透刺合谷穴
yǎng lǎo 养老	（郄穴）	以手掌面向胸，当尺骨茎突桡侧骨缝凹陷中	①目视不明 ②肩、背、肘、臂酸痛	直刺或斜刺0.5～0.8寸。强身保健可用温和灸
xiǎo hǎi 小海	（合穴）	屈肘，当尺骨鹰嘴与肱骨内上髁之间凹陷处	①肘臂疼痛，麻木②癫痫	直刺0.3～0.5寸
jiān zhēn 肩贞		臂内收，腋后纹头上1寸	①肩臂疼痛，上肢不遂 ②瘰疬	直刺1～1.5寸。不宜向胸侧深刺
tiān zōng 天宗		肩胛骨冈下窝中央凹陷处，约当肩胛冈下缘与肩胛下角之间的上1/3折点处取穴	①肩胛疼痛、肩背部损伤等局部病证②气喘	直刺或斜刺0.5～1寸。遇到阻力不可强行进针
quán liáo 颧髎		目外眦直下，颧骨下缘凹陷处	口眼㖞斜、眼睑瞤动、齿痛、三叉神经痛等面部病证	直刺0.3～0.5寸，斜刺或平刺0.5～1寸
tīng gōng 听宫		耳屏前，下颌骨髁状突的后方，张口呈凹陷处	①耳鸣、耳聋、聤耳等耳疾 ②齿痛	张口，直刺1～1.5寸。留针时应保持一定的张口姿势

【高频考点】

天宗穴所属的经脉是 手太阳小肠经（2次）。

（七）足太阳膀胱经：睛明、攒竹、天柱、大杼、风门、肺俞、心俞、膈俞、肝俞、胆俞、脾俞、胃俞、三焦俞、肾俞、大肠俞、小肠俞、膀胱俞、次髎、承扶、委阳、委中、膏肓、志室、秩边、承山、飞扬、昆仑、申脉、束骨、至阴

腧穴名	特定穴	定位	主治	刺灸方法
jīng míng 睛明		目内眦角稍内上方凹陷处	①目赤肿痛、流泪、视物不明、目眩、近视、夜盲、色盲等目疾 ②急性腰扭伤，坐骨神经痛 ③心悸、怔忡	嘱患者闭目，医者左手轻推眼球向外侧固定，右手缓慢进针，紧靠眶缘直刺0.5～1寸。禁灸

腧穴名	特定穴	定位	主治	刺灸方法
cuán zhú 攒竹		眉头凹陷中，约在目内眦直上	①头痛，眉棱骨痛 ②眼睑瞤动、眼睑下垂、口眼歪斜、目视不明、流泪、目赤肿痛等目部病证 ③呃逆	可向眉中或向眼眶内缘平刺或斜 0.5～0.8 寸。禁灸
tiān zhù 天柱		后发际正中直上 0.5 寸（哑门穴），旁开 1.3 寸，斜方肌外缘凹陷中	①后头痛、项强、肩背腰痛等痹证 ②鼻塞 ③癫狂痫 ④热病	直刺或斜刺 0.5～0.8 寸，不可向内上方深刺，以免伤及延髓
dà zhù 大杼	八会穴之骨会	第 1 胸椎棘突下，旁开 1.5 寸	①咳嗽 ②项强，肩背痛	斜刺 0.5～0.8 寸。本经背部诸穴，不宜深刺，以免伤及内部重要脏器
fēng mén 风门		第 2 胸椎棘突下，旁开 1.5 寸	①感冒、咳嗽、发热、头痛等外感病证 ②项强，胸背痛	斜刺 0.5～0.8 寸
fèi shu 肺俞		第 3 胸椎棘突下，旁开 1.5 寸	①咳嗽、气喘、咯血等肺疾 ②骨蒸潮热、盗汗等阴虚病证	斜刺 0.5～0.8 寸
xīn shu 心俞		第 5 胸椎棘突下，旁开 1.5 寸	①心痛、惊悸、失眠、健忘、癫痫等心与神志病变 ②咳嗽、吐血 ③盗汗，遗精	斜刺 0.5～0.8 寸
gé shu 膈俞	八会穴血会	第 7 胸椎棘突下，旁开 1.5 寸	①呕吐、呃逆、气喘、吐血等上逆之证 ②贫血 ③瘾疹，皮肤瘙痒 ④潮热、盗汗 ⑤血瘀诸证	斜刺 0.5～0.8 寸
gān shu 肝俞		第 9 胸椎棘突下，旁开 1.5 寸	①胁痛、黄疸等肝胆病证 ②目赤、目视不明、夜盲、迎风流泪等目疾 ③癫狂痫 ④脊背痛	斜刺 0.5～0.8 寸
dǎn shu 胆俞		第 10 胸椎棘突下，旁开 1.5 寸	①黄疸、口苦、胁痛等肝胆病证 ②肺痨，潮热	斜刺 0.5～0.8 寸
pí shu 脾俞		第 11 胸椎棘突下，旁开 1.5 寸	①腹胀、纳呆、呕吐、腹泻、痢疾、便血、水肿等脾胃肠腑病证 ②背痛	斜刺 0.5～0.8 寸
wèi shu 胃俞		第 12 胸椎棘突下，旁开 1.5 寸	胃脘痛、呕吐、腹胀、肠鸣等胃疾	斜刺 0.5～0.8 寸
sān jiāo shu 三焦俞		第 1 腰椎棘突下，旁开 1.5 寸	①肠鸣、腹胀、呕吐、腹泻、痢疾等脾胃肠腑病证 ②小便不利、水肿等三焦气化不利病证 ③腰背强痛	直刺 0.5～1 寸
shèn shu 肾俞		第 2 腰椎棘突下，旁开 1.5 寸	①头晕、耳鸣、耳聋、腰酸痛等肾虚病证 ②遗尿、遗精、阳痿、早泄、不育等生殖泌尿系统疾患 ③月经不调、带下、不孕等妇科病证	直刺 0.5～1 寸

腧穴名	特定穴	定位	主治	刺灸方法
dà cháng shu 大肠俞		第4腰椎棘突下，旁开1.5寸	①腰腿痛 ②腹胀、腹泻、便秘等胃肠病证	直刺0.8～1.2寸
xiǎo cháng shu 小肠俞		第1骶椎棘突下，旁开1.5寸，约平第1骶后孔	①遗精、遗尿、尿血、尿痛、带下等泌尿生殖系统疾患 ②腹泻、痢疾 ③疝气 ④腰骶痛	直刺或斜刺0.8～1寸
páng guāng shu 膀胱俞		第2骶椎棘突下，旁开1.5寸，约平第2骶后孔	①小便不利、遗尿等膀胱气化功能失调病证 ②腰骶痛 ③腹泻、便秘	直刺或斜刺0.8～1.2寸
cì liáo 次髎		第2骶后孔中，约当髂后上棘下与后正中线之间	①月经不调、痛经、带下等妇科病证 ②小便不利 ③遗精 ④疝气 ⑤腰骶痛，下肢痿痹	直刺1～1.5寸
chéng fú 承扶		臀横纹的中点	①腰、骶、臀、股部疼痛； ②痔疾	直刺1～2寸
wěi yáng 委阳	合穴、三焦下合穴	腘横纹外侧端，当股二头肌腱的内侧	①腹满，小便不利 ②腰脊强痛，腿足挛痛	直刺1～1.5寸
wěi zhōng 委中	合穴、膀胱下合穴	腘横纹中点，当股二头肌肌腱与半腱肌肌腱的中间	①腰背痛、下肢痿痹等腰及下肢病证 ②腹痛，急性吐泻 ③小便不利，遗尿 ④丹毒	直刺1～1.5寸，或用三棱针点刺腘静脉出血
gāo huāng 膏肓		第4胸椎棘突下，旁开3寸	①咳嗽、气喘、肺痨等肺之虚损证 ②肩胛痛 ③健忘、遗精、盗汗等虚劳诸疾	斜刺0.5～0.8寸
zhì shì 志室		第2腰椎棘突下，旁开3寸	①遗精、阳痿等肾虚病证 ②小便不利、水肿 ③腰脊强痛	斜刺0.5～0.8寸
zhì biān 秩边		平第4骶后孔，骶正中嵴，旁开3寸	①腰骶痛、下肢痿痹等腰及下肢病证 ②小便不利 ③便秘、痔疾 ④阴痛	直刺1.5～2寸
chéng shān 承山		腓肠肌两肌腹之间凹陷的顶端处，约在委中穴与昆仑穴连线之中点	①腰腿拘急、疼痛 ②痔疾，便秘	直刺1～2寸。不宜做过强的刺激，以免引起腓肠肌痉挛
fēi yáng 飞扬	络穴	昆仑穴直上7寸，承山穴外下方1寸处	①头痛，目眩 ②腰腿疼痛 ③痔疾	直刺1～1.5寸
kūn lún 昆仑	经穴	外踝尖与跟腱之间的凹陷处	①后头痛、项强、腰骶疼痛、足踝肿痛证 ②癫痫 ③滞产	直刺0.5～0.8寸。孕妇禁用，经期慎用

续表

腧穴名	特定穴	定位	主治	刺灸方法
shēn mài 申 脉	八脉交会 （通于阳 跷脉）	外踝直下方凹陷中	①头痛，眩晕 ②癫狂痫证、失眠等神志疾患 ③腰腿酸痛	直刺 0.3～0.5 寸
shù gǔ 束骨		第 5 跖骨小头的后缘，赤白肉际处	①头痛、项强、目眩等头部疾患 ②腰腿痛 ③癫狂	直刺 0.3～0.5 寸
zhì yīn 至 阴	井穴	足小趾外侧趾甲根角旁 0.1 寸	①胎位不正，滞产 ②头痛，目痛 ③鼻塞，鼻衄	浅刺 0.1 寸。胎位不正用灸法

【高频考点】

1. 位于第 4 腰椎棘突下，后正中线旁开 1.5 寸的腧穴是大肠俞。

2. 天柱穴所属的经脉是足太阳膀胱经。胆俞宜采用斜刺。申脉穴的定位是外踝正下方凹陷处。

3. 足太阳膀胱经终止穴是至阴。既可直刺，深刺，又可针刺放血的腧穴是委中。

4. 命门穴旁开 3 寸的腧穴是志室。治疗呃逆，应首选的腧穴是攒竹。

（八）足少阴肾经：涌泉、太溪、照海、复溜、阴谷、肓俞

腧穴名	特定穴	定位	主治	刺灸方法
yǒng quán 涌 泉	井穴	足趾跖屈时，约当足底（去趾）前 1/3 凹陷处	①昏厥、中暑、小儿惊风、癫狂痫等急症及神志病证 ②头痛、头晕、目眩、失眠 ③咯血、咽喉肿痛、喉痹等肺系病证 ④大便难，小便不利 ⑤奔豚气 ⑥足心热	直刺 0.5～0.8 寸。临床常用灸法或药物贴敷
rán gǔ 然谷		内踝前下方，足舟骨粗隆下缘凹陷中	①月经不调、阴挺、阴痒、带下等妇科病证 ②遗精、阳痿、小便不利等泌尿生殖系疾患 ③咯血，咽喉肿痛；④消渴 ⑤腹泻 ⑥小儿脐风，口噤	直刺 0.5～0.8 寸
tài xī 太溪	输穴、原穴	内踝高点与跟腱后缘连线的中点凹陷处	①头痛、目眩、失眠、健忘、遗精、阳痿等肾虚证 ②咽喉肿痛、齿痛、耳鸣、耳聋等阴虚性五官病证 ③咳嗽、气喘、咯血、胸痛等肺部疾患 ④消渴，小便频数，便秘 ⑤月经不调 ⑥腰脊痛，下肢厥冷	直刺 0.5～0.8 寸

续表

腧穴名	特定穴	定位	主治	刺灸方法
zhào hǎi 照 海	八脉交会穴 （通于阴跷 脉）	内踝高点正下缘 凹陷处	①失眠、癫痫等精神、神志疾患 ②咽喉干痛、目赤肿痛等五官热性疾患 ③月经不调、带下、阴挺等妇科病证 ④小便频数、癃闭	直刺 0.5～0.8 寸
fù liū 复 溜	经穴	太溪穴上2寸， 当跟腱的前缘	①水肿、汗证（无汗或多汗）等津液输布 失调疾患 ②腹胀、腹泻等胃肠疾患 ③腰脊强痛，下肢痿痹	直刺 0.5～1 寸
yīn gǔ 阴 谷		屈膝，腘窝内 侧，当半腱肌腱 与半膜肌腱之间	①癫狂 ②阳痿、小便不利、月经不调、 崩漏等泌尿生殖系疾患 ③膝股内侧痛	直刺 1～1.5 寸
huāng shu 肓 俞		脐旁0.5寸	①腹痛、腹胀、腹泻、便秘等胃肠病证 ②月经不调 ③疝气	直刺 1～1.5 寸

【高频考点】

肓俞穴所属的经脉是足少阴肾经。太溪穴的定位是内踝尖与跟腱之间凹陷处。

（九）手厥阴心包经：天池、曲泽、郄门、间使、内关、大陵、劳宫、中冲

腧穴名	特定穴	定位	主治	刺灸方法
tiān chí 天 池		乳头外侧1寸，当 第4肋间隙中	①咳嗽、痰多、胸闷、气喘、胸痛等 肺心病证 ②乳痈 ③瘰疬	斜刺或平刺 0.3～0.5寸， 不可深刺，以 免伤及心、肺
qū zé 曲 泽	合穴	肘微屈，肘横纹中， 肱二头肌腱尺侧缘	①心痛、心悸、善惊等心系病证 ②胃痛、呕血、呕吐等热性胃疾 ③暑热病 ④肘臂挛痛	直刺 1～1.5 寸；或点刺出 血
xì mén 郄 门	郄穴	腕横纹上5寸，掌 长肌腱与桡侧腕屈 肌腱之间	①急性心痛、心悸、心烦、胸痛等心 疾 ②咯血、呕血、衄血等热性出血证 ③疔疮 ④癫痫	直刺 0.5～1 寸
jiān shǐ 间 使	经穴	腕横纹上3寸，掌 长肌腱与桡侧腕屈 肌腱之间	①心痛、心悸等心疾 ②胃痛、呕吐等热性胃疾 ③热病，疟疾 ④癫狂痫	直刺 0.5～1 寸
nèi guān 内 关	络穴、八脉 交会穴（通 于阴维脉）	腕横纹上2寸，掌 长肌腱与桡侧腕屈 肌腱之间	①心痛、胸闷、心动过速或过缓等心 疾 ②胃痛、呕吐、呃逆等胃腑病证 ③中风 ④失眠、郁证、癫狂痫等神志病证 ⑤眩晕症，如晕车、晕船、耳源性眩晕 ⑥肘臂挛痛	直刺 0.5～1 寸

续表

腧穴名	特定穴	定位	主治	刺灸方法
dà líng 大 陵	输穴、原穴	腕横纹中央，掌长肌腱与桡侧腕屈肌腱之间	①心痛，心悸，胸胁满痛 ②胃痛，呕吐，口臭等胃腑病证 ③喜笑悲恐，癫狂痫等神志疾患 ④臂、手挛痛	直刺 0.3～0.5寸
láo gōng 劳 宫	荥穴	第2、3掌骨中间，握拳，中指尖下是穴	①中风昏迷、中暑等急症 ②心痛、烦闷、癫狂痫等神志疾患 ③口疮，口臭 ④鹅掌风	直刺 0.3～0.5寸
zhōng chōng 中 冲	井穴	中指尖端的中央	中风昏迷、舌强不语、中暑、昏厥、小儿惊风等急症	浅刺 0.1寸；或点刺出血

【高频考点】

根据骨度分寸定位法，相距为3寸的两穴是大陵、间使。

（十）手少阳三焦经：关冲、中渚、阳池、外关、支沟、肩髎、翳风、角孙、耳门、丝竹空

腧穴名	特定穴	定位	主治	刺灸方法
guān chōng 关 冲	井穴	无名指尺侧指甲根角旁0.1寸	①头痛、目赤、耳鸣、耳聋、喉痹、舌强等头面五官病证 ②热病、中暑	浅刺 0.1寸；或点刺出血
zhōng zhǔ 中 渚	输穴	手背，第4、5掌骨小头后缘之间凹陷中，当液门穴后1寸	①头痛、目赤、耳鸣、耳聋、喉痹等头面五官病证 ②热病 ③肩背肘臂酸痛，手指不能屈伸	直刺 0.3～0.5寸
yáng chí 阳池	原穴	腕背横纹中，指总伸肌腱尺侧缘凹陷中	①目赤肿痛、耳聋、喉痹等五官病证 ②消渴、口干 ③腕痛，肩臂痛	直刺 0.3～0.5寸
wài guān 外 关	络穴、八脉交会穴（通于阳维脉）	腕背横纹上2寸，尺骨与桡骨正中间	①热病 ②头痛、目赤肿痛、耳鸣、耳聋等头面五官病证 ③瘰疬 ④胁肋痛 ⑤上肢痿痹不遂	直刺 0.5～1寸
zhī gōu 支 沟	经穴	腕背横纹上3寸，尺骨与桡骨正中间	①便秘 ②耳鸣、耳聋 ③暴喑 ④瘰疬 ⑤胁肋疼痛 ⑥热病	直刺 0.5～1寸
jiān liáo 肩 髎		肩峰后下方，上臂外展时，当肩髃穴后寸许凹陷中	肩臂挛痛不遂	直刺 1～1.5寸

续表

腧穴名	特定穴	定位	主治	刺灸方法
yì fēng 翳风		乳突前下方与下颌角之间的凹陷中	①耳鸣、耳聋等耳疾 ②口眼歪斜、面风、牙关紧闭、颊肿等面、口病证 ③瘰疬	直刺 0.5～1寸
jiǎo sūn 角孙		折耳廓向前当耳尖直上入发际处	①头痛、项强 ②目赤肿痛，目翳 ③齿痛，颊肿	平刺 0.3～0.5寸
ěr mén 耳门		耳屏切迹前，下颌骨髁状突后缘，张口有凹陷处	①耳鸣、耳聋、聤耳等耳疾 ②齿痛，颈颌痛	微张口，直刺0.5～1寸
sī zhú kōng 丝竹空		眉梢的凹陷处	①癫痫 ②头痛、目眩、目赤肿痛、眼睑瞤动等头目病证 ③齿痛	平刺 0.3～0.5寸

【高频考点】

1. 角孙、肩髎穴所属的经脉是手少阳三焦经。

2. 支沟穴的主治病症有：便秘、瘰疬、耳聋、胁痛。

3. 腕背横纹上 3 寸，尺骨与桡骨之间的腧穴是支沟。

（十一）足少阳胆经：瞳子髎、听会、率谷、阳白、头临泣、风池、肩井、日月、环跳、风市、阳陵泉、光明、悬钟、丘墟、足临泣、侠溪、足窍阴

腧穴名	特定穴	定位	主治	刺灸方法
tóng zǐ liáo 瞳子髎		目外眦外侧约0.5寸，眶骨外缘凹陷中	①头痛 ②目赤肿痛、羞明流泪、内障、目翳等目疾	平刺 0.3～0.5寸。或三棱针点刺出血
tīng huì 听会		耳屏间切迹前，下颌骨髁状突后缘，张口凹陷处	①耳鸣、耳聋、聤耳等耳疾 ②齿痛，口眼歪斜	微张口，直0.5～0.8寸
shuài gǔ 率谷		耳尖直上，入发际1.5寸	①头痛，眩晕 ②小儿急、慢惊风	平刺 0.5～0.8寸
yáng bái 阳白		目正视，瞳孔直上，眉上1寸	①前头痛 ②目痛、视物模糊、眼睑瞤动等目疾	平刺 0.5～0.8寸
tóu lín qì 头临泣		目正视，瞳孔直上入前发际0.5寸，神庭与头维连线的中点	①头痛 ②目痛、目眩、流泪、目翳等目疾 ③鼻塞，鼻渊 ④小儿惊痫	平刺 0.5～0.8寸

续表

腧穴名	特定穴	定位	主治	刺灸方法
fēng chí 风池		胸锁乳突肌与斜方肌上端之间的凹陷中，平风府穴	①中风、癫痫、眩晕等内风所致病证 ②感冒、鼻塞、鼽衄、目赤肿痛、口眼㖞斜等外风所致的病证 ③头病，耳鸣，耳聋 ④颈项强痛	针尖微下，向鼻尖斜刺 0.8～1.2 寸，或平刺透风府穴。深部中间为延髓，必须严格掌握针刺的角度与深度
jiān jǐng 肩井		肩上，大椎穴与肩峰连线的中点	①颈项强痛，肩背疼痛，上肢不遂 ②难产、乳痈、乳汁不下、乳癖等妇产科及乳房疾患 ③瘰疬	直刺 0.5～0.8 寸。内有肺尖，慎不可深刺；孕妇禁针
rì yuè 日月	胆之募穴	乳头直下，第 7 肋间隙	①黄疸、胁肋疼痛等肝胆病证 ②呕吐、吐酸、呃逆等肝胆犯胃病证	斜刺 或 平刺 0.5～0.8 寸，不可深刺，以免伤及脏器
huán tiào 环跳		侧卧屈股，当股骨大转子高点与骶管裂孔连线的外 1/3 与 内 2/3 交点处	①腰胯疼痛、下肢痿痹、半身不遂等腰腿疾患 ②风疹	直刺 2～3 寸
fēng shì 风市		大腿外侧正中，腘横纹上 7 寸	①下肢痿痹、麻木及半身不遂等下肢疾患 ②遍身瘙痒	直刺 1～1.5 寸
yáng líng quán 阳陵泉	合穴、胆下合穴、八会穴之筋会	腓骨小头前下方凹陷中	①黄疸、胁痛、口苦、呕吐、吐酸等肝胆犯胃病证 ②膝肿痛、下肢痿痹及麻木等下肢、膝关节疾患 ③小儿惊风	直刺 1～1.5 寸
guāng míng 光明	络穴	外踝高点上 5 寸，腓骨前缘	①目痛、夜盲、近视、目花等目疾 ②胸乳胀痛 ③下肢痿痹	直刺 0.5～0.8 寸
xuán zhōng 悬钟 （绝骨）	八会穴之髓会	外踝高点上 3 寸，腓骨前缘	①痴呆、中风等髓海不足疾患 ②颈项强痛，胸胁满痛，下肢痿痹	直刺 0.5～0.8 寸
qiū xū 丘墟	原穴	外踝前下方，趾长伸肌腱的外侧凹陷中	①目赤肿痛、目翳等目疾 ②颈项痛、腋下肿、胸胁痛、外踝肿痛等痛证 ③足内翻，足下垂	直刺 0.5～0.8 寸
zú lín qì 足临泣	输穴、八脉交会穴（通于带脉）	第 4 跖趾关节的后方，足小趾伸肌腱的外侧凹陷中	①偏头痛、目赤肿痛、胁肋疼痛、足跗疼痛等痛证 ②月经不调，乳痈 ③瘰疬	直刺 0.5～0.8 寸
xiá xī 侠溪	荥穴	足背，第 4、5 趾间，趾蹼缘后方赤白肉际处纹头上凹陷处	①惊悸 ②头痛、眩晕、颊肿、耳鸣、耳聋、目赤肿痛等头面五官病证 ③胁肋疼痛、膝股痛、足跗肿痛等痛证 ④乳痈 ⑤热病	直刺 0.3～0.5 寸
zú qiào yīn 足窍阴	井穴	第 4 趾外侧趾甲根角旁 0.1 寸	①头痛、目赤肿痛、耳鸣、耳聋、咽喉肿痛等头面五官实热病证 ②胸胁痛，足跗肿痛	浅刺 0.1 寸，或点刺出血

（十二）足厥阴肝经：大敦、行间、太冲、蠡沟、曲泉、章门、期门

腧穴名	特定穴	定位	主治	刺灸方法
dà dūn 大敦	井穴	足大趾外侧指甲根角旁约0.1寸	①疝气，少腹痛 ②遗尿、癃闭、五淋、尿血等泌尿系统病证 ③月经不调、崩漏、阴缩、阴中痛、阴挺等月经病及前阴病证 ④癫痫，善寐	浅刺0.1～0.2寸，或点刺出血
xíng jiān 行间	荥穴	足背，当第1、2趾间的趾蹼缘上方纹头处	①中风、癫痫、头痛、目眩、目赤肿痛、青盲、口歪等肝经风热病证 ②月经不调、痛经、闭经、崩漏、带下等妇科经带病证 ③阴中痛、疝气 ④遗尿、癃闭、五淋等泌尿系病证 ⑤胸胁满痛	直刺0.5～0.8寸
tài chōng 太冲	输穴、原穴	足背，第1、2趾骨结合部之前凹陷中	①中风、癫狂病、小儿惊风；头痛、眩晕、耳鸣、目赤肿痛、口歪、咽痛等肝经风热病证 ②月经不调、痛经、经闭、崩漏、带下等妇科经带病证 ③黄疸、胁痛、腹胀、呕逆等肝胃病证④癃闭，遗尿 ⑤下肢痿痹，足跗肿痛	直刺0.5～0.8寸
lí gōu 蠡沟	络穴	内踝尖上5寸，胫骨内侧面的中央	①月经不调、赤白带下、阴挺、阴痒等妇科病证 ②小便不利③疝气，睾丸肿痛	平刺0.5～0.8寸
qū quán 曲泉	合穴	屈膝，当膝内侧横纹头上方，半腱肌、半膜肌止端前缘凹陷中	①月经不调、痛经、带下、阴挺、阴痒、产后腹痛等妇科病证 ②遗精，阳痿，疝气 ③小便不利 ④膝膑肿痛，下肢痿痹	直刺1～1.5寸
zhāng mén 章门	脾之募穴、八会穴之脏会	第11肋游离端下际	①腹痛、腹胀、肠鸣、腹泻、呕吐等胃肠病证 ②胁痛、黄疸、痞块（肝脾肿大）等肝脾病证	直刺0.8～1寸
qī mén 期门	肝之募穴	乳头直下，第6肋间隙，前正中线旁开4寸	①胸胁胀痛、呕吐、吐酸、呃逆、腹胀、腹泻等肝胃病证 ②奔豚气③乳痈	斜刺或平刺0.5～0.8寸，不可深刺，以免伤及内脏

【高频考点】

　　大敦穴所属的经脉是足厥阴肝经。曲泉穴所属的经脉是足厥阴肝经。期门穴位于乳头直下第 6 肋间隙。

（十三）任脉：中极、关元、气海、神阙、建里、中脘、膻中、天突、廉泉、承浆

腧穴名	特定穴	定位	主治	刺灸方法
zhōng jí 中极	膀胱募穴、任脉与足三阴经交会穴	前正中线上，脐下 4 寸	①遗尿、小便不利、癃闭等泌尿系病证 ②遗精、阳痿、不育等男科病证 ③月经不调、崩漏、阴挺、阴痒、不孕、产后恶露不尽、带下等妇科病证	直刺 1～1.5 寸；孕妇慎用
guān yuán 关元	小肠募穴、任脉与足三阴经交会穴	前正中线上，脐下 3 寸	①中风脱证、虚劳冷惫、羸瘦无力等元气虚损病证 ②少腹疼痛，疝气 ③腹泻、痢疾、脱肛、便血等肠腑病证 ④五淋、尿血、尿闭、尿频等泌尿系病证 ⑤遗精、阳痿、早泄、白浊等男科病 ⑥月经不调、痛经、经闭、崩漏、带下、阴挺、恶露不尽、胞衣不下等妇科病证	直刺 1～1.5 寸；多用灸法。孕妇慎用
qì hǎi 气海	肓之原穴	前正中线上，脐下 1.5 寸	①虚脱、形体羸瘦、脏器衰惫、乏力等气虚病证 ②水谷不化、绕脐疼痛、腹泻、痢疾、便秘等肠腑病证 ③小便不利、遗尿等泌尿系病证 ④遗精、阳痿、疝气 ⑤月经不调、痛经、经闭、崩漏、带下、阴挺、产后恶露不止、胞衣不下等妇科病证	直刺 1～1.5 寸；多用灸法。孕妇慎用
shén què 神阙		脐窝中央	①虚脱、中风脱证等元阳暴脱 ②腹痛、腹胀、腹泻、痢疾、便秘、脱肛等肠腑病证 ③水肿，小便不利	一般不针，多用艾条灸或艾炷隔盐灸
jiàn lǐ 建里		前正中线上，脐上 3 寸	①胃痛、呕吐、食欲不振、腹胀、腹痛等脾胃病证 ②水肿	直刺 1～1.5 寸
zhōng wǎn 中脘	胃之募穴、八会穴之腑会	前正中线上，脐上 4 寸，或脐与胸剑联合连线的中点处	①胃痛、腹胀、纳呆、呕吐、吞酸、呃逆、小儿疳积等脾胃病证 ②黄疸 ③癫狂，脏躁	直刺 1～1.5 寸

续表

腧穴名	特定穴	定位	主治	刺灸方法
dàn zhōng 膻中	心包募穴、八会穴之气会	前正中线上，平第4肋间隙；或两乳头连线与前正中线交点处	①咳嗽、气喘、胸闷、心痛、噎膈、呃逆等胸中气机不畅的病证 ②产后乳少、乳痈、乳癖等胸乳病证	平刺0.3～0.5寸
tiān tū 天突		胸骨上窝正中	①咳嗽、哮喘、胸痛、咽喉肿痛、暴喑等肺系病证 ②瘿气、梅核气、噎膈等气机不畅病证	先直刺0.2～0.3寸，然后将针尖向下，紧靠胸骨柄后方刺入1～1.5寸。必须严格掌握针刺的角度与深度，以防刺伤肺和有关动、静脉
lián quán 廉泉		微仰头，在喉结上方，当舌骨体上缘的中点处	中风失语、暴喑、吞咽苦难、舌缓流涎、舌下肿痛、口舌生疮、喉痹等咽喉口舌病证	向舌根斜刺0.5～0.8寸
chéng jiāng 承浆		颏唇沟的正中凹陷处	①口㖞、齿龈肿痛、流涎等口部病证 ②暴喑 ③癫狂	斜刺0.3～0.5寸

（十四）督脉：长强、腰阳关、命门、至阳、身柱、大椎、哑门、风府、百会、神庭、水沟、印堂

腧穴名	特定穴	定位	主治	刺灸方法
chāng qiáng 长强	络穴	跪伏或胸膝位，当尾骨尖端与肛门连线的中点处	①腹泻、痢疾、便血、便秘、痔疮、脱肛等肠腑病证 ②癫狂痫 ③腰脊和尾骶部疼痛	紧靠尾骨前面斜刺0.8～1寸；不宜直刺，以免伤及直肠
yāo yáng guān 腰阳关		后正中线上，第4腰椎棘突下凹陷中，约与髂嵴相平	①腰骶疼痛，下肢痿痹 ②月经不调、赤白带下等妇科病证 ③遗精、阳痿等男科病证	向上斜刺0.5～1寸。多用灸法
mìng mén 命门		后正中线上，第2腰椎棘突下凹陷中	①腰脊强痛，下肢痿痹 ②月经不调、赤白带下、痛经、经闭、不孕等妇科病证 ③遗精、阳痿、精冷不育、小便频数等男性肾阳不足病证 ④小腹冷痛，腹泻	向上斜刺0.5～1寸。多用灸法
zhì yáng 至阳		后正中线上，第7胸椎棘突下凹陷中	①黄疸、胸胁胀满等肝胆病证 ②咳嗽、气喘 ③腰背疼痛，脊强	向上斜刺0.5～1寸
shēn zhù 身柱		后正中线上，第3胸椎棘突下凹陷中，约与两侧肩胛冈高点相平	①身热、头痛、咳嗽、气喘等外感病证 ②惊厥、癫狂痫等神志病证 ③腰脊强痛 ④疔疮发背	向上斜刺0.5～1寸

腧穴名	特定穴	定位	主治	刺灸方法
dà zhuī 大椎		后正中线上，第7颈椎棘突下凹陷中	①热病、疟疾、恶寒发热、咳嗽、气喘等外感病证 ②骨蒸潮热 ③癫狂痫证、小儿惊风等神志病证 ④项强，脊痛 ⑤风疹，痤疮	向上斜刺0.5～1寸
yǎ mén 哑门		第1颈椎下，后发际正中直上0.5寸	①暴喑，舌缓不语 ②癫狂痫、癔症等神志病证 ③头痛，颈项强痛	正坐位，头微前倾，项部放松，向下颌方向缓慢刺入0.5～1寸；不可向上深刺，以免刺入枕骨大孔，伤及延髓
fēng fǔ 风府		正坐，头微前倾，后正中线上，入后发际上1寸	①中风、癫狂痫、癔症等神志病证 ②头痛、眩晕、颈项强痛、咽喉肿痛、失音、目痛、鼻衄等内、外风为患病证	正坐位，头微前倾，项部放松，向下颌方向缓慢刺入0.5～1寸；不可向上深刺，以免刺入枕骨大孔，伤及延髓
bǎi huì 百会		后发际正中直上7寸，或当头部正中线与两耳尖连线的交点处	①痴呆、中风、失语、瘈疭、失眠、健忘、癫狂痫证、癔症等神志病证 ②头风、头痛、眩晕、耳鸣等头面病证 ③脱肛、阴挺、胃下垂、肾下垂等气失固摄而致的下陷性病证	平刺0.5～0.8寸；升阳举陷可用灸法
shén tíng 神庭		前发际正中直上0.5寸	①癫狂痫、失眠、惊悸等神志病证 ②头痛、目眩、目赤、目翳、鼻渊、鼻衄等头面五官病证	平刺0.5～0.8寸
shuǐ gōu 水沟 （人中）		在人中沟的上1/3与下2/3交点处	①昏迷、晕厥、中风、中暑、休克、呼吸衰竭等急危重症，为急救要穴之一 ②癔症、癫狂痫、急慢惊风等神志病证 ③鼻塞、鼻衄、面肿、口歪、齿痛、牙关紧闭等面鼻口病证 ④闪挫腰痛	向上斜刺0.3～0.5寸，强刺激；或指甲掐按
yìn táng 印堂		两眉头连线的中点	①痴呆、痫证、失眠、健忘等神志病证 ②头痛，眩晕 ③鼻衄，鼻渊 ④小儿惊风，产后血晕，子痫	提捏局部皮肤，平刺0.3～0.5寸，或用三棱针点刺出血

【高频考点】

用毫针刺风府穴，正确的操作是向下颌方向缓慢刺入0.5～1寸。

三、常用奇穴的定位、主治及刺灸方法

　　四神聪、太阳、球后、安眠、牵正、金津、玉液、定喘、夹脊、胃脘下俞、子宫、腰眼、十宣、八邪、四缝、二白、腰痛点、外劳宫、膝眼、胆囊穴、阑尾穴。

部位	腧穴名	定位	主治	刺灸方法
头颈部	sì shén cōng 四神聪	百会前后左右各1寸，共4穴	①头痛、眩晕、失眠、健忘、癫痫等神志病证 ②目疾	平刺0.5～0.8寸
	tài yáng 太阳	眉梢与目外眦之间向后约1寸处凹陷中	①头痛 ②目疾 ③面瘫	直刺或斜刺0.3～0.5寸，或点刺出血
	qiú hòu 球后	在面部，当眶下缘外1/4与内3/4交界处	目疾	轻压眼球向上，向眶下缘缓慢直刺0.5～1.5寸，不提插
	ān mián 安眠	在项部，当翳风穴与风池穴连线的中点	①失眠，头痛，眩晕 ②心悸 ③癫狂	直刺0.8～1.2寸
	qiān zhèng 牵正	在面颊部，耳垂前0.5-1寸处	口歪，口疮	向前斜刺0.5～0.8寸
	jīn jīn、yù yè 金津、玉液	在口腔内，当舌系带两侧静脉上，左为金津，右为玉液	①口疮，舌强，舌肿 ②呕吐，消渴	点刺出血
胸腹部	zǐ gōng 子宫	在下腹部，当脐中下4寸，中极旁开3寸	阴挺、月经不调、痛经、崩漏、不孕等妇科病证	直刺0.8～1.2寸
背部	dìng chuǎn 定喘	第7颈椎棘突下（大椎穴）旁开0.5寸	①哮喘，咳嗽 ②肩背痛，落枕	直刺0.5～0.8寸
	jiá jǐ 夹脊 华佗夹脊	背腰部，第1胸椎至第5腰椎棘突下两侧，后正中线旁开0.5寸，一侧17穴，左右共34穴	适应范围较广，其中上胸部的穴位治疗心肺、上肢疾病；下胸部的穴位治疗胃肠疾病；腰部的穴位治疗腰腹及下肢疾病	直刺0.3～0.5，或用梅花针叩刺
	wèi wǎn xià shu 胃脘下俞	背部，第8胸椎棘突下，旁开1.5寸	①胃痛，腹痛，胸胁痛 ②消渴	斜刺0.3～0.5寸
	yāo yǎn 腰眼	背部，第4腰椎棘突下，旁开3.5寸凹陷中	①腰痛 ②月经不调，带下 ③虚劳	直刺1～1.5寸
上肢	shí xuān 十宣	手十指尖端，距指甲游离缘0.1寸（指寸），左右共10穴	①昏迷 ②癫痫 ③高热，咽喉肿痛 ④手指麻木	浅刺0.1～0.2寸，或点刺出血
	bā xié 八邪	手背各指缝中的赤白肉际处，左右共8穴	①手背肿痛，手指麻木 ②烦热，目痛 ③毒蛇咬伤	斜刺0.5～0.8寸，或点刺出血
	sì fèng 四缝	在第2至第5指掌侧，近端指间关节的中央，一手4穴，左右共8穴	①小儿疳积 ②百日咳	点刺出血或挤出少许黄色透明黏液

续表

部位	腧穴名	定位	主治	刺灸方法
上肢	èr bái 二白	在前臂掌侧，腕横纹上4寸，桡侧腕屈肌腱的两侧，一侧各1穴，一臂2穴，左右两臂共4穴	①痔疾，脱肛 ②前臂痛，胸胁痛	直刺0.5～0.8寸
	yāo tòng diǎn 腰痛点	在手背侧，当第2、第3掌骨及第4、第5掌骨之间，当腕横纹与掌指关节中点处，一侧2穴，左右共4穴	急性腰扭伤	由两侧向掌中斜刺0.5～0.8寸
	wài láo gōng 外劳宫	左手背侧，第2、第3掌骨间，掌指关节后约0.5寸处	①落枕，手臂肿痛 ②脐风	直刺0.5～0.8寸
下肢	xī yǎn 膝眼	屈膝，在髌韧带两侧凹陷处。在内侧的称内膝眼，在外侧的称外膝眼（即犊鼻穴）	①膝痛，腿痛 ②脚气	向膝中斜刺0.5～1寸，或透刺对侧膝眼
	dǎn náng xué 胆囊穴	在小腿外侧上部，当腓骨小头前下方凹陷处（阳陵泉）直下2寸	①急慢性胆囊炎、胆石症、胆道蛔虫症等胆腑病证 ②下肢痿痹	直刺1～2寸
	lán wěi xué 阑尾穴	在小腿前侧上部，当犊鼻穴下5寸，胫骨前缘旁开1横指。足三里穴下约2寸处	①急、慢性阑尾炎 ②消化不良 ③下肢痿痹	直刺1.5～2寸

【高频考点】

1. 位于第8胸椎轴突下，后正中线旁开1.5寸的腧穴是胃脘下俞。

2. 位于瞳孔直上的有：头临泣；位于瞳孔直下的有：承泣、地仓。

3. 位于腕横纹上3寸水平线的有间使、偏历。位于肘横纹上的有曲泽、尺泽。

4. 位于腕横纹上的腧穴有大陵、太渊、神门。治疗脾病，宜选用的腧穴是章门。

5. 治疗肝病，宜选用的腧穴是期门。仅作为取穴定位标志的腧穴是乳中。

6. 耳门、听宫、听会从上到下的归经顺序是三焦经、小肠经、胆经。

7. 合谷、阴郄、复溜都可以治疗的病证是汗证。大椎、曲池及十宣都可以治疗的病证是热病。

8. 常用于治疗大肠腑病的腧穴有：天枢、上巨虚、大肠俞。

第四章　刺灸法

一、毫针刺法

（一）针刺前的准备：选择体位、消毒

1. 体位选择

（1）**体位分类**：①仰卧位；②侧卧位；③俯卧位；④仰靠坐位；⑤俯伏坐位；⑥侧伏坐位。

（2）**选择体位原则**：既有利于腧穴的正确定位，又便于针灸的施术操作和较长时间的留针而不致疲劳。

针刺时患者选择适宜的体位，对于腧穴的正确定位、针刺的施术操作、持久的留针以及防止晕针、滞针、弯针甚至折针等都有重要的意义。如病重体弱或精神紧张的病人，采用坐位，易使病人感到疲劳，往往易于发生晕针。又如体位选择不当，患者无法保持原位，常因移动体位而造成弯针、滞针甚至发生折针事故。因此，选择体位以既利于腧穴的正确定位，又便于针灸的施术操作和较长时间的留针而患者不致疲劳为原则。

（3）**临床上针刺的常用体位主要又以下几种**：

①仰卧位　适宜于取头、面、胸、腹部腧穴和上下肢部分腧穴。

②侧卧位　适宜取身体侧面少阳经腧穴和上、下肢部分腧穴。

③俯卧位　适宜于头、项、脊背、腰骶部腧穴和下肢背侧及上肢部分腧穴。

④仰靠坐位　适宜于取前头、颜面和颈前等部位的腧穴。

⑤俯伏坐位　适宜于取后头和项、背部的腧穴。

⑥侧伏坐位　适宜于取头部的一侧、面颊及耳前后部位的腧穴。

【高频考点】

1. 针刺双侧大包穴、阳陵穴、太冲穴，宜选的体位是仰卧位。

2. 针刺定喘、命门、昆仑穴，适宜的体位是俯卧位。

3. 针刺右侧风市、日月、飞扬、足临泣穴，应选取的体位是左侧卧位。

4. 同时针刺中脘、章门、内关、足三里、三阴交穴时，宜选择的体位是仰卧位。

5. 针刺尺泽、中府、丰隆穴，适宜的体位是仰卧位。

6. 针刺天柱、天宗、风门穴，适宜的体位是俯伏坐位。

7. 针刺一侧听宫、天柱、风池穴，宜选的体位是侧伏坐位。

8. 针刺百会、廉泉、列缺穴，适宜的体位是仰靠坐位。

2. 消毒

针刺治病要有严格的无菌观念，切实做好消毒工作。针刺前的消毒范围应包括：针具器械、医者的双手、病人的施术部位，治疗室内等。

（1）**针具器械消毒**：针具、器械的消毒方法很多，以高压蒸汽灭菌法为佳。

①高压蒸汽灭菌法：将毫针等针具用布包好，放在密闭的高压蒸汽锅内灭菌。一般在 98～147kPa 的压强，115～123℃的高温下，保持 30 分钟以上，可达到消毒灭菌的要求。

②药液浸泡消毒法：将针具放入 75％酒精内浸泡 30～60 分钟，取出用无菌巾或消毒棉球擦干后使用。也可置于器械消毒液内浸泡，如"84"消毒液，可按规定浓度和时间进行浸泡消毒。直接和毫针接触的针盘、针管、针盒、镊子等，可用戊二醛溶液（保尔康）浸泡 10～20 分钟，达到消毒目的时才能使用。经过消毒的毫针，必须放在消毒过的针盘内，并用无菌巾或消毒纱布遮盖好。

③煮沸消毒法：将毫针等器具用纱布包好后，放在盛有清水的消毒煮锅内，进行煮沸。一般在水沸后再煮 15～20 分钟，亦可达到消毒目的。但煮沸消毒法易造成锋利的金属器械之锋刃变钝，如在水中加入碳酸氢钠使成 2％溶液，可以提高沸点至 120℃，从而降低沸水对器械的腐蚀作用。

（2）**医者手指消毒**：在针刺前，医者应先用肥皂水将手洗刷干净，待干后再用 75％酒精棉球擦拭后，方可持针操作。

（3）**针刺部位消毒**：在患者需要针刺的穴位皮肤上用 75％酒精棉球擦拭消毒，或先用 2％碘酊涂擦，稍干后，再用 75％酒精棉球擦拭脱碘。擦拭时应从腧穴部位的中心点向外绕圈消毒。

（4）**治疗室内的消毒**：相关内容详见《针灸学》。

（二）进针法

进针法指将毫针刺入腧穴皮下的操作方法。临床上一般用右手持针操作，主要是拇、食、中指夹持针柄，其状如持笔，故右手称为"刺手"。左手爪切按压所刺部位或辅助针身，故称左手为"押手"。

1. 单手进针法

单手进针法是只应用刺手将针刺入穴位的方法，多用于较短的毫针。此法三指并用，尤适宜于双穴同时进针。

2. 双手进针法

双手进针法是刺手与押手相互配合将针刺入穴位的方法。常用的双手进针法有以下 4 种：

（1）指切进针法：又称爪切进针法，此法适宜于短针的进针。

（2）夹持进针法：或称骈指进针法，此法适用于长针的进针。

（3）舒张进针法：此法主要用于皮肤松弛部位的腧穴。

（4）提捏进针法：此法主要用于皮肉浅薄部位的腧穴，如印堂穴。

3. 针管进针法

相关内容详见《针灸学》。

（三）针刺的角度、深度

1. 角度选择

（1）直刺：适用于人体大部分腧穴，尤其是肌肉丰厚部的腧穴。

（2）斜刺：①肌肉浅薄处；②内有重要脏器；③不宜直刺、深刺的腧穴。

（3）平刺：适用于皮薄肉少部，如头部。

2. 针刺的角度

针刺的角度是指进针时针身与皮肤表面所形成的夹角。一般分为以下 3 种角度：

（1）直刺：是针身与皮肤表面呈 90° 垂直刺入。此法适用于人体大部分腧穴。

（2）斜刺：是针身与皮肤表面呈 45° 左右倾斜刺入。此法适用于肌肉浅薄处或内有重要脏器，或不宜直刺、深刺的腧穴。

（3）平刺：即横刺、沿皮刺。是针身与皮肤表面呈 15° 左右或沿皮以更小的角度刺入。此法适用于皮薄肉少部的腧穴，如头部的腧穴。

3. 针刺的深度

针刺的深度是指针身刺入人体内的深浅度。影响因素有：

（1）年龄：年老体弱，气血衰退，小儿娇嫩，稚阴稚阳，均不宜深刺；中青年身强体壮者，可适当深刺。

（2）体质：对形瘦体弱者，宜相应浅刺；形盛体强者，宜深刺。

（3）病情：阳证、新病宜浅刺；阴证、久病宜深刺。

（4）部位：头面、胸背及皮薄肉少处的腧穴宜浅刺；四肢、臀、腹及肌肉丰厚处的腧穴宜深刺。

【高频考点】

热证新病不宜毫针深刺。针灸治疗面瘫初期，面部腧穴宜采用的刺法是浅刺、轻刺激。

（四）行针法：基本手法及辅助手法

1. 基本手法

（1）提插：相关内容详见《针灸学》。

（2）捻转：相关内容详见《针灸学》。

2. 辅助手法

（1）循法

操作：医者用手指顺着经脉的循行路径，在腧穴的上下部轻柔地循按。

功能：推动气血，激发经气，促使针后易于得气。

（2）弹法

操作：留针过程中，以手指轻弹针尾或针柄，使针体微微振动。

功能：加强针感，助气运行，催气、行气。

（3）刮法

操作：毫针刺入一定深度后，经气未至，以拇指或食指的指腹抵住针尾，用拇指、食指或中指指甲，由下而上或由上而下频频刮动针柄。

功能：激发经气，加强针刺感应的传导和扩散。

（4）摇法

操作：毫针刺入一定深度后，手持针柄，将针轻轻摇动。

功能：使经气向一定方向传导。

（5）飞法

操作：针后不得气者，用右手拇、食指执持针柄，细细捻搓数次，然后张开两指，一搓一放，反复数次，状如飞鸟展翅。

功能：催气、行气，并使针刺感应增强。

（6）震颤法

操作：针刺入一定深度后，右手持针柄，用小幅度、快频率的提插、捻转手法，使针身轻微震颤。

功能：本法可促使针下得气，增强针刺感应。

【小结】：1. 如刮法、弹法，可应用于一些不宜施行大角度捻转的腧穴。

2. 飞法可应用于某些肌肉丰厚部位的腧穴。

3. 摇法、震颤法可用于较为浅表部位的腧穴。

【高频考点】

1. 针刺印堂穴，行针宜用捻转法。针刺环跳穴，行针宜用提插法。

2. 针刺的辅助法手法有弹法、摇法、震颤法。

（五）得气的表现及临床意义

得气表现： 1.酸、麻、重、胀、热、凉、痒、痛、蚁行感。

2.循经性肌肤眴动，震颤，循经性皮疹带，红、白线状。

3.针下沉紧、涩滞、针体颤动。

临床意义： 关系到针刺的治疗效果和疾病的预后，得气迅速疗效较好，得气较慢效果就差，不得气可能无治疗效果。

【高频考点】

符合针刺得气表现的有针刺部位酸胀，重麻感；循经性肌肉震颤；针体颤动；针刺部位热，凉感。

（六）常用单式补泻手法

1.捻转补泻

补——捻转角度小，用力轻，频率慢，操作时间短，左转角度大。

泻——大、重、快、长，右转角度大。

2.提插补泻

补——先浅后深，重插轻提，提插幅度小，频率慢，操作时间短。

泻——先深后浅，轻插重提，大，快，长。

3.疾徐补泻

补——进针时徐入、少捻转、速出针者；泻——进速、多转、徐出。

4.迎随补泻

补——针尖随着经脉循行去的方向刺入为补法；泻——针尖迎着经脉循行来的方向刺入为泻法。

5.呼吸补泻

补——病人呼气时进针，吸气时出针为补法；泻——吸进针，呼出针。

6.开阖补泻

补——出针后迅速揉按针孔为补法；泻——出针时摇大针孔而不立即揉按。

7.平补平泻

进针得气后均匀地提插、捻转后即可出针。

【高频考点】

1. 单式补泻手法中，补法是指徐徐刺入，少捻转，急速出针；针尖顺着经脉循行方向刺入；得气后，捻转角度小，用力轻，频率慢，操作时间短。

2. 徐疾补泻、提插补泻、迎随补泻属于针刺单式补泻手法。

（七）晕针、滞针、血肿、创伤性气胸、刺伤内脏等常见针刺异常情况的表现、处理及预防

1. 晕针

表现：在针刺过程中病人发生的晕厥现象。

处理：（1）停止针刺，将针全部起出。

（2）使患者平卧，给饮温开水或糖水，注意保暖。

（3）针刺人中、素髎、内关、足三里，灸百会、关元、气海等穴。

预防：（1）做好解释。

（2）选择舒适持久的体位。

（3）选穴宜少，手法宜轻。

（4）饥饿、疲劳、大渴是应进食、休息、饮水后再予针刺。

2. 滞针

表现：在行针时或留针后医者感觉针下涩滞，捻转、提插、出针均感困难而病人则感觉剧痛的现象。

处理：（1）延长留针时间。

（2）于滞针腧穴附近进行循按或叩弹针柄。

（3）在附近再刺一针。

（4）向相反方向将针捻回。

预防：（1）做好解释工作；（2）避免单向捻转。

3. 血肿

表现：针刺部位出现皮下出血而引起的肿痛。

处理：（1）微量的皮下出血一般不必处理。

（2）出血面积大时先冷敷止血，再热敷或在局部轻轻揉按。

预防：（1）仔细检查针具。

（2）避开血管针刺。

（3）出针时立即用消毒干面球按压针孔。

4. 创伤性气胸

表现：轻者出现胸闷、心慌、呼吸不畅，严重者可见呼吸困难、唇甲发绀、出汗、血压下降等症。体检时，可见患侧胸肋部间隙饱满，胸部叩诊呈鼓音，气管向健侧移位，听诊时呼吸音明显减弱或消失。有部分病例针刺当时并无明显异常现象，隔数小时后才逐渐出现胸闷、呼吸困难等症状。

处理：一旦发生了气胸，应立即起针，并让患者采取半卧位休息，切勿翻转体位，并安慰患者以消除其紧张恐惧心理。漏气量少者，可自行吸收。医者要密切观察，随时对症处理，一般首先给患者吸氧，并根据气胸的严重程度，给予休养观察或胸腔穿刺抽气及其他治疗。对严重病例，如出现张力性气胸者，需及时组织抢救。

预防：为患者选择合适体位；在针刺过程中，医者精神必须高度集中，严格掌握进针的角度、深度，避免伤及肺脏。

5. 刺伤内脏

表现：疼痛和出血。刺伤肝、脾，可引起内出血，肝区或脾区疼痛，有的可向背部放射；若出血量过大，会出现腹痛、腹肌紧张，并有压痛及反跳痛等急腹症症状。刺伤心脏时，轻者可出现强烈刺痛，重者有剧烈撕裂痛，引起心外射血，导致休克等危重情况。刺伤肾脏，可出现腰痛、血尿，严重时血压下降、休克。刺伤胆囊、膀胱、胃、肠等空腔脏器时，可引起疼痛，甚至急腹症等症状。

处理：轻者，卧床休息一段时间后，一般即可自愈。如损伤较重，或有继续出血倾向者，应用止血药等对症处理。密切观察病情及血压变化。若损伤严重，出血较多，出现失血性休克时，则必须迅速进行输血等急救或外科手术治疗。

预防：熟悉人体解剖部位，明确腧穴下的脏器组织。针刺胸腹、腰背部的腧穴时，掌握好针刺方向、角度、深度，行针幅度不宜过大。

（八）针刺的注意事项

1. 患者过于饥饿、疲劳，精神过度紧张时，不宜立即进行针刺。

2. 孕妇慎用针刺。

3. 小儿囟门未合时，头顶部的腧穴不宜针刺。

4. 常有自发性出血或损伤后出血不止的患者，不宜针刺。

5. 皮肤有感染、溃疡、瘢痕或肿瘤的部位，不宜针刺。

6. 对胸、胁、腰、背脏腑所居之处的腧穴，不宜直刺、深刺，肝脾肿大、肺气肿患者更应注意。

7. 针刺眼区穴和颈项部等穴时，应注意掌握一定的角度。

8. 对尿潴留等患者在针刺小腹部的腧穴时应掌握适当的方向、角度、深度等。

【高频考点】

过度疲劳、精神紧张、过度饥饿**情况下不宜立即进行针刺。**

二、灸法

（一）灸法的种类

常用灸法	艾灸	艾炷灸	直接灸	瘢痕灸	灸后1周左右，施灸部位化脓形成灸疮，5～6周，结痂脱落；治疗哮喘、肺痨、瘰疬等慢性顽疾	涂蒜汁，艾炷必须燃尽方可易炷，灸完为止
				无瘢痕灸	治疗一般虚寒性疾患	涂凡士林，艾炷剩2/5或1/4可易炷，灸完为止
			间接灸	隔姜灸	治疗因寒而致的呕吐、腹痛、腹泻以及风寒痹痛等病证。有温胃止呕、散寒止痛的作用	鲜姜切片，中间刺孔，艾炷燃尽，再易，以皮肤红润不起泡为度
				隔蒜灸	治疗瘰疬、肺痨及初起的肿疡等病证。有清热解毒、杀虫等作用	操作同隔姜灸
				隔盐灸	治疗伤寒阴证或吐泻并作、中风脱证等病证，有回阳、救逆、固脱之力	盐敷于脐再置一姜片，需连续施灸，不拘壮数，以期脉起、肢温、证候改善
				隔附子饼灸	治疗命门火衰而致阳痿、早泄或疮疡久溃不敛等病证。有温补肾阳等作用	操作同隔姜灸
		艾条灸	悬起灸	温和灸	多用于灸治慢性病	艾条距皮肤2～3厘米有温热感无灼痛为宜，每处10～15分钟，至皮肤红晕为度
				雀啄灸	多用于灸治急性病	艾条与施灸部位的皮肤不固定在一定距离，而是像鸟雀啄食一样，一上一下活动地施灸
				回旋灸	多用于灸治急性病	艾条距皮肤一定距离，但不固定，向左右方向移动或反复旋转地施灸
			实按灸	太乙针灸	治疗风寒湿痹、顽麻、痿弱无力、半身不遂等	略
				雷火针灸	同太乙针灸	略
		温针灸			适用于既需要留针，而又适宜用艾灸的病证；得气后，艾绒捏在针尾上，艾绒完全烧完后将针起出	
		温灸器灸			一般灸治均可采用，最适宜小儿、妇女及畏惧灸治者	
	其他灸法	灯火灸			具有疏风解表、行气化痰、清神止搐等作用，多用于治疗小儿痄腮、小儿脐风、胃痛、腹痛、痧胀等病证	
		天灸	白芥子灸		治疗关节痹痛、口眼歪斜，或配合其他药物治疗哮喘等症	
			蒜泥灸		敷涌泉穴治疗咯血、衄血，敷合谷穴治疗扁桃体炎，敷鱼际穴治疗喉痹等	
			斑蝥灸		可治疗癣痒	

（二）灸法的作用

1. 温经散寒。
2. 扶阳固脱。
3. 消瘀散结。
4. 防病保健。

（三）下列常用灸法的操作方法、适应证

瘢痕灸、无瘢痕灸、隔姜灸、隔蒜灸、隔盐灸、隔附子饼灸、温和灸、雀啄灸、回旋灸、温针灸、温灸器灸。

【高频考点】

1. 治疗寒邪所致的病痛宜选用的灸法是隔姜灸。
2. 白芥子灸属于天灸。雷火针灸属于艾卷灸。瘢痕灸、温灸器灸、隔盐灸属于艾灸。

三、拔罐法

（一）拔罐法的作用及使用范围

拔罐法具有通经活络、行气活血、消肿止痛、祛风散寒等作用，其适用范围较为广泛，一般多用于风寒湿痹、腰背肩臂腿痛、关节痛、软组织闪挫扭伤及伤风感冒、头痛、咳嗽、哮喘、胃脘痛、呕吐、腹痛、泄泻、痛经、中风偏枯等。

（二）闪罐法、留罐法、走罐法、刺络拔罐法、留针拔罐法的操作方法和适应证

1. 闪罐法

【操作方法】将罐拔住后，立即起下，如此反复多次地拔住起下，起下拔住，直至皮肤潮红、充血，或瘀血为度。

【适应证】局部皮肤麻木、疼痛或功能减退等疾患。尤其适用于不宜留罐的患者，如小儿、年轻女性的面部。

2. 留罐法

【操作方法】将罐吸附在体表后，使罐子吸拔留置于施术部位 10～15 分钟，然后将罐起下。

【适应证】一般疾病均可应用。

3. 走罐法

【操作方法】在所拔部位的皮肤和罐口上涂上润滑剂，向上、下或左、右往返推动，至皮

肤红润、充血或瘀血为度。

【适应证】脊背、腰臀、大腿部等肌肉丰厚的部位的病证。

4. 刺络拔罐法

【操作方法】皮肤消毒后用三棱针点刺出血或用皮肤针叩打后将火罐吸拔于点刺的部位，使之出血。

【适应证】丹毒、扭伤、乳痈急性期等。

5. 留针拔罐法

【操作方法】先以毫针针刺得气后留针，再以毫针为中心，加用拔罐并留置 5 ~ 10 分钟，待皮肤红润、充血或瘀血时，将罐起下，然后将针起出。

【适应证】此法能起到针罐配合的作用。

【高频考点】

属于拔罐法中的火吸法有闪火法、贴棉法、滴酒法。

（三）拔罐法的注意事项

1. 拔罐时要选择适当体位和肌肉丰满的部位。

2. 拔罐手法要熟练，动作要轻、快、稳、准。

3. 用火罐时应注意勿灼伤或烫伤皮肤。

4. 皮肤有过敏、溃疡、水肿及心脏、大血管分布部位，不宜拔罐。

四、三棱针法

1. 点刺法

【操作方法】点刺腧穴放出少量血液或挤出少量体液。

【适应证】多用于指、趾末端的十宣、十二井穴；耳尖及头面部的攒竹、上星、太阳等穴。

2. 散刺法

【操作方法】对病变局部周围进行点刺的一种方法。

【适应证】多用于局部瘀血、血肿；水肿、顽癣；某些急症和慢性病，如昏厥、高热、中暑、中风闭证、咽喉肿痛、目赤肿痛、顽癣、痈疖初起、扭挫伤、疳证、痔疮、顽痹、头痛、丹毒、指（趾）麻木等。

3. 刺络法

【操作方法】刺入浅表络脉或静脉放出适量血液。

【适应证】多用于曲泽、委中等，治急性吐泻、中暑、发热。

4.挑刺法

【操作方法】用三棱针挑断穴位皮下纤维组织。

【适应证】常用于治疗肩周炎、胃痛、颈椎病、失眠、支气管哮喘、血管神经性头痛。

5.注意事项

1.对患者要做好必要的解释工作，以消除思想顾虑。

2.严格消毒，防止感染。

3.点刺是手法宜轻、稳、准、快、不可用力过猛，防止刺入过深，创伤过大，损害其他组织。一般出血不宜过多，切勿伤及动脉。

4.体质虚弱者、孕妇、产后及有出血倾向者，均不宜使用本法。注意患者体位要舒适，谨防晕针。

5.每日或隔日治疗1次，1～3次为1个疗程，一般每次出血量以数滴至3～5ml为宜。

【高频考点】

1. 三棱针法的适应病证是痤疮、丹毒、中暑。

2. 属于三棱针刺法的有散刺法、挑刺法。

五、皮肤针法

【操作方法】

1.叩刺：消毒后针头对准皮肤叩击，针尖与皮肤必须垂直，运用腕部的弹力，使针尖叩刺皮肤后立即弹起，如此反复叩击。重刺适用于实证，新病。

2.滚刺：用特制的滚刺筒，消毒后手持筒柄，将针筒在皮肤上来回滚动。

【叩刺部位】1.循经叩刺；2.穴位叩刺；3.局部叩刺。

【适应证】近视、视神经萎缩、急性扁桃体炎、感冒等。

【注意事项】

1.经常检查针具。

2.动作要轻捷，正直无偏斜。

3.局部有溃疡或损伤，急性传染性疾病和急腹症不宜使用本法。

4.手法重而出血者，应进行清洁和消毒。

5.不在骨骼突出部位滚动，以免疼痛或出血。

六、电针

【操作方法】当电流达到一定强度时，患者有麻、刺感觉，这时的电流强度称为"感觉阈"；如电流强度再稍增加，患者会突然产生刺痛感，这时的电流强度称为"痛阈"。一般情况下，在感觉阈和痛阈之间的电流强度，是最适宜的刺激强度。

【适用范围】电针法有止痛、镇静、改善血液循环、调整肌张力等作用。临床常用于治疗各种痛证、痹证和心、胃、肠、胆、膀胱、子宫等器官的功能失调，以及癫狂和肌肉、韧带、关节的损伤性疾病等，并可用于针刺麻醉。

【注意事项】除遵循针灸施术的注意事项外，运用电针法还应注意。

1. 首次使用前应仔细阅读产品使用说明书；使用电针仪前，需检查性能是否正常。

2. 电刺激量较大，需要防止晕针，体质虚弱精神紧张者，尤应注意电流不宜过大。

3. 调节电流时，不可突然增强，以防止肌肉强烈收缩，造成弯针或折针。

4. 毫针的针柄经过温针灸火烧之后，表面氧化不导电，不宜使用。若使用，输出导线应夹持针身。

5. 电针仪最大输出电压在 40V 以上者，最大输出电流应限制在 1mA 以内，以防止触电。

6. 心脏病患者，应避免电流回路通过心脏。尤其是安装心脏起搏器者，应禁止应用电针。在接近延髓、脊髓部位使用电针时，电流量宜小。孕妇亦当慎用电针。

7. 应用电针要注意"针刺耐受"现象的发生，即长期多次反复应用电针，使机体对电针刺激产生耐受，而使其疗效降低的现象。

第五章 治 疗

一、治疗总论

（一）针灸治疗原则

实则泻之、虚则补之、陷下则灸之、菀陈则除之、不盛不虚以经取之、热则疾之、寒则留之、急则治标、缓则治本、标本同治、因时制宜、因地制宜、因人制宜的含义及应用举例。

治疗原则可概括为补虚泻实、清热温寒、治病求本和三因制宜。

1. 补虚泻实——扶助正气，祛除邪气。

（1）虚则补之，陷下则灸之

虚则补之就是虚证采用补法治疗。通过针刺手法的补法和穴位的选择和配伍实现，如在有关脏腑经脉的背俞穴、原穴施行补法，可改善脏腑功能，补益阴阳、气血的不足；如应用偏补性能的腧穴如关元、气海、命门、肾俞等穴可起到补益正气的作用。

陷下则灸之是说气虚下陷以灸治为主。如子宫脱垂（阴挺）灸百会、气海、关元等。

【高频考点】

"陷下则灸之"属于"虚则补之"的针灸原则。

（2）实则泻之，菀陈则除之

实则泻之就是实证采用泻法治疗。如在穴位上施行捻转、提插、开阖等泻法，可以起到祛除人体病邪的作用；如应用偏泻性能的腧穴如十宣穴、水沟、素髎、丰隆、血海等穴达到祛邪的目的。

菀陈则除之就是对络脉瘀阻不通引起的病证，宜采用三棱针点刺放血，达到活血化瘀的目的。如由于闪挫扭伤、丹毒等引起的肌肤红肿热痛、青紫肿胀，即可在局部络脉或瘀血部位施行三棱针点刺放血法，以活血化瘀、消肿止痛。如病情较重者，可点刺出血后加拔火罐以排出更多的恶血，促进病愈；又如腱鞘囊肿、小儿疳证的点刺放液治疗。

根据针灸原则，血瘀证宜除之。

（3）不盛不虚以经取之

"不盛不虚"是脏腑、经络的虚实表现不甚明显。治疗应按本经循经取穴，在针刺时多采用平补平泻的针刺手法。

2. 清热温寒——热性病证治疗用"清"法，寒性病证治疗用"温"法。

（1）**热则疾之**——即热性病证治疗原则是浅刺疾出或点刺出血，手法宜轻而快，可以不留针或针用泻法，以清泻热毒。如风热感冒者取大椎、曲池、合谷、外关等穴浅刺疾出即可达到清热解表的目的。

（2）**寒则留之**——即寒性病证的治疗原则是深刺而久留针，以达温经散寒目的。如寒邪在表，留于经络者，艾灸法较为相宜。

1. 根据针灸活疗原则：热性病证宜疾之。实热证的治疗原则是热则疾之、实则泻之。

2. 根据针灸治疗，寒性病证宜留之。痛痹的针灸治疗原则是寒则留之。

3. 治病求本——治疗疾病时要抓住疾病的根本原因，采取针对性的治疗方法。

（1）**急则治标**——当标病处于紧急的情况下首先要治疗标病。如高热抽搐应首先针刺大椎、水沟、合谷、太冲等穴以泻热、开窍、息风止痉；昏迷应先针刺水沟，醒脑开窍。

（2）**缓则治本**——正虚者固其本，邪盛者祛其邪。如肾阳虚引起的五更泄，泄泻是其症状为标，肾阳补足为本，治宜灸气海、关元、命门、肾俞。

（3）**标本同治**——标病和本病并重的情况应当采取标本同治的方法。如体虚感冒当益气解表，益气为治本，解表为治标，宜补足三里、关元，泻合谷、风池、列缺等。

4. 三因制宜

（1）**因时治宜**——如春夏宜浅刺，秋冬宜深刺。

（2）**因地制宜**——如在寒冷的地区，治疗多用温灸，而且状数较多；在温热地区，应用灸法较少。

（3）**因人制宜**——如体质虚弱、皮肤薄嫩、对针刺较敏感者，针刺手法宜轻；体质强壮、皮肤粗厚、针感较迟钝者，针刺手法可重些。

（二）针灸治疗作用

1. 疏经通络。

2. 调和阴阳。

3. 扶正祛邪。

（三）针灸临床诊治特点

1. 激发正气，自身调节。

2. 起效快捷，适应证广。

3. 无毒性，作用安全。

（四）处方选穴规律

近部选穴、远部选穴、辨证对症选穴的概念及应用举例。

1. 近部选穴——就是在病变局部或距离比较接近的范围选取穴位的方法，是腧穴局部治疗作用的体现。如耳聋取听宫，颠顶痛取百会，胃痛选中脘，面瘫局部选颊车、地仓、颧髎，近部选风池。

2. 远部选穴——就是在病变部位所属和相关的经络上，距病位较远部位选取穴位的方法，是"经络所过，主治所及"治疗规律的体现。如腰背取委中，头项强痛取昆仑，胃痛选足阳明胃经的足三里，上牙痛选足阳明胃经的内庭，下牙痛选手阳明大肠经合谷穴；治疗鼻渊取阴陵泉、合谷；治疗哮喘取尺泽、列缺；治疗耳聋选中渚、太溪。

3. 辨证对症选穴

（1）**辨证选穴**——根据疾病的症候特点，分析病因病机而辨证选穴。

如发热、多汗、盗汗、抽风、昏迷等呈现全身症状宜采用辨证选穴，如中气不足选百会、气海，肾阴不足导致的虚热选肾俞、太溪，肝阳化风导致的抽风选太冲、行间等。如牙痛根据病因病机可分为风火牙痛、胃火牙痛和肾虚牙痛，风火牙痛选风池、外关，胃火牙痛选内庭、合谷、二间，肾虚牙痛选太溪、行间。

（2）**对症选穴**——根据疾病的特殊症状而选穴的原则。如哮喘选定喘穴，虫证选百虫窝，腰痛选腰痛点，落枕选外劳宫，崩漏选断红穴，发热取大椎等。

【高频考点】

1. 针灸配穴处方的取穴原则有近部取穴、远部取穴。

2. 肝气犯胃型胃痛取太冲所依据的取穴原则是循经选穴、远部选穴、辨证选穴。

（五）常用配穴方法

本经配穴法、表里经配穴法、同名经配穴法、上下配穴法、前后配穴法、左右配穴法的概念及应用举例。

1. 按经脉配穴法

（1）**本经配穴法**——指当某一脏腑、经脉发生病变时，即选该脏腑、经脉的腧穴配成处方。如胆经郁热导致的少阳头痛，可近取胆经的率谷、风池，远取本经的荥穴侠溪；胃火循经上扰导致的牙痛，可近取足阳明胃经的颊车穴，远取内庭穴。

（2）**表里经配穴法**——是以脏腑、经脉的阴阳表里配合关系为依据的配穴方法。如风热袭肺导致的感冒咳嗽，可选取肺经的尺泽穴和大肠经的曲池、合谷；呕吐取足三里、公孙；骨痹疼痛取涌泉、昆仑；**原络配穴法**是表里经配穴法中的特殊实例，如胃病依据原络配穴法应选用的腧穴是冲阳、公孙。

（3）**同名经配穴法**——是将手足同名经的腧穴相互配合的方法。如阳明头痛取手阳明经的合谷配足阳明经的内庭；落枕取手太阳经的后溪配足太阳经的昆仑；治疗慢性咳嗽取太渊、太白。

【高频考点】

1. 根据"主客原络配穴法"，与太白相配的腧穴是丰隆。

2. 感冒后出现腹泻，治疗取太渊、偏历穴，其配穴法是表里经配穴法、主客原络配穴法。

3. 失眠取神门、三阴交不属于同名经配穴。

2. 按部配穴法

（1）**上下配穴法**——是指将腰部以上或上肢腧穴和腰部以下或下肢腧穴配合应用的方法。如胃脘痛可上取内关，下取足三里；阴挺可上取百会、下取三阴交；肾阴不足导致的咽喉肿痛，可上取曲池或鱼际，下取太溪或照海；八脉交会穴的配对应用也属于本配穴法。

（2）**前后配穴法**——是指将人体前部和后部的腧穴配合应用的方法，主要指将胸腹部和背腰部的腧穴配合应用。如治疗癃闭取关元、膀胱俞，膀胱疾患前取水道或中极，后取膀胱俞或秩边；肺病可前取华盖、中府，后取肺俞；俞募配穴法属于本配穴法的典型实例。

（3）**左右配穴法**——是指将人体左侧和右侧的腧穴配合应用的方法。如胃痛可选双侧足三里、梁丘等；左侧偏头痛可选同侧的太阳、头维和对侧的外关、足临泣；左侧面瘫可选同侧的太阳、颊车、地仓和对侧的合谷。

【高频考点】

中极、次髎；中脘、胃俞；中脘、膈俞；天枢、命门等都属于前后配穴。

（六）刺灸方法的选择

1.治疗方法的选择

要针对患者病情和具体情况而确立针灸治疗方法，在处方中必须说明治疗具体采用何种针灸疗法，如是用毫针刺法、灸法、火针法，还是用拔罐法、皮肤针法等，均应注明。

2.操作方法的选择

当治疗方法确立后，要对其具体操作进行说明，如毫针刺法用补法还是泻法，当针刺操作的深度、方向等不同于常规的方法时，要特别强调。

3.治疗时机的选择

在发作或加重前进行针灸治疗可提高疗效。如痛经在月经来潮前几天开始针灸，直到月经结束为止；女性不孕症，在排卵期前后几天连续针灸等；也应在处方中说明。

（七）特定穴的应用

五输穴、原穴、络穴、郄穴、背俞穴、募穴、下合穴、八会穴、八脉交会穴、交会穴的概念、组成、分布特点及临床应用。

1.五输穴是十二经脉分布在肘、膝关节以下的 5 个特定腧穴，即（井荥输经合）穴（66个）。

五输穴穴歌： 少商鱼际与太渊，经渠尺泽肺相连；商阳二三间合谷，阳溪曲池大肠牵；

隐白大都太白脾，商丘阴陵泉要知；历兑内庭陷谷胃，冲阳解溪三里随；

少冲少府属于心，神门灵道少海寻；少泽前谷后溪腕，阳谷小海小肠经；

涌泉然谷与太溪，复溜阴谷肾所宜；至阴通谷束京骨，昆仑委中膀胱知；

中冲劳宫心包络，大陵间使传曲泽；关冲液门中渚焦，阳池支沟天井素；

大敦行间太冲看，中封曲泉属于肝；窍阴侠溪临泣胆，丘墟阳辅阳陵泉。

阴经五输穴表					
经脉名称	井（木）	荥（火）	输（土）	经（金）	合（水）
手太阴肺经	少商	鱼际	太渊	经渠	尺泽
手厥阴心包经	中冲	劳宫	大陵	间使	曲泽
手少阴心经	少冲	少府	神门	灵道	少海
足太阴脾经	隐白	大都	太白	商丘	阴陵泉

续表

经脉名称	井（木）	荥（火）	输（土）	经（金）	合（水）
足厥阴肝经	大墩	行间	太冲	中封	曲泉
足少阴肾经	涌泉	然谷	太溪	复溜	阴谷

阳经五输穴表					
经脉名称	井（金）	荥（水）	输（木）	经（火）	合（土）
手阳明大肠经	商阳	二间	三间	阳溪	曲池
手少阳三焦经	关冲	液门	中渚	支沟	天井
手太阳小肠经	少泽	前谷	后溪	阳谷	小海
足阳明胃经	厉兑	内庭	陷谷	解溪	足三里
足少阳胆经	足窍阴	侠溪	足临泣	阳辅	阳陵泉
足太阳膀胱经	至阴	足通谷	束骨	昆仑	委中

【高频考点】

1. 足少阴肾经的经穴是复溜；足少阴肾经的输穴是太溪；胆经的输穴是足临泣（2次）。

2. 手厥阴心包经的荥穴是劳宫；手少阳三焦经的输穴是中渚。

3. 阴经、阳经的井穴，其五行属性是阴井木、阳井金。

4. 患者胃脘胀痛拒按，伴嗳腐吞酸，大便不爽，苔厚腻，脉滑，根据子母补泻法，治疗宜选的穴位是厉兑。

5. 《难经》"井主心下满，荥主身热，输主体重节痛，经主喘咳寒热，合主逆气而泄。"

2. 原穴是脏腑原气输注、经过和留止于十二经脉四肢部的腧穴（12个）。

原穴歌： 肺原太渊大合谷；脾原太白胃冲阳；心原神门小腕骨；
　　　　　肾原太溪胱京骨；心包大陵焦阳池；肝原太冲胆丘墟。

【高频考点】

1. 太白即属于原穴又属于输穴；太白、丘墟、阳池均为原穴。

2. 太溪、阳池、太渊、丘墟属于原穴。

3. 络穴是十五络脉从经脉分出处各有一个腧穴（15个）。

络穴歌： 肺络列缺偏大肠，胃络丰隆脾公孙；心络通里小支正，膀胱飞扬肾大钟；

心包内关焦外关，肝络蠡沟胆光明，脾之大络是大包；任络鸠尾督长强。

【高频考点】

表里两经同病者，应首选的治疗穴位是络穴。

十二经脉原穴与络穴表					
经脉	原穴	络穴	经脉	原穴	络穴
手太阴肺经	太渊	列缺	手阳明大肠经	合谷	偏历
手厥阴心包经	大陵	内关	手少阳三焦经	阳池	外关
手少阴心经	神门	通里	手太阳小肠经	腕骨	支正
足太阴脾经	太白	公孙	足阳明胃经	冲阳	丰隆
足厥阴肝经	太冲	蠡沟	足少阳胆经	丘墟	光明
足少阴肾经	太溪	大钟	足太阳膀胱经	京骨	飞扬

4. 郄穴是十二经脉和奇经八脉中的阴跷、阳跷、阴维、阳维脉之经气深聚的部位（16个）。

郄穴歌： 郄义即孔隙，本属气血集；肺向孔最取，大肠温溜别；胃经是梁丘，脾属地机穴；

心则取阴郄，小肠养老别；膀胱金门守，肾向水泉施；心包郄门刺，三焦会宗持；

胆郄在外丘，肝经中都是；阳跷跗阳走，阴跷交信期；阳维阳交穴，阴维筑宾知。

十六经脉郄穴表			
经脉	郄穴	经脉	郄穴
手太阴肺经	孔最	手阳明大肠经	温溜
手厥阴心包经	郄门	手少阳三焦经	会宗
手少阴心经	阴郄	手太阳小肠经	养老
足太阴脾经	地机	足阳明胃经	梁丘
足厥阴肝经	中都	足少阳胆经	外丘
足少阴肾经	水泉	足太阳膀胱经	金门
阴维脉	筑宾	阳维脉	阳交
阴跷脉	交信	阳跷脉	跗阳

【高频考点】

1. 阳经郄穴多用于治疗痛证；治疗急性、疼痛性病症，宜首选的腧穴是郄穴。

2. 地机、孔最、梁丘属于郄穴。

5. 背俞穴是脏腑之气输注于背腰部的腧穴（12个）。

背俞穴歌： 胸三肺俞四厥阴，心五肝九胆十临；十一脾俞十二胃，

腰一三焦腰二肾；腰四骶一大小肠，膀胱骶二椎外寻。

6. 募穴是脏腑之气输注于胸腹部的腧穴（12个）。

募穴歌： 大肠天枢肺中府，小肠关元心巨阙；膀胱中极肾京门，

肝募期门胆日月；胃中脘兮脾章门，包膻三焦石门穴。

六脏六腑背俞穴与募穴表					
六脏	背俞穴	募穴	六腑	背俞穴	募穴
肺	肺俞	中府	大肠	大肠俞	天枢
心包	厥阴俞	膻中	三焦	三焦俞	石门
心	心俞	巨阙	小肠	小肠俞	关元
脾	脾俞	章门	胃	胃俞	中脘
肝	肝俞	期门	胆	胆俞	日月
肾	肾俞	京门	膀胱	膀胱俞	中极

【高频考点】

中脘、中府、膻中、中极属于募穴。

7. 下合穴是六腑之气下合于下肢足三阳经的腧穴，称为下合穴（6个）。

下合穴歌： 胃经下合足三里，上下巨虚大小肠；

膀胱当合委中穴，三焦下合属委阳；

胆经之合阳陵泉，腑病用之效必彰。

【高频考点】

病在腑者，应首选的治疗穴位是下合穴。

8.八会穴是脏、腑、气、血、筋、脉、骨、髓等精气会聚的 8 个腧穴。

八会穴歌：腑会中脘脏章门，筋会阳陵髓绝骨（悬钟）；

骨会大杼气膻中，血会膈俞脉太渊。

八会穴及归经表					
八会穴	腧穴	归经	八会穴	腧穴	归经
脏会	章门	足厥阴肝经	腑会	中脘	任脉
气会	膻中	任脉	血会	膈俞	足太阳膀胱经
筋会	阳陵泉	足少阳胆经	脉会	太渊	手太阴肺经
骨会	大杼	足太阳膀胱经	髓会	绝骨（悬钟）	足少阳胆经

【高频考点】

章门、中脘、膻中既属于八会穴又属于募穴。

9.八脉交会穴是十二经脉与奇经八脉相通的 8 个腧穴。

八脉交会穴歌：公孙冲脉胃心胸，内关阴维下总同；临泣胆经连带脉，阳维目锐外关逢；

后溪督脉内眦颈，申脉阳跷络亦通；列缺任脉行肺系，阴跷照海膈喉咙。

八脉交会穴及主治表		
穴名	主治	相配合主治
公孙	冲脉病证	心、胸、胃疾病
内关	阴维脉病证	
后溪	督脉病证	目内眦、颈项、耳、肩部疾病
申脉	阳跷脉病证	
足临泣	带脉病证	目锐眦、耳后、颊、颈、肩部疾病
外关	阳维脉病证	
列缺	任脉病证	肺系、咽喉、胸膈疾病
照海	阴跷脉病证	

【高频考点】

后溪、足临泣既属于八脉交会穴又属于输穴。

10. **交会穴是两经或数经交会的腧穴。**

【高频考点】

1. 特定穴中，常用于治疗腑实证的有：下合穴、募穴。
2. 可治疗脏腑病证的特定穴有井穴、背俞穴、募穴、原穴。
3. 同属于络穴和八脉交会穴的有公孙、列缺。
4. 阳陵泉在特定穴中类属于合穴、下合穴、八会穴。
5. 俞穴偏于治疗脏病。募穴偏于治疗腑病。

二、治疗各论

（一）内科病证

头痛、面痛、落枕、漏肩风、腰痛、痹证（坐骨神经痛）、面瘫、痿证、中风、眩晕、痫病、消渴、胁痛、不寐、郁证、心悸、感冒、咳嗽、哮喘、呕吐、胃痛、腹痛、泄泻、便秘、癃闭病证的治法、基本处方及方义分析。头痛、面痛、落枕、漏肩风、腰痛、痹证（坐骨神经痛）、面瘫、痿证的经络辨证。

1. 头痛

（1）按头痛部位治疗

治法： 疏调经脉，通络止痛。按部位局部选穴和远端循经选穴。

主穴： 太阳头痛（后枕痛）：天柱　后顶　风池　后溪　申脉

少阳头痛（侧枕痛）：太阳　率谷　悬颅　外关　侠溪

阳明头痛（前额痛）：上星　印堂　阳白　合谷　内庭

厥阴头痛（颠顶痛）：百会　前顶　通天　内关　太冲

全头痛：印堂　太阳　百会　头维　天柱　风池　合谷　外关　内庭　足临泣

（2）按外感内伤辨证治疗

①外感头痛

治法： 祛风通络，散邪止痛。以督脉及手太阴、足少阳经穴为主。

主穴： 列缺　百会　太阳　风池

配穴： 风寒头痛者，加风门、合谷；风热头痛者，加鱼际、大椎；风湿头痛者，加偏历、阴陵泉。可按上述头痛部位分经治疗进行配穴。

方义： 百会、太阳可疏导头部经气。风池为足少阳与阳维脉的交会穴，功长祛风活血、通络止痛。列缺为肺经络穴，可宣肺解表，祛风通络。

②内伤头痛。

治法：实证者疏通经络，清利头窍；虚证者疏通经络，滋养脑髓。以督脉及头局部经穴为主。

主穴：百会　头维　风池

配穴：肝阳头痛者，加太冲、太溪、侠溪；侧头痛者，加太阳、率谷、悬颅、外关；痰浊头痛者，加太阳、中脘、丰隆、阴陵泉；瘀血头痛者，加阿是穴、血海、内关；血虚头痛者，加气海、血海、足三里；肾虚头痛者，加太溪、肾俞、悬钟。可按上述头痛部位分经治疗进行配穴。

方义：百会位居巅顶，用泻法可疏通头部气血，用补法可升清阳、调气血以养脑髓。头维、风池疏通头部经络，活血通经，清利头目。

2. 面痛

治法：疏通经络，祛风止痛。以足太阳及手足阳明经穴为主。

主穴：第一支痛：攒竹　阳白　鱼腰　丝竹空　外关

　　　　第二支痛：四白　颧髎　迎香　下关　合谷

　　　　第三支痛：夹承浆　翳风　颊车　大迎　内庭

配穴：风寒证者，加风池、列缺；风热证者，加曲池、风池；气血瘀滞者，加太冲、内关。

方义：面部穴位为局部选穴，可疏通面部经络，通络活血。外关、合谷、内庭为远道循经选穴，可疏通少阳、阳明经气血，加强面部穴位疏通经络的作用，达通络止痛作用。

【高频考点】

1. 一侧头痛反复发作，常伴恶心、呕吐者，治疗宜取足少阳、手足阳明经穴。

2. 针刺治疗外感少阳经头痛，宜选的腧穴是太阳、风池、率谷、足临泣。

3. 阳明经头痛的部位是在前额部及眉棱骨处（2次）。

4. 血虚头痛最佳选穴是百会、心俞。

3. 落枕

经络辨证：督脉、太阳经证——颈项背部强痛，低头时加重，项背部压痛明显。

　　　　　　少阳经证——颈肩部强痛，头歪向患侧，向健侧转动时加重。

治法：舒筋通络，活血止痛。以局部阿是穴及手太阳、足少阳经穴为主。

主穴：外劳宫　阿是穴　肩井　后溪　悬钟

配穴：风寒袭络者，加风池、风府；气血瘀滞者，加内关、合谷；肩痛者，加肩髃、外关；背痛者，加天宗、秉风。

方义：外劳宫又称落枕穴，是治疗本病的经验穴。手太阳、足少阳循行于颈项侧部，后溪、悬钟分属两经，与局部阿是穴合用，远近相配，可疏调颈项部经络气血，舒筋通络，活血止痛。

【高频考点】

针灸治疗落枕，循经远部取穴首选后溪。

4. 漏肩风

经络辨证：手阳明经证——以肩前区疼痛为主，后伸疼痛加剧。

手少阳经证——以肩外侧疼痛为主，外展疼痛加剧。

手太阳经证——以肩后侧疼痛为主，肩内收时疼痛加剧。

手太阴经证——以肩前近腋部疼痛为主且压痛明显。

治法：通经活血，祛风止痛。以局部阿是穴及手阳明、手少阳、手太阳经穴为主。

主穴：肩髃　肩髎　肩贞　肩前　阿是穴

配穴：手太阳经证者，加后溪、昆仑；手阳明经证者，加合谷、条口；手少阳经证者，加外关、阳陵泉。外邪内侵者，加合谷、风池；气滞血瘀者，加内关、合谷；气血虚弱者，加足三里、气海。

方义：肩髃、肩髎、肩贞分别为手阳明经、手少阳经、手太阳经穴，加阿是穴和奇穴肩前，均为局部选穴，可疏通肩部经络气血，活血祛风而止痛。

【高频考点】

1. 患者晨起突发颈项强痛，痛引肩臂活动受限，治疗除阿是穴、外劳宫外，可选用后溪、肩井。

2. 手阳明大肠经、手太阳小肠经、手厥阴心包经病证可见肩痛。

5. 腰痛

治法：活血通经。以局部阿是穴及足太阳经穴为主。

主穴：阿是穴　大肠俞　委中

配穴：寒湿腰痛者，加腰阳关；瘀血腰痛者，加膈俞；肾虚腰痛者，加肾俞。督脉腰痛加腰夹脊、后溪；膀胱经腰痛加志室、昆仑；腰骶部痛加次髎、腰俞；腰眼部明显加腰眼。

方义：阿是穴、大肠俞可疏通局部经脉、络脉及经筋之气血，通经止痛。委中为足太阳经穴，"腰背委中求"，可疏调腰背部膀胱经之气血。

1. 治疗腰脊中部刺痛，触之僵硬，除阿是穴外，还应选取的腧穴是膈俞、夹脊。

2. 治疗腰脊两侧冷痛重着，俯仰受限，除阿是穴外，还应选取的腧穴是委中、腰阳关。

6. 痹证

治法：通痹止痛。以病痛局部穴为主，结合循经及辨证选穴。

主穴：阿是穴 局部经穴

配穴：行痹者，加膈俞、血海；痛痹者，加肾俞、腰阳关；着痹者，加阴陵泉、足三里；热痹者，加大椎、曲池；另可依据部位循经配穴。

方义：病痛局部循经选穴，可疏通经络气血，使营卫调和而风寒湿热等邪无所依附，痹痛遂解。风邪偏盛为行痹，取膈俞、血海以活血，遵"治风先治血，血行风自灭"之义。寒邪偏盛为痛痹，取肾俞、腰阳关，益火之源，振奋阳气而祛寒邪。湿邪偏盛者为着痹，取阴陵泉、足三里健脾除湿。热痹者，加大椎、曲池可泻热疏风、利气消肿。

附：坐骨神经痛

治法：通经止痛。以足太阳、足少阳经穴为主。

主穴：大肠俞 腰夹脊 环跳 委中 阳陵泉 悬钟 丘墟

操作：诸穴均用捻转提插的泻法，以沿腰腿部足太阳、足少阳经产生向下放射感为度，不宜多次重复。

7. 面瘫

治法：祛风通络，疏调经筋。以手足阳明和手足太阳经穴为主。

主穴：攒竹 阳白 四白 颧髎 颊车 地仓 合谷

配穴：风寒证加风池；风热证加曲池；恢复期加足三里；人中沟歪斜者，加水沟；鼻唇沟浅者，加迎香；乳突部疼痛加翳风；舌麻、味觉减退加廉泉；目合困难加鱼腰、申脉（或昆仑）。

方义：面部腧穴可疏调局部筋络气血，活血通络。合谷为循经远端选穴，急性期用泻法可祛除阳明筋络之邪气，祛风通络。在恢复期，加足三里用补法，可补益气血，濡养经筋。

8. 痿证

治法：祛邪通络，濡养筋脉。以手足阳明经穴和夹脊穴为主。

主穴：上肢：肩髃 曲池 合谷 颈胸段夹脊穴

　　　　下肢：髀关 伏兔 足三里 阳陵泉 三阴交 腰部夹脊穴

配穴：肺热伤津加尺泽、肺俞、二间；湿热袭络加阴陵泉、大椎、内庭；脾胃虚弱加脾俞、胃俞、关元；肝肾亏损加太溪、肾俞、肝俞。上肢肌肉萎缩加手阳明经排刺；下肢肌肉萎缩加足阳明经排刺。

方义：阳明经多血多气，选上、下肢阳明经穴位，可疏通经络，调理气血。夹脊穴为督脉之旁络，又与膀胱经第 1 侧线的脏腑背俞相通，可调脏腑阴阳，行气血。三阴交健脾益肾，濡养筋脉。筋会阳陵泉，可疏调经筋。

9. 中风

（1）中经络

治法：醒脑开窍，疏通经络。以手厥阴经、督脉及足太阴经穴为主。

主穴：内关　水沟　三阴交　极泉　尺泽　委中

配穴：肝阳暴亢者，加太冲、太溪；风痰阻络者，加丰隆、合谷；痰热腑实者，加曲池、内庭、丰隆；气虚血瘀者，加足三里、气海、血海；阴虚风动者，加太溪、风池；口角㖞斜者，加颊车、地仓；上肢不遂者，加肩髃、手三里、合谷；下肢不遂者，加环跳、阳陵泉、悬钟、太冲；头晕者，加风池、完骨、天柱；足内翻者，加丘墟透照海；便秘者，加水道、归来、丰隆、支沟；复视者，加风池、天柱、睛明、球后；尿失禁、尿潴留者，加中极、曲骨、关元。

方义：心主血脉藏神，内关为心包经络穴，可调理心神，疏通气血。脑为元神之府，督脉入络脑，水沟为督脉穴，可醒脑调神导气。三阴交为足三阴经交会穴，可滋补肝肾。极泉、尺泽、委中，疏通肢体经络。

（2）中脏腑

治法：醒脑开窍，启闭固脱。以手厥阴经及督脉穴为主。

主穴：内关　水沟

配穴：闭证加十二井穴、太冲、合谷；脱证加关元、气海、神阙。

方义：内关调心神，水沟醒脑开窍。十二井穴点刺出血，可接通十二经气，调和阴阳。配太冲、合谷，平肝息风。关元为任脉与足三阴经交会穴，灸之可扶助元阳。神阙为生命之根蒂，真气所系，配合气海可益气固本，回阳固脱。

【高频考点】

1. 选取水沟、十二井穴、合谷、太冲、内关穴，针刺用泻法，主治的病证是中风闭证。

2. 治疗中风中脏腑的主穴是内关、水沟。

10. 眩晕

（1）实证

治法：平肝化痰，定眩。以足少阳经、督脉及手足厥阴经穴为主。

主穴：风池　百会　内关　太冲

配穴：肝阳上亢者，加行间、侠溪、太溪；痰湿中阻者，加丰隆、中脘、阴陵泉。

方义：肝经为风木所寄，与胆经相表里，取胆经风池和肝经太冲，清泻肝胆，平抑肝阳。内关宽胸理气，和中化痰止呕。百会用泻法，可清利脑窍而定眩。

（2）虚证

治法：益气养血，定眩。以足少阳经、督脉穴及相应背俞穴为主。

主穴：风池　百会　肝俞　肾俞　足三里

配穴：气血两虚者，加气海、脾俞、胃俞；肾精亏虚者，加志室、悬钟、三阴交。

方义：肝俞、肾俞滋补肝肾、养血益精、培元固本以治本。足三里补益气血。风池用平补平泻法，可疏调头部气血，百会用补法可升提气血，二穴配合以充养脑髓而缓急治标。

【高频考点】

针灸治疗肝阳上亢型眩晕，宜首选的腧穴是肝、胆经穴。

11. 痫证

（1）发作期

治法：醒脑开窍，息风豁痰。以足厥阴经、督脉及足阳明经穴为主。

主穴：水沟　百会　后溪　涌泉　合谷　太冲　丰隆

方义：水沟、百会为督脉穴，后溪通督脉，督脉入络脑，故针刺可醒脑开窍。涌泉为肾经井穴，可激发肾气，促进脑神的恢复。丰隆豁痰，合谷、太冲息风止痉。

（2）间歇期

治法：化痰通络，息风舒筋。以督脉、任脉、足阳明及足厥阴经穴为主。

主穴：鸠尾　筋缩　间使　阳陵泉　太冲　丰隆

配穴：痰火扰神者，加曲池、神门、内庭；风痰闭阻者，加合谷、中脘、风池；心脾两虚者，加心俞、脾俞、足三里；肝肾阴虚者，加肝俞、肾俞、三阴交；瘀阻脑络者，加百会、膈俞、内关；夜发加照海；昼发者加申脉。

方义：鸠尾为任脉络穴，任脉为阴脉之海，可调理阴阳，平抑风阳。筋缩为督脉穴，可疏调督脉、通脑络、疏经筋，筋会阳陵泉，二穴相配，重在疏调经筋而止痉。间使为心包经穴，可调心神、理气血，为治痫经验穴。太冲平息肝风，丰隆化痰通络。

12. 不寐

治法：调理跷脉，安神利眠。以相应八脉交会穴、手少阴经及督脉穴为主。

主穴：照海　申脉　神门　印堂　四神聪　安眠

配穴：肝火扰心者，加行间、侠溪；痰热内扰者，加丰隆、内庭；心脾两虚者，加心俞、脾俞；心肾不交者，加心俞、肾俞；心胆气虚者，加心俞、胆俞；脾胃不和者，加公孙、足三里。

方义： 心藏神，神门为心经原穴；脑为元神之府，印堂可调理脑神，两穴相配可安神利眠。四神聪、安眠穴镇静安神。照海、申脉为八脉交会穴，分别与阴跷脉、阳跷脉相通，阴、阳跷脉主睡眠，若阳跷脉功能亢盛则失眠，故补阴泻阳使阴、阳跷脉功能协调，不眠自愈。

【高频考点】

与瘈疭关系较密切的经脉是阳跷脉、阴跷脉。

13. 郁证

治法： 调神理气，疏肝解郁。以督脉及手足厥阴、手少阴经穴为主。

主穴： 水沟　百会　内关　神门　太冲

配穴： 肝气郁结者，加膻中、期门；气郁化火者，加行间、侠溪；痰气郁结者，加丰隆、廉泉；心神惑乱者，加通里、心俞；心脾两虚者，加心俞、脾俞；肝肾亏虚者，加肝俞、肾俞；咽部异物梗塞感明显者加天突、照海；癔症性失明者加四白、光明；癔症性失听者，加听宫、耳门；癔症性失语者，加廉泉、通里；癔症性瘫痪者，上肢加曲池、合谷，下肢加阳陵泉、隐白；癔症性意识障碍者加中冲、涌泉。

方义： 脑为元神之府，督脉入络脑，水沟、百会可调理脑神。心藏神，神门为心经原穴，内关为心包经络穴，二穴可调理心神而安神定志；内关又可宽胸理气。太冲疏肝解郁。

14. 心悸

治法： 调理心气，安神定悸。以手厥阴、手少阴经穴为主。

主穴： 内关　郄门　神门　厥阴俞　膻中

配穴： 心胆虚怯者，加心俞、胆俞；心脾两虚者，加脾俞、心俞；阴虚火旺者，加肾俞、太溪；水气凌心者，加三焦俞、水分；心脉瘀阻者，加心俞、膈俞；善惊者，加大陵；多汗者，加膏肓；烦热者，加劳宫；耳鸣者，加中渚、太溪；浮肿者，加水分、阴陵泉。患者心悸时作，头晕少寐，遗精盗汗，舌红少苔，脉细数，治疗除主穴外，还应配肾俞、太溪。

方义： 心包经穴内关及郄穴郄门可调理心气，疏导气血。心经原穴神门，宁心安神定悸。心包之背俞厥阴俞配其募穴膻中，可调心气，宁心神，调理气机。诸穴配合以收宁神定悸之效。

15. 感冒

治法： 祛风解表。以手太阴、手阳明经及督脉穴为主。

主穴： 列缺　合谷　大椎　太阳　风池

配穴： 风寒感冒者，加风门、肺俞；风热感冒者，加曲池、尺泽；头痛者，加印堂、头维；鼻塞者，加迎香；体虚感冒者，加足三里；咽喉疼痛者，加少商；全身酸楚者，加身柱；夹湿者，加阴陵泉；夹暑者，加委中。

方义：感冒为外邪侵犯肺卫所致，太阴、阳明互为表里，故取手太阴、手阳明经列缺、合谷以祛邪解表。督脉主一身之阳气，温灸大椎可通阳散寒，刺络出血可清泻热邪。风池为足少阳经与阳维脉的交会穴，"阳维为病苦寒热"，故风池既可疏散风邪，又与太阳穴相配可清利头目。

16. 咳嗽

（1）外感咳嗽

治法：疏风解表，宣肺止咳。以手太阴、手阳明经穴为主。

主穴：列缺　合谷　肺俞　天突　中府

配穴：风寒者，加风门、风池；风热者，加大椎、曲池；咽喉痛者，加少商放血。

方义：天突为任脉穴，任脉入咽喉，针刺天突可疏导咽喉及肺系气血，达到降气止咳的治标目的。肺主皮毛，司一身之表，列缺为肺之络穴，散风祛邪，宣肺解表。选合谷与列缺，原络相配，加强宣肺解表的作用。取肺之背俞穴与募穴中府俞募相配，使肺气通调，清肃有权。

（2）内伤咳嗽

治法：肃肺理气，止咳化痰。以手足太阴经穴为主。

主穴：太渊　三阴交　肺俞　天突

配穴：痰湿侵肺者，加丰隆、阴陵泉；肝火灼肺者，加行间、鱼际；肺阴亏虚者，加膏肓、太溪；咯血者，加孔最。

方义：天突降气止咳以治标。内伤咳嗽，肺阴损耗，肺失清肃，取肺俞调理肺气，清肃之令自行。太渊为肺经原穴，本脏真气所注，取之肃理肺气。三阴交疏肝健脾，化痰止咳。

17. 哮喘

（1）实证

治法：祛邪肃肺，化痰平喘。以手太阴经穴及相应背俞穴为主。

主穴：列缺　尺泽　膻中　肺俞　定喘

配穴：风寒者，加风门、风池；风热者，加大椎、曲池；痰热者，加曲池、丰隆；喘甚者，加天突。

方义：手太阴经列缺以宣通肺气，祛邪外出。选其合穴尺泽，以清泻肺之壅邪。膻中乃气之会穴，可宽胸理气，舒展气机。取肺之背俞穴，以宣肺祛痰。定喘为平喘之效穴。

（2）虚证

治法：补益肺肾，止哮平喘。以相应背俞穴及手太阴、足少阴经穴为主。

主穴：肺俞　膏肓　肾俞　定喘　太渊　太溪

配穴：肺气虚者，加气海；肾气虚者，加阴谷、关元。

方义：肺俞、膏肓针灸并用，可补益肺气。补肾俞以纳肾气。肺经原穴太渊配肾经原穴太溪，可充肺肾之气。定喘为平喘之效穴。

采用"穴位贴敷法"治疗哮喘的常用穴有膻中、大椎。

18. 呕吐

治法：和胃降逆，理气止呕。以手厥阴、足阳明经穴及相应募穴为主。

主穴：内关　足三里　中脘　胃俞

配穴：寒吐者，加上脘、公孙；热吐者，加商阳、内庭，并可用金津、玉液点刺出血；食滞者，加梁门、天枢；痰饮者，加膻中、丰隆；肝气犯胃者，加肝俞、太冲；脾胃虚寒者，加脾俞、神阙；肠鸣者，加脾俞、大肠俞；泛酸干呕者，加建里、公孙。

方义：中脘乃胃之募穴，胃俞为胃之背俞穴，二穴俞募相配理气和胃止呕。内关为手厥阴经络穴，宽胸利气，降逆止呕。足三里为足阳明经合穴，疏理胃肠气机，通降胃气。

19. 胃痛

治法：和胃止痛。以足阳明、手厥阴经穴及相应募穴为主。

主穴：足三里　内关　中脘

配穴：寒邪犯胃者，加胃俞、神阙；饮食停滞者，加天枢、梁门；肝气犯胃者，加胃俞、太冲；气滞血瘀者，加膻中、膈俞；脾胃虚寒者，加气海、神阙、脾俞；胃阴不足者，加胃俞、三阴交、太溪。

方义：足三里乃足阳明胃经的下合穴，"合治内腑"，可疏调胃腑气机，和胃止痛。中脘为胃之募穴，腑之所会，可健运中州，调理气机。内关宽胸解郁，行气止痛。

1. 治疗胃脘胀满疼痛，嗳腐吞酸，舌苔厚腻，宜取的腧穴是梁门、天枢。

2. 治疗胃脘灼热隐痛，咽干口燥，舌红少津，宜取的腧穴是三阴交、太溪。

20. 腹痛

治法：通调腑气，缓急止痛。以足阳明、足厥阴经及任脉穴为主。

主穴：足三里　下脘　天枢　关元　太冲

配穴：寒邪内积者，加神阙、公孙；湿热壅滞者，加阴陵泉、内庭；气滞血瘀者，加膻中、血海；脾阳不振者，加脾俞、肾俞。

方义：足三里为胃之下合穴，"肚腹三里留"，下脘位于上腹部，关元、天枢位于下腹部又分属小肠、大肠之募穴，三穴可局部选穴，可通调腹部之腑气。肝经原穴太冲，疏肝而通调气机，通则不痛。

【高频考点】

1. 治疗腹痛，宜首选足三里、中脘、天枢。

2. 针刺治疗腹痛的主穴是中脘、天枢、足三里、三阴交。

3. 患者腹痛，下痢赤白，心烦口渴，舌红苔黄腻，脉滑数，治疗除选用主穴外还应配用的穴位有曲池、内庭。

21. 胁痛

治法： 疏肝理气，通络止痛。以足厥阴、足少阳经穴为主。

主穴： 期门　支沟　阳陵泉　足三里

配穴： 肝气郁结加内关、太冲；气滞血瘀加膈俞、太冲；肝胆湿热加丰隆、侠溪；肝阴不足加肝俞、三阴交。

方义： 期门为肝之募穴，能疏肝解郁。支沟配阳陵泉疏泄少阳经气，调理气血，共奏理气活血之功。佐足三里引气下行，和降胃气而消痞满，以减胁痛。

22. 泄泻

（1）急性泄泻

治法： 除湿导滞，通调腑气。以足阳明、足太阴经穴为主。

主穴： 天枢　上巨虚　阴陵泉　水分

配穴： 寒湿者，加神阙；湿热者，加内庭；食滞者，加中脘。

方义： 天枢为大肠募穴，可调理肠胃气机。上巨虚为大肠下合穴，可运化湿滞，取"合治内腑"之意。阴陵泉可健脾化湿。水分利小便而实大便。

（2）慢性泄泻

治法： 健脾温肾，固本止泻。以任脉及足阳明、足太阴经穴为主。

主穴： 神阙　天枢　足三里　公孙

配穴： 脾虚者，加脾俞、太白；肝郁者，加脾俞、太冲；肾虚者，加肾俞、命门。

方义： 灸神阙可温补元阳，固本止泻。天枢为大肠募穴，能调理肠胃气机。足三里、公孙健脾益胃。

23. 便秘

治法： 调理肠胃，行滞通便。以足阳明、手少阳经穴为主。

主穴： 天枢　支沟　归来　大肠俞　上巨虚

配穴： 热秘者，加合谷、内庭；气秘者，加太冲、中脘；气虚者，加脾俞、气海；血虚者，加足三里、三阴交；阳虚者，加神阙、关元。

方义：大肠俞为背俞穴，天枢为大肠募穴，俞募相配疏通大肠腑气，腑气通则大肠传导功能恢复正常。支沟宣通三焦气机，三焦之气通畅，则肠腑通调。归来、上巨虚行滞通腑。

【高频考点】

可治疗便秘的腧穴是照海、天枢、支沟。

24. 癃闭

（1）实证

治法：清热利湿，行气活血。以足太阳、足太阴经穴及相应俞募穴为主。

主穴：秩边　阴陵泉　三阴交　中极　膀胱俞

配穴：湿热内蕴者，加曲池、委阳；邪热壅肺者，加肺俞、尺泽；肝郁气滞者，加太冲、肝俞；瘀血阻滞者，加曲骨、血海。

方义：中极为膀胱募穴，配膀胱之背俞穴，俞募相配，促进气化。秩边为膀胱经穴，可疏导膀胱气机。三阴交穴通调足三阴经气血，消除瘀滞。阴陵泉清热利湿而通小便。

（2）虚证

治法：温补脾肾，益气启闭。以足太阳经、任脉穴及相应背俞穴为主。

主穴：秩边　关元　脾俞　膀胱俞　肾俞

配穴：中气不足者，加气海、足三里；肾气亏虚者，加太溪、阴谷；无尿意或无力排尿者，加气海、曲骨。

方义：秩边为膀胱经穴，可疏导膀胱气机。关元为任脉与足三阴经交会穴，能温补下元，鼓舞膀胱气化。脾俞、肾俞补益脾肾。膀胱俞促进膀胱气化功能。

【高频考点】

治疗癃闭，针刺中极穴宜采用向下斜刺或平刺。

25. 消渴

治法：清热润燥，养阴生津。以相应背俞穴及足少阴、足太阴经穴为主。

主穴：胰俞　肺俞　脾俞　肾俞　三阴交　太溪

配穴：上消加太渊、少府；中消加内庭、地机；下消加复溜、太冲。阴阳两虚加关元、命门；合并视物模糊加头维、光明；皮肤瘙痒加风池、曲池、血海。

方义：胰俞为奇穴，是治疗本病的经验效穴。肺俞培补肺阴。肾俞、太溪滋补肾阴。三阴交滋补肝肾。脾俞健脾而促进津液的化生。

（二）妇儿科病证

月经不调、痛经、经闭、崩漏、绝经前后诸症、缺乳、带下病、遗尿、注意力缺陷多动障碍病证的治法、基本处方及方义分析。

【高频考点】

以关元、三阴交为主方可以治疗的病症有月经不调、崩漏、滞产、闭经。

1. 月经不调

（1）经早

治法： 清热和血，益气调经。以任脉、足太阴经穴为主。

主穴： 关元　三阴交　血海　气海

配穴： 实热证者，加曲池或行间；虚热证者，加太溪；气虚证者，加足三里、脾俞；月经过多者，加隐白；腰骶疼痛者，加肾俞、次髎。

方义： 关元、气海属任脉穴，为调理冲任的要穴，气海又可益气调经。血海清热和血。三阴交调理肝脾肾，为调经之要穴。

（2）经迟

治法： 温经散寒，和血调经。以任脉、足太阴、足阳明经穴为主。

主穴： 气海　三阴交　归来　血海

配穴： 实寒证者，加神阙、子宫；虚寒证者，加命门、腰阳关。

方义： 气海可益气温阳，温灸更可温经散寒。三阴交为肝脾肾三经交会穴，可调补三阴而和血调经。归来为足阳明经穴，配血海可调理气血而调经。

（3）经乱

治法： 疏肝益肾，调理冲任。以任脉、足太阴经穴为主。

主穴： 关元　三阴交　交信　肝俞

配穴： 肝郁者，加期门、太冲；肾虚者，加肾俞、太溪；胸胁胀痛者，加膻中、内关。

方义： 关元补肾培元，通调冲任。三阴交为足三阴经交会穴，能补脾胃、益肝肾、调气血。肝俞乃肝之背俞穴，有疏肝理气之作用。交信为调经血之经验穴。

【高频考点】

月经不调多与肝、脾有关。

2. 痛经

（1）实证

治法： 行气散寒，通经止痛。以足太阴经穴及任脉穴为主。

主穴： 三阴交　中极　次髎

配穴： 寒凝者，加归来、地机；气滞者，加肝俞、太冲；腹胀者，加天枢、足三里；胁痛者，加阳陵泉、支沟；胸闷者，加膻中、内关。

方义： 三阴交为足三阴经交会穴，可通经而止痛。中极为任脉穴位，可通调冲任之气，散寒行气。次髎为治疗痛经的经验穴。

（2）虚证

治法： 调补气血，温养冲任。以足太阴经、足阳明经穴为主。

主穴： 三阴交　足三里　关元　气海

配穴： 气血亏虚者，加脾俞、胃俞；肝肾不足者，加肝俞、肾俞；头晕耳鸣者，加悬钟、百会。

方义： 三阴交为肝脾肾三经之交会穴，可以健脾益气，调补肝肾，肝脾肾精血充盈，胞脉得养，冲任自调。足三里补益气血。气海为任脉穴，可暖下焦，温养冲任。

3. 经闭

（1）血枯经闭

治法： 养血调经。以任脉、足阴明经穴为主。

主穴： 关元　足三里　归来　脾俞

配穴： 气血不足者，加气海、胃俞；肝肾不足者，加肝俞、肾俞；潮热盗汗者，加太溪；心悸者，加内关；纳呆者，加中脘。

方义： 关元为任脉与足三阴经交会穴，可补下焦真元而化生精血。足三里、归来为胃经穴，配脾俞健脾胃而化生气血。血海充盈，月事自能按时而下。

（2）血滞经闭

治法： 活血调经。以任脉、足太阴经、足阳明经穴为主。

主穴： 中极　三阴交　归来　合谷

配穴： 气滞血瘀者，加血海、太冲；痰湿阻滞者，加阴陵泉、丰隆；寒凝者，加命门、神阙；胸胁胀满者，加膻中、内关。

方义： 中极为任脉穴，能通调冲任，疏通下焦。三阴交、归来、合谷通胞脉而调和气血。气调血行，冲任调达，经闭可通。

【高频考点】

针灸治疗寒凝血滞的经闭，可用毫针泻法、艾灸法。

4. 崩漏

（1）实证

治法： 通调冲任，祛邪固经。以任脉、足太阴经穴为主。

主穴： 关元　公孙　三阴交　隐白

配穴： 血热者，加血海、中极；湿热者，加中极、阴陵泉；气郁者，加膻中、太冲；血瘀者，加膈俞、血海。

方义： 关元为任脉穴，公孙通冲脉，二穴配合可通调冲任，固摄经血。三阴交为足三阴经交会穴，可清泻三经之湿、热、瘀等病邪，又可疏肝理气，邪除则脾可统血。隐白为脾经的井穴，是治疗崩漏的经验穴。

（2）虚证

治法： 调补冲任，益气固经。以任脉、足太阴经、足阳明经穴为主。

主穴： 气海　三阴交　足三里　地机

配穴： 脾气虚者，加脾俞、胃俞；肾阳虚者，加肾俞、命门；肾阴虚者，加然谷、太溪、肾俞；盗汗者，加阴郄；失眠者，加神门。

方义： 气海益气固本，调补冲任。三阴交健脾生血。地机为脾经郄穴，可促进脾之统血作用。足三里补益气血，使经血化生有源。

【高频考点】

下列各项中，与崩漏相关治疗主要经脉是任脉、冲脉。

5. 绝经前后诸症

治法： 滋补肝肾，调理冲任。以任脉、足太阴经及相应背俞穴为主。

主穴： 气海　三阴交　肝俞　肾俞　神门　太溪

配穴： 肾阴亏虚者，加阴谷、照海；肾阳不足者，加关元、命门；肝阳上亢者，加风池、太冲；痰气郁结者，加中脘、丰隆。

方义： 本病涉及肝、肾两脏及冲任二脉。气海为任脉穴，可补益精气，调理冲任。三阴交为肝脾肾三经交会穴，与肝俞、肾俞合用，可调补肝肾。太溪滋补肾阴。神门安神除烦以治标。

6. 缺乳

治法： 调理气血，疏通乳络。以足阳明经穴及任脉穴为主。

主穴： 乳根　膻中　少泽

配穴： 气血不足加脾俞、胃俞；肝气郁结加肝俞、太冲；食少便溏加中脘、足三里；失血过多加肝俞、膈俞；胸胁胀满加期门；胃脘胀满加中脘、内关。

方义：乳根可调理阳明气血，疏通乳络。膻中为气会，功在调气通络。少泽为通乳的经验效穴。

7. 带下病

治法：固摄带脉，利湿化浊。以足少阳经、任脉、足太阴经穴为主。

主穴：带脉　中极　白环俞　阴陵泉

配穴：湿热下注者，加水道、次髎；脾气虚者，加脾俞、足三里；肾虚者，加肾俞、照海；阴痒者，加蠡沟、太冲；带下色红者，加血海、三阴交；腰部酸痛者，加腰眼、小肠俞；纳少便溏者，加中脘、天枢。

方义：带脉穴固摄带脉，调理经气。中极可清利下焦，利湿化浊。白环俞助膀胱之气化，利下焦之湿邪。阴陵泉健脾利湿止带。

8. 遗尿

治法：健脾益气，温肾固摄。以任脉、足太阴经及相应背俞穴为主。

主穴：关元　中极　膀胱俞　三阴交

配穴：肾阳虚者，加肾俞、命门；脾肺气虚者，加脾俞、肺俞、足三里；夜梦多者，加百会、神门。

方义：关元培补元气，益肾固本。中极、膀胱俞促进膀胱气化功能。三阴交可健脾益气。

9. 注意力缺陷多动障碍

治法：育阴潜阳，安神定志。以督脉及足少阳、足厥阴、足少阴经穴为主。

主穴：百会　风池　神门　太冲　太溪

配穴：阴虚阳亢加三阴交、侠溪；心脾两虚加心俞、脾俞；痰热内扰加大陵、丰隆；烦躁不安加照海、神庭；食欲不振加中脘、足三里；遗尿加中极、膀胱俞。

方义：百会可安神定志、益智健脑。太溪为肾经原穴，育阴潜阳。太冲、风池镇肝潜阳。神门宁心安神。

（三）皮外伤科病证

瘾疹、湿疹、蛇串疮、神经性皮炎、痄腮、乳痈和扭伤、项痹、膝骨关节炎病证的治法、基本处方及方义分析扭伤、项痹、膝骨关节炎的经络辨证。

1. 瘾疹

治法：疏风和营。以手阳明、足太阴经穴为主。

主穴：曲池　合谷　血海　膈俞　委中

配穴：风邪侵袭者，加外关、风池；肠胃积热者，加内庭、天枢；湿邪较重者，加阴陵泉、三阴交；血虚风燥者，加足三里、三阴交；呼吸困难者，加天突；恶心呕吐者，加内关。

方义：曲池、合谷同属阳明，擅于开泄，既可疏风解表，又能清泻阳明，故凡瘾疹不论是外邪侵袭还是肠胃蕴热者用之皆宜。本病邪在营血，膈俞为血之会，委中又名血郄，与血海同用，可调理营血，而收"治风先治血，血行风自灭"之效。

2. 湿疹

治法：清热利湿。以手阳明、足太阴经穴为主。

主穴：曲池　阴陵泉　血海　阿是穴　风市

配穴：湿热浸淫配合谷、内庭；脾虚湿蕴配足三里、脾俞；血虚风燥配膈俞、三阴交。阴囊湿疹配箕门、曲泉、蠡沟；肛门湿疹配长强；肘、膝窝湿疹配尺泽、委中；面部湿疹配风池、颧髎。

方义：曲池清泻阳明热邪；阴陵泉清化湿浊；血海活血祛风；患部阿是穴用毫针围刺可疏调局部经络之气，配合风市以祛风止痒。

3. 神经性皮炎

治法：疏风止痒，清热润燥。以病变局部阿是穴及手阳明、足太阴经穴为主。

主穴：阿是穴　膈俞　曲池　合谷　血海

配穴：血虚加足三里、三阴交；肝郁化火加肝俞、行间；还可根据发病部位所在的经络在邻近取 1～3 个腧穴，如发于后项部足太阳膀胱经者，可上加天柱，下加风门。

方义：取阿是穴可直刺病所，既可散局部的风热郁火，又能通患部的经络气血，使患部肌肤得以濡养。合谷、曲池祛风止痒。取血海、膈俞乃"治风先治血，血行风自灭"之意。

4. 蛇串疮

治法：泻火解毒，清热利湿。以局部阿是穴及相应夹脊穴为主。

主穴：局部阿是穴　夹脊

配穴：肝经郁火者，加行间、侠溪；脾经湿热者，加阴陵泉、内庭。

方义：局部阿是穴围针或点刺拔罐可引火毒外出。本病是疱疹病毒侵害神经根所致，取相应的夹脊穴，直针毒邪所留之处，可泻火解毒，通络止痛，正符合《内经》所言"凡治病必先治其病所从生者也。"

【高频考点】

治疗蛇串疮可采用的针刺方法有局部围针、毫针泻法、皮肤针叩刺后加艾灸、三棱针点刺后加拔罐。

5. 痄腮

治法：清热解毒，消肿散结。以手少阳、手足阳明经穴为主。

主穴：翳风　颊车　外关　合谷　关冲

配穴：高热者，加大椎、商阳；睾丸肿痛者，加太冲、曲泉；神昏抽搐者，加人中、十宣或十二井。

方义：从患病部位看，本病以少阳经为主，牵及阳明，故取手足少阳之会穴翳风、足阳明经穴颊车，均属局部取穴，以宣散患部气血的蕴结。远取手少阳络穴外关、井穴关冲、手阳明经原穴合谷，以清泻少阳阳明两经之郁热温毒，且外关通阳维脉，"阳维为病苦寒热"，与擅治头面之疾的合谷同用，更有疏风解表清热消肿之功。

其他治疗

灯火灸法：选取患侧角孙穴，先将角孙穴处头发剪短，穴位常规消毒，取灯芯草蘸香油点燃，迅速触点穴位，并立即提起，可闻及"叭"的一声。一般灸治 1 次 即可，若肿势不退，次日再灸 1 次。

【高频考点】

与痄腮关系密切的是少阳、阳明经。

6. 乳痈

治法：疏肝和胃，清热散结。以足阳明、足厥阴经穴为主。

主穴：期门　内关　肩井　膻中　少泽　内庭　乳根

配穴：肝郁甚者，加太冲；胃热甚者，加内庭；火毒甚者，加厉兑、大敦。

方义：乳痈为病，多为胃热、肝郁，故取胃之荥穴内庭以清泻阳明胃热，取肝之募穴期门以疏肝郁。膻中、内关可宽胸理气。肩井为治疗乳痈的经验用穴，系手足少阳、足阳明、阳维脉交会穴，所交会之经脉均行胸、乳，故用之可通调诸经之气，使少阳通则郁火散，阳明清则肿痛消，从而收"乳痈刺肩井而极效"之功。乳根为局部选穴，与少泽配合，可疏通乳络而泻热。

7. 扭伤

治法：祛瘀消肿，通络止痛。以受伤局部腧穴为主。

主穴：腰部：阿是穴　肾俞　腰痛点　委中

腂部：阿是穴　申脉　丘墟　解溪

膝部：阿是穴　膝眼　膝阳关　梁丘

肩部：阿是穴　肩髃　肩髎　肩贞

肘部：阿是穴　曲池　小海　天井

腕部：阿是穴　阳溪　阳池　阳谷

髀部：阿是穴　环跳　秩边　承扶

配穴：1. 可根据受伤部位的经络所在，配合循经远取，如腰部正中扭伤病在督脉，可远取人中、后溪；腰椎一侧或两侧（紧靠腰椎处）疼痛明显可取手三里或三间，因为手阳明经筋夹脊内。

2. 也可根据受伤部位的经络所在，在其上下循经邻近取穴，如膝内侧扭伤病在足太阴脾经者，除用阿是穴外，可在扭伤部位其上取血海、其下取阴陵泉，以疏通脾经气血。

3. 因为手足同名经脉气相通，故关节扭伤还可应用手足同名经取穴法，又称关节对应取穴法，治疗关节扭伤疗效甚捷。方法是踝关节与腕关节对应，膝关节与肘关节对应，髋关节与肩关节对应；例如踝关节外侧昆仑、申脉穴处扭伤，病在足太阳经，可在对侧腕关节手太阳经养老、阳谷穴处寻找有最明显压痛的穴位针之；再如膝关节内上侧扭伤，病在足太阴经，可在对侧肘关节手太阴经尺泽穴处寻找最明显压痛点针之。

方义：《针灸聚英·肘后歌》言："打扑伤损破伤风，先于痛处下针攻。"扭伤多为关节伤筋，属经筋病，"在筋守筋"，故治疗当以扭伤局部取穴为主，以疏通经络，散除局部的气血壅滞，使通则不痛。

8. 项痹（颈椎病）

经络辨证：

督脉、足太阳经证：颈项、后枕部疼痛，项部僵紧不舒。

手太阳经证：颈项部不舒，压痛明显，疼痛可沿前臂尺侧放散，第 4～5 指麻木。

手阳明经证：颈、肩、上臂的外侧和前臂桡侧发生放射性疼痛、麻木，可伴有拇指、食指和中指麻木。

治法：舒筋骨、通经络。取局部穴位及手足太阳经穴为主。

主穴：颈夹脊　阿是穴　天柱　后溪　申脉

配穴：督脉、足太阳经证配风府、昆仑；手太阳经证配小海、少泽；手阳明经证配肩髃、曲池、合谷。风寒痹阻配风门、大椎；劳伤血瘀配膈俞、合谷；肝肾亏虚配肝俞、肾俞。头晕头痛配百会、风池；恶心、呕吐配中脘、内关；耳鸣、耳聋配听宫、外关。

方义：颈夹脊、阿是穴、天柱为局部选穴，可疏调颈部气血，舒筋骨，通经络；后溪、申脉分属手足太阳经，且均为八脉交会穴，后溪通督脉，申脉通阳跷脉，两穴上下相配，功在疏导颈项、肩胛部气血。

9. 膝骨关节炎

概念：是由于膝关节软骨退行性变引起的、以骨质增生为主要特征的一种关节病变。常见于 60 岁以上老年人，尤其是肥胖者，俗称"老年膝"。

治法：疏经通络。以局部取穴为主。

主穴：阿是穴　内膝眼　犊鼻　鹤顶　血海　阳陵泉　委中　委阳　肾俞　太溪

方义：本病以局部取穴为主，以疏经通络止痛；"肾主骨"，配肾俞、太溪以益肾壮骨。

（四）五官科病证

目赤肿痛、近视、耳鸣耳聋、鼻渊、牙痛、咽喉肿痛病证的治法、基本处方及方义分析症。

1. 目赤肿痛

治法：清泻风热，消肿定痛。以手阳明、足厥阴、足少阳经穴为主。

主穴：合谷　太冲　风池　睛明　太阳

配穴：风热者，加少商、上星；肝胆火盛者，加行间、侠溪。

方义：目为肝之窍，阳明、太阳、少阳经脉均循行目系。合谷调阳明经气以泻风热。太冲、风池分属肝胆两经，上下相应，导肝胆之火下行。睛明为足太阳、阳明交会穴，可宣泄患部之郁热。太阳以泻热消肿。

【高频考点】

目赤肿痛的毫针刺法宜选用泻法。

2. 近视

治法： 通络活血，养肝明目。以足阳明、足太阳、足少阳经穴为主。

主穴： 承泣　睛明　风池　翳明　养老　光明

配穴： 肝肾不足加肝俞、肾俞；心脾两虚加心俞、脾俞、足三里。

方义： 承泣、睛明为局部选穴，可疏通眼部经络。翳明为经外奇穴，是治疗眼病的经验效穴。风池疏导头面气血，加强眼区穴位的疏通经络作用。光明为足少阳经络穴，可养肝明目。养老为保健穴，有养血明目的作用。

3. 耳鸣耳聋

（1）实证

治法： 清肝泻火，疏通耳窍。以足少阳、手少阳经穴为主。

主穴： 听宫　翳风　听会　侠溪　中渚

配穴： 肝胆火盛者，加太冲、丘墟；外感风邪者，加外关、合谷。

方义： 手、足少阳两经经脉均入于耳中，因此取手少阳之中渚、翳风，足少阳之听会、侠溪，疏通少阳经络，清肝泻火。听宫为手太阳与手足少阳经交会穴，气通耳内，加强疏通耳窍作用。

（2）虚证

治法： 益肾养窍；以足少阴经穴为主。

主穴： 太溪　照海　听宫　耳门

配穴： 肾气不足者，加肾俞、气海；肝肾亏虚者，加肾俞、肝俞。

方义： 肾开窍于耳，肾气和肾精的充足是耳之听聪的基础，耳鸣、耳聋之虚证责之于肾。太溪、照海可补益肾精、肾气。耳门、听宫为局部选穴，可疏通耳部经络气血。

【高频考点】

患者耳鸣耳聋，伴有头胀，口苦咽干，烦躁善怒，舌红苔薄黄，脉弦。治宜选用的腧穴是听宫、翳风、中渚、侠溪。

4. 鼻渊

治法： 清热宣肺，通利鼻窍。以手太阴、手阳明经穴为主。

主穴：列缺　合谷　迎香　印堂

配穴：肺经风热者，加少商、尺泽；湿热阻窍者，加曲池、阴陵泉 。

方义：鼻为肺窍，故取肺经络穴列缺，以宣肺气，祛风邪。 手阳明与手太阴相为表里，其脉又上挟鼻孔，合谷、迎香可疏调手阳明经气，清泻肺热，其中迎香治鼻塞最为有效。 印堂位于督脉而近鼻部，可散局部之郁热以通鼻窍。

5. 牙痛

治法：祛风泻火，通络止痛。以手、足阳明经穴为主。

主穴：合谷　颊车　下关

配穴：风火牙痛者，加外关、风池；胃火牙痛者，加内庭、二间；阴虚牙痛者，加太溪、行间。

方义：合谷为远道取穴，可疏通阳明经络，并兼有祛风作用，可通络止痛，为治疗牙痛之要穴。颊车、下关为近部选穴，疏通足阳明气血。

6. 咽喉肿痛

（1）实热证

治法：清热利咽，消肿止痛。以手太阴、手足阳明经穴为主 。

主穴：少商　廉泉　尺泽　内庭　关冲

配穴：外感风热者，加风池、外关；肺胃实热者，加厉兑、鱼际。

方义：廉泉疏导咽部之气血以治标。少商系手太阴的井穴，点刺出血，可清泻肺热，为治疗喉证的主穴。尺泽为手太阴经的合穴，泻肺经实热，取 "实则泻其子" 之意。内庭能泻阳明之郁热。配以三焦经井穴关冲，点刺出血，加强清泻肺胃之热，达到消肿清咽的作用。

（2）阴虚证

治法：滋阴降火，养阴清热。以足少阴经穴为主。

主穴：太溪　照海　鱼际　廉泉

配穴：入夜发热者，加三阴交、复溜。

方义：廉泉疏导咽部之气血以治标。太溪是足少阴经原穴，照海为足少阴经和阴跷脉的交会穴，两脉均循行于喉咙，取之能调两经经气。鱼际为手太阴的荥穴，可利咽清肺热。三穴同用，使虚火得清，不致灼伤阴液，故适用于阴虚的咽喉肿痛。

【高频考点】

　　患者咽部轻微肿痛，兼见口干咽燥，手足心热，舌红少苔，脉细数。治疗宜选的穴位是太溪、照海、鱼际、三阴交。

（五）急症

晕厥、虚脱、高热、抽搐的基本处方、方义分析及操作。

心绞痛、胆绞痛、胆道蛔虫症、肾绞痛的基本处方及操作。

1. 晕厥

治法：苏厥醒神。以督脉及手厥阴经穴为主。

主穴：水沟　中冲　涌泉　足三里

配穴：虚证者，加灸气海、关元、百会；实证者，加合谷、太冲。

操作：足三里用补法；水沟、中冲用泻法；涌泉用平补平泻法。

方义：水沟属督脉穴，督脉入脑上巅，取之有开窍醒神之功。中冲为心包经井穴，能调阴阳经气之逆乱，为治疗昏厥之要穴。涌泉可激发肾经之气，最能醒神开窍，多用于昏厥之重证。足三里可补益气血，以滋养神窍。

2. 虚脱

治法：回阳固脱，苏厥救逆。以督脉及手厥阴经穴为主。

主穴：素髎　内关　百会　神阙　关元

配穴：神志昏迷者，加中冲、涌泉。

操作：素髎用泻法；内关用补法。关元、神阙、百会用灸法。配穴中冲、涌泉用点刺法。

方义：素髎属督脉穴，有升阳救逆，开窍醒神之功，急刺可使血压回升。内关属心包经穴，可调补心气，助气血之运行以养神窍。关元、神阙、百会用灸法，三穴合用，回阳固脱。

【高频考点】

　　虚脱出现肢冷脉微时，除针刺水沟、素髎、内关外，宜重灸关元、神阙。

3. 高热

治法：清泻热邪。以督脉、手太阴、手阳明经穴及井穴为主。

主穴：大椎　十二井　十宣　曲池　合谷

配穴：风热者，加鱼际、外关；肺热者，加尺泽；气分热盛者，加内庭；热入营血者，加内关、血海；抽搐者，加太冲；神昏者，加水沟、内关。

操作：毫针泻法。大椎刺络拔罐放血，十宣、井穴点穴出血。

方义：大椎属督脉，为诸阳之会，总督一身之阳。十二井、十宣穴皆在四末，为阴阳经交接之处，诸穴点刺，具有明显的退热作用。合谷、曲池清泻肺热。

4. 抽搐

治法：醒神开窍，息风止痉。以督脉及手足厥阴、手阳明经穴为主。

主穴：水沟　内关　合谷　太冲

配穴：发热者，加大椎、曲池；神昏者，加十宣、涌泉；痰盛者，加阴陵泉、丰隆；血虚者，加血海、足三里。

操作：毫针泻法。配穴按补虚泻实法操作。

方义：督脉入络脑，水沟为督脉要穴，可醒脑开窍，调神导气。心主血脉，内关为手厥阴心包经穴，可调理心气，活血通络，助水沟醒脑开窍。合谷、太冲相配，称为开四关，为息风止痉之首选穴。根据急则治标的原则，先宜息风止痉，然后对因治疗。

5. 心绞痛

治法：通阳行气，活血止痛。以手厥阴、手少阴经穴为主。

主穴：内关　阴郄　膻中

配穴：气滞血瘀者，加血海、太冲；痰湿闭阻者，加中脘、丰隆；心肾阳虚者，加心俞、肾俞。

操作：毫针泻法。

【高频考点】

常用于治疗心病的腧穴有：神门、内关、厥阴俞。

6. 胆绞痛

治法：疏肝利胆，行气止痛。以足少阳经穴及相应募穴为主。

主穴：胆囊穴　阳陵泉　胆俞　肝俞　日月　期门

配穴：呕吐者，加内关、足三里；黄疸者，加至阳；发热者，加曲池、大椎。

操作：毫针泻法。

7. 胆道蛔虫症

治法：解痉利胆，祛蛔止痛。以足少阳、手足阳明经穴为主。

主穴：胆囊穴　迎香　四白　鸠尾　日月

配穴：呕吐者，加内关、足三里。

操作：毫针泻法。迎香透四白，鸠尾透日月；每次留针 1 ～ 2 小时。

8. 肾绞痛

治法：清利湿热，通淋止痛。以相应背俞穴及足太阴经穴为主。

主穴：肾俞　三焦俞　关元　阴陵泉　三阴交

配穴：血尿者，加血海、太冲；湿热重者，加委阳、合谷。

操作：毫针泻法。

【高频考点】

针灸治疗胆囊炎的主穴是期门、日月、肝俞、内关。

针灸考研高频考点

2017 年

52. 商阳穴不属于手太阴肺经。

53. 捻转补泻不属于毫针行针手法。

54. 足少阴肾经的母穴是复溜。

55. 手阳明大肠经穴可治疗咳嗽、瘾疹。

102. 解溪穴归属足阳明胃经。

103. 后溪穴归属手太阳小肠经。

104. 大便溏薄，腹胀肠鸣，病势急宜选用的腧穴是郄穴。

105. 胃脘隐痛，喜温喜按，病程久宜选用的腧穴是合穴。

112. 足少阴肾经在循行中所联系的脏腑是心、肺、肝、膀胱。

158. 常用三棱针放血的腧穴是尺泽、委中、太阳。

159. 治疗痿证的配穴中，正确的是肺热津伤配尺泽、肺俞、二间；脾胃虚弱配脾俞、胃俞、关元；肝肾亏损配太溪、肾俞、肝俞。

160. 下列腧穴中，位于两条肌腱之间的穴位是解溪、郄门。

161. 关于曲泽穴描述，正确的是可治疗心痛、心悸；可点刺出血。

162. 下列五腧穴，五行属土的是阳陵泉、曲池。

163. 常用于治疗皮肤病的腧穴是血海、曲池、大椎。

164. 选用天柱、后溪、申脉治疗头痛，蕴含的配穴方法是本经配穴法、上下配穴法、同名经配穴法。

165. 下列选项中，符合针灸治疗"实则泻之"的是选取井穴，募穴、施以毫针捻转泻法。

2016 年

72. 八会穴中，脏会所在的经脉是肝经。

73. "以痛为腧"指的穴位是阿是穴。

74. 仅作为取穴标志的腧穴是乳中。

75. 患者耳鸣耳聋，伴有头胀，口苦咽干，烦躁善怒，舌红苔薄黄，脉弦。治宜选用的腧穴是听宫、翳风、中渚、侠溪。

76. 在肘横纹外侧端，屈肘，位于尺泽与肱骨外上髁连线中点的腧穴是曲池。

77. 耳门、听宫、听会从上到下的归经顺序是三焦经、小肠经、胆经。

78. 治疗呕吐取足三里、公孙，其配穴方法是表里经配穴。

79. 患者胃脘胀痛拒按，伴嗳腐吞酸、大便不爽，苔厚腻，脉滑。根据子母补泻法，治疗宜选的穴位是厉兑。

80. 目赤肿痛的毫针刺法宜选用泻法。

113. 提插补泻法中的补法操作是先浅后深，重插轻提。

114. 提插补泻法中的泻法操作是先深后浅，轻插重提。

115. 针刺定喘、命门、昆仑穴，适宜的体位是俯卧位。

116. 针刺百会、廉泉、列缺穴，适宜的体位是仰靠坐位。

117. 治疗肾阴虚型崩漏，宜用的腧穴是然谷、太溪。

118. 治疗肾阳虚型崩漏，宜用的腧穴是肾俞、命门。

119. 患者月经紊乱，经色紫暗，胸胁乳房胀痛，脉弦，治疗除主穴外，宜配用期门、太冲。

120. 患者月经紊乱，量少色淡，腰酸痛，耳鸣，脉沉。治疗除主穴外，宜配用肾俞、太溪。

173. 足三里的主治病证是癫狂、乳痈、虚劳、噎膈。

174. 下列选项中，位于腕横纹上的腧穴有大陵、太渊、神门。

175. 下列选项中，属于艾灸的是瘢痕灸、温灸盒灸、隔盐灸。

176. 下列选项中，不属于表里经配穴法的有孔最、三阴交；太渊、列缺；足三里、阳陵泉。

177. 患者腹痛，下痢赤白，肛门灼热，小便短赤，心烦口渴，舌红苔黄腻，脉滑数。治疗除选用主穴外，还应配用的穴位有曲池、内庭。

178. 下列腧穴中，位于肘横纹上的有曲泽、尺泽。

179. 下列选项中，属于辨证选穴的有肾阴不足选肾俞、太溪；中气不足选百会、气海；胃火牙痛选合谷、内庭。

180. 可治疗目疾的经穴是足少阳胆经穴、手少阳三焦经穴、足太阳膀胱经穴、手太阳小肠经穴。

2015 年

72. "陷下则灸之"属于"虚则补之"的针灸原则。

73. 足少阴肾经腧穴主治前阴病、咽喉病和足跟病。

74. 命门穴旁开3寸的腧穴是志室。

75. 治疗胃病依据原络配穴法应选用的腧穴是冲阳、公孙。

76. 阳经郄穴多用于治疗痛证。

77. 太白即属于原穴又属于输穴。

78. 针刺治疗腹痛的主穴是中脘、天枢、足三里、三阴交。

79. 患者心悸时作，头晕少寐，遗精盗汗，舌红少苔，脉细数，治疗除主穴外，还应配肾俞、太溪。

80. 热证新病不宜毫针深刺。

113. 针灸治疗痛经实证宜选用中极、次髎、三阴交。

114. 针灸治疗痛经虚证宜选用关元、足三里、三阴交。

115. 耳聋取听宫属于近部取穴。

116. 腰背取委中属于远部取穴。

117. 针灸治疗脾胃湿热型蛇串疮，宜选用内庭、阴陵泉。

118. 针灸治疗肝经热郁型蛇串疮，宜选用行间、侠溪。

119. 天宗穴所属的经脉是手太阳小肠经。

120. 大敦穴所属的经脉是足厥阴肝经。

175. 耳后两完骨之间、天突至歧骨之间相距为 9 寸。

176. 阳陵泉、中脘属于八会穴。

177. 针灸配穴处方的取穴原则有近部取穴、远部取穴。

178. 血虚头痛最佳选穴是百会、心俞。

179. 虚脱出现肢冷脉微时，除针刺水沟、素髎、内关外，宜重灸关元、神阙。

180. 月经不调多与肝、脾有关。

2014 年

72. 治疗慢性咳嗽取太渊、太白，其配穴方法是同名经配穴。

73. 位于面部，耳屏正中与下颌骨髁状突之间凹陷中的穴位是下关。

74. 阴陵泉穴主治：膝痛；腹胀，泄泻，水肿，黄疸，小便不利或失禁等脾不运化水湿病证。

75. 一侧头痛反复发作，常伴恶心、呕吐者，治疗宜取足少阳、手足阳明经穴。

76. 三棱针散刺法常用于治疗：某些急症和慢性病，如昏厥、高热、中暑、中风闭证、咽喉肿痛、目赤肿痛、顽癣、痈疖初起、扭挫伤、疳证、痔疮、顽痹、头痛、丹毒、指（趾）麻木等。

77. 根据骨度分寸定位法，相距为 3 寸的两穴是大陵、间使。

78. 下列各项中，与崩漏相关治疗主要经脉是任脉、冲脉。。

79. 下列关于提插补泄之补法操作中，错误的是先深后浅。

80. 根据针灸原则，血瘀证宜除之。

113. 足少阴肾经的经穴是复溜。

114. 足少阴肾经的输穴是太溪。

115. 针刺双侧大包、阳陵泉、太冲穴，宜选的体位是仰卧位。

116. 针刺一侧听宫、天柱 、风池穴，宜选的体位是侧伏坐位。

117. 治疗胃脘胀满疼痛，嗳腐吞酸，舌苔厚腻，宜取的腧穴是梁门、天枢。

118. 治疗胃脘灼热隐痛，咽干口燥，舌红少津，宜取的腧穴是三阴交、太溪。

119. 少海、通里穴所属的经脉是手少阴心经。

120. 角孙、肩髎穴所属的经脉是手少阳三焦经。

173. 用于确定头部经穴横向距离的骨度分寸有：两乳突之间、两头维穴之间。

174. 常用于治疗心病的腧穴有：神门、内关、厥阴俞。

175. 下列腧穴中，位于瞳孔直上的有：头临泣、承泣、地仓。

176. 阳陵泉主治病症有黄疸、呕吐；下肢痿痹；小儿急慢惊风。

177. 下列腧穴中，属于手太阳小肠的有：少泽、颧髎。

178. 下列腧穴中，既属于八脉交会穴又属于输穴的有：后溪、足临泣。

179. 手太阳经、手少阳经穴均能治疗的有：目病、耳病。

180. 治疗腰痛取腰痛点；治疗发热取大椎；治疗落枕取外劳宫属于对症治疗。

2013 年

72. 治疗癃闭取关元、膀胱俞，其配穴方法是前后配穴。

73. 位于第 8 胸椎棘突下，后正中线旁开 1.5 寸的腧穴是胃脘下俞。

74. 下列各项中，不属于悬钟穴主治病患的是腹胀痛。

75. 患者晨起突发颈项强痛，痛引肩臂活动受限，治疗除阿是穴、外劳宫外，可选用后溪、肩井。

76. 下列关于无瘢痕灸的叙述中，不正确的是每个艾灸要待燃尽后再更换新艾灸施灸。

77. 根据骨度分寸定位法，相距为 5 寸的腧穴是足三里与条口。

78. 下列各组经脉中，与疟腮关系密切的是少阳、阳明经。

79. 下列关于提插补泻之补法操作的叙述中，错误的是以上提用力为主。

80. 根据针灸治疗原则：热性病证宜疾之。

113. 足少阳胆经的原穴是丘墟。

114. 足少阳胆经的输穴是足临泣。

115. 针刺尺泽、中府、丰隆穴，适宜的体位是仰卧位。

116. 针刺天柱、天宗、风门穴，适宜的体位是俯伏坐位。

117. 治疗脾胃不和型不寐，除主穴外，宜配用公孙、足三里。

118. 治疗心胆气虚型不寐，除主穴外，宜配用心俞、胆俞。

119. 隐白、地机穴所属的经脉是足太阴脾经。

120. 率谷、日月穴所属的经脉是足少阳胆经。

173. 用于确定下肢三阴经穴纵向距离的骨度分寸有耻骨联合上缘至股骨内上髁上缘；胫骨内侧下方至内踝尖。

174. 常用于治疗脾病的腧穴有：太白、章门、三阴交。

175. 下列腧穴中，位于腕横纹上 3 寸水平线的有间使、偏历。

176. 支沟穴的主治病症有：便秘、瘰疬、耳聋、胁痛。

177. 下列腧穴中，属于足阳明胃经的有犊鼻、厉兑、解溪。

178. 下列特定穴中，既属于八会穴又属于募穴的有：章门、中脘、膻中。

179. 下列关于皮肤针的叙述中正确的有：叩刺时要保持针尖与皮肤垂直；重刺适用于实证，新病；叩刺部位分循经叩刺、穴位叩刺、局部叩刺。

180. 治疗鼻渊取阴陵泉、合谷；治疗哮喘取尺泽、列缺；治疗耳聋选中渚、太溪属于远部选穴。

2012 年

72. 治疗呕吐取足三里、公孙、其配穴方法是表里经配穴。

73. 位于第 4 腰椎棘突下，后正中线旁开 1.5 寸的腧穴是大肠俞。

74. 下列选项中，不属于次髎穴主治病症的是便秘。

75. 患者耳鸣耳聋，伴有头胀，口苦咽干，烦躁善怒，舌红苔薄黄，脉弦。治宜选用的腧穴是听宫、翳风、中渚、侠溪。

76. 下列关于瘢痕灸的叙述中，错误的是每个艾炷不必燃尽，燃剩 1/4 时即更换新炷再灸。

77. 根据骨度分寸定位法，相距为 3 寸的两穴是内关与郄门。

78. 与寤寐关系较密切的经脉是阳跷脉、阴跷脉。

79. 下列关于提插补泻之泻法操作的叙述中，错误的是以下插用力为主。

80. 根据针灸治疗，寒性病证宜留之。

113. 手厥阴心包经的原穴是大陵。

114. 手厥阴心包经的荥穴是劳宫。

115. 针刺定喘、命门、昆仑穴，适宜的体位是俯卧位。

116. 针刺百会、廉泉、列缺穴，适宜的体位是仰靠坐位。

117. 治疗腰脊中部刺痛，触之僵硬，除阿是穴外，还应选取的腧穴是膈俞、夹脊。

118. 治疗腰脊两侧冷痛重着，俯仰受限，除阿是穴外，还应选取的腧穴是委中、腰阳关。

119. 肓俞穴所属的经脉是足少阴肾经。

120. 曲泉穴所属的经脉是足厥阴肝经。

173. 用于确定下肢足三阳经穴纵向距离的骨度分寸有：股骨大转子至腘横纹；腘横纹至外踝尖。

174. 常用于治疗大肠腑病的腧穴有：天枢、上巨虚、大肠俞。

175. 下列腧穴中，位于肘横纹上的有曲泽、尺泽。

176. 风池穴的主治病症有：头颈部病症；内风所致病症；外风所致病症。

177. 下列腧穴中，属于足太阴脾经的有：太白、地机、公孙。

178. 下列特定穴中，常用于治疗腑实证的有：下合穴、募穴。

179. 下列关于拔罐法的叙述中，正确的有：闪罐法用于治疗局部皮肤麻木；刺络拔罐法适用于乳痈急性期；走罐法常用于肌肉丰厚的部位。

180. 肾阴不足选肾俞、太溪；中气不足选百会、气海；胃火牙痛选合谷、内庭属于辩证选穴。

2011 年

72. 八会穴中，脏会所在的经脉是肝经。

73. 根据骨度分寸定位法，二穴相距为 2 寸的是郄门与间使。

74. 头项强痛取昆仑属于远部取穴。

75. 列缺、照海可治疗肺系、咽喉、胸膈等疾患。

76. 太白、丘墟、阳池均为原穴。

77. 面部颧弓下缘中央与下颌切迹之间凹陷中的穴位是下关。

78. 不属于俞募配穴的是小肠俞、天枢。

79. 患者咽部轻微肿痛，兼见口干咽燥，手足心热，舌红少苔，脉细数。治疗宜选的穴位是太溪、照海、鱼际、三阴交。

80. 患者胃脘胀痛拒按，伴嗳腐吞酸，大便不爽，苔厚腻，脉滑，根据子母补泻法，治疗宜选的穴位是厉兑。

113. 偏头痛取风池、侠溪，其配穴方法是本经配穴法。

114. 骨痹疼痛取涌泉、昆仑，其配穴方法是表里经配穴法。

115. 天柱穴所属的经脉是足太阳膀胱经。

116. 天宗穴所属的经脉是手太阳小肠经。

117. 三棱针刺络法常取的腧穴是曲泽、委中。

118. 三棱针点刺法常取的腧穴是大椎、少商。

119. 治疗急性泄泻，宜选用的穴位是天枢、阴陵泉、上巨虚。

120. 治疗慢性泄泻，宜选用的穴位是天枢、足三里、神阙。

173. 可治疗脏腑病证的特定穴有井穴、背俞穴、募穴、原穴。

174. 同属于络穴和八脉交会穴的有公孙、外关、列缺。

175. 三棱针法的适应病证是痤疮、丹毒、中暑。

176. 治疗热痹除局部取穴外，还宜配用的穴位有大椎、曲池。

177. 下列选项中，符合针刺得气表现的有针刺部位酸胀，重麻感；循经性肌肉震颤；针体颤动；针刺部位热，凉感。

178. 下列单式补泻手法中，属于补法的有徐徐刺入，少捻转，急速出针；针尖顺着经脉循行方向刺入；得气后，捻转角度小，用力轻，频率慢，操作时间短。

179. 下列穴位中，定位于外踝上 8 寸水平线的有条口、丰隆。

180. 患者腹痛，下痢赤白，心烦口渴，舌红苔黄腻，脉滑数，治疗除选用主穴外还应配用的穴位有曲池、内庭。

2010 年

72. 下列选项中，属于腧穴特殊作用的是复溜治疗多汗。

73. 根据"主客原络配穴法"，与太白相配的腧穴是丰隆。

74. 常用于治疗下肢疼痛、不寐的腧穴是三阴交。

75. 手少阳三焦经的输穴是中渚。

76. 在肘横纹外侧端，屈肘，位于尺泽与肱骨外上髁连线中点的腧穴是曲池。

77. 下列腧穴中，宜采用斜刺的是胆俞。

78. 下列选项中，不属于同名经配穴的是失眠取神门、三阴交。

79. 下列关于温针灸操作方法的叙述，正确的是针刺得气后将艾绒捏在针尾上施灸。

80. 治疗心绞痛的主穴是内关、阴郄、膻中。

113. 治疗脾病，宜选用的腧穴是章门。

114. 治疗肝病，宜选用的腧穴是期门。

115. 申脉穴的定位是外踝正下方凹陷处。

116. 太溪穴的定位是内踝尖与跟腱之间凹陷处。

117. 治疗肾阴虚型崩漏，宜用的腧穴是然谷、太溪。

118. 治疗肾阳虚型崩漏，宜用的腧穴是肾俞、命门。

119. 治疗咽喉病、热病，宜选用的经穴是手三阳经穴。

120. 治疗神志病、脏腑病，宜选用的经穴是任脉、督脉穴。

173. 治疗咽喉病，可选用的经穴是手阳明大肠经、足阳明胃经、足少阴肾经。

174. 阳陵泉在特定穴中类属于合穴、下合穴、八会穴。

175. 肝气犯胃型胃痛取太冲所依据的取穴原则是循经选穴、远部选穴、辨证选穴。

176. 患者，女，30 岁。1 周前四肢部突发风团，高起皮肤，边界清楚，瘙痒甚，时隐时现，伴有便秘，舌苔黄腻，脉滑数。下列关于本病例治疗的叙述中，正确的有取手阳明、足太阴经穴为主；以曲池、合谷、血海、膈俞为主穴；可配用外关、风池穴；耳针治疗可选取的穴位是神门、内分泌、肺。

177. 可治疗便秘的腧穴是照海、天枢、支沟。

178. 可治疗目疾的经穴是足少阳胆经穴、手少阳三焦经穴、足太阳膀胱经穴、手太阳小肠经穴。

179. 足三里的主治病证是癫狂、乳痈、虚劳、噎嗝。

180. 根据骨度分寸定位法，两穴相距为 3 寸的是命门、志室；阴陵泉、地机。

2009 年

72. 手少阴心经的终止穴是少冲。

73. 仅作为取穴定位标志的腧穴是乳中。

74 天枢穴的定位是脐旁 2 寸。

75. 针刺右侧风市、日月、飞扬、足临泣穴，应选取的体位是左侧卧位。

76. 艾灸至阴穴矫正胎位，主要体现的是腧穴的特殊作用。

77. 针灸治疗面瘫初期，面部腧穴宜采用的刺法是浅刺、轻刺激。

78.《难经 . 六十八难》关于"五输穴"主治的论述中，"经"所主的是喘咳寒热。

79. 针灸治疗落枕，循经远部取穴首选后溪。

80. 针灸治疗肝阳上亢型眩晕，宜首选的腧穴是肝、胆经穴。

113. 条口穴取穴宜用骨度分寸定位法。

114. 阳陵泉取穴宜用体表标志定位法。

115. 背俞穴偏于治疗脏病。

116. 募穴偏于治疗腑病。

117. 白芥子灸属于天灸。

118. 雷火针灸属于艾卷灸。

119. 提插补泻中补法操作是先浅后深，重插轻提。

120. 提插补泻中泻法操作是先深后浅，轻插重提。

173. 太溪、阳池、太渊、丘墟属于原穴。

174. 下关、梁丘、梁门属于足阳明胃经。

175. 过度疲劳、精神紧张、过度饥饿情况下不宜立即进行针刺。

176. 徐疾补泻、提插补泻、迎随补泻属于针刺单式补泻手法。

177. 瘢痕灸、温灸器灸、隔盐灸属于艾灸。

178. 感冒后出现腹泻，治疗取太渊、偏历穴，其配穴法是表里经配穴法、主客原络配穴法。

179. 实热证的治疗原则是热则疾之、实则泻之。

180. 针刺治疗外感少阳经头痛，宜选的腧穴是太阳、风池、率谷、足临泣。

2008 年

72. "以痛为腧"指的穴位是阿是穴。

73. 期门穴位于乳头直下第 6 肋间隙。

74. 耳门、听宫、听会从上到下的归经顺序是三焦经、小肠经、胆经。

75. 治疗眼病、热病、神志病，宜选用的经脉是足三阳经。

76. 足三阴经穴均可治疗的病证是前阴病、妇科病。

77. 治疗呃逆，应首选的腧穴是攒竹。

78. 选取水沟、十二井穴、合谷、太冲、内关穴，针刺用泻法，主治的病证是中风闭证。

79. 用毫针刺风府穴，下列操作正确的是向下颌方向缓慢刺入 0.5 ~ 1 寸。

80. 治疗急性、疼痛性病症，宜首选的腧穴是郄穴。

113. 阴挺的针灸治疗原则是陷下则灸之。

114. 痛痹的针灸治疗原则是寒则留之。

115. 腕背横纹上 3 寸，尺骨与桡骨之间的腧穴是支沟。

116. 腕横纹上 1 寸，尺侧腕屈肌腱桡侧缘的腧穴是通里。

117. 病在腑者，应首选的治疗穴位是下合穴。

118. 表里两经同病者，应首选的治疗穴位是络穴。

119. 治疗丹毒，应首选的拔罐法是刺络拔罐法。

120. 治疗皮肤麻木，应首选的拔罐法是闪罐法。

173. 下列腧穴中，属于募穴的有中脘、中府、膻中、中极。

174. 下列选项中，骨度分寸为 9 寸的有前额两发角之间、胸骨上窝至胸剑联合中点、腋前纹头至肘横纹。

175. 属于手阳明大肠经腧穴的有肩髃、合谷。

176. 属于前后配穴的有中极、次髎；中脘、胃俞；中脘、膈俞；天枢、命门。

177. 采用"穴位贴敷法"治疗哮喘的常用穴有膻中、大椎。

178. 以关元、三阴交为主方可以治疗的病症有月经不调、崩漏、滞产、闭经。

179. 属于三棱针刺法的有散刺法、挑刺法。

180. 位于腕横纹上的腧穴有大陵、太渊、神门。

2007 年

67. 十四经穴、奇是穴和阿穴都具有的主治功用是近治作用。

68. 十四经穴的总数是 361。

69. 足太阳膀胱经终止穴是至阴。

70. 合谷、阴郄、复溜都可以治疗的病证是汗证。

71. 大椎、曲池及十宣都可以治疗的病证是热病。

72. 治疗寒邪所致的病痛宜选用的灸法是隔姜灸。

73. 复溜穴直上，平阴陵泉的骨度分寸为 11 寸。

74. 胆经的输穴是足临泣。

75. 同时针刺中脘、章门、内关、足三里、三阴交穴时，宜选择的体位是仰卧位。

100. 针刺印堂穴，行针宜用捻转法。

101. 针刺环跳穴，行针宜用提插法。

102. 长针深刺宜选夹持进针法。

103. 皮肤松弛处针刺宜选舒张进针法。

104. 针刺操作时应注意轻、慢、压的腧穴是承泣。

105. 既可直刺，深刺，又可针刺放血的腧穴是委中。

146. 地机、孔最、梁丘属于郄穴。

147. 下列选项中能治疗胃痛的腧穴有中脘、内关、梁丘、胃俞。

148. 针刺的辅助法手法有弹法、摇法、震颤法。

149. 属于拔罐法中的火吸法有闪火法、贴棉法、滴酒法。

150. 位于瞳孔直下，属于足阳明胃经是腧穴是承泣、地仓。

153. 交接于足小趾端两条经脉是足太阳经与足少阴经。

168. 针灸治疗胆囊炎的主穴是期门、日月、肝俞、内关。

169. 阴经、阳经的井穴，其五行属性是阴井木、阳井金。

170. 目赤肿痛的毫针刺法宜选用泻法。

171. 治疗坐骨神经痛、主选足太阳、足少阳经穴。

172. 治疗中风中脏腑的主穴是内关、水沟。

173. 治疗癃闭，针刺中极穴宜采用向下斜刺或平刺。

174. 治疗腹痛，宜首选足三里、中脘、天枢。

178. 下列选项中，不属于表里经配穴法的有孔最、三阴交；太渊、列缺；足三里、阳陵泉。

179. 治疗蛇串疮可采用的针刺方法有局部围针、毫针泻法、皮肤针叩刺后加艾灸、三棱针点刺后加拔罐。

180. 针灸治疗寒凝血滞的经闭，可用毫针泻法、艾灸法。

2006 年

76. 手厥阴心包经起于胸中。

77. 冲脉起于胞中。

109. 十二经脉中，与牙齿有联系的是胃经、大肠经。

2005 年

7.《素问·气穴论》称其具有"溢奇邪""通营卫"作用的是孙络。

8. 加强足三阴、足三阳经脉与心脏联系的是经别。

80. 连舌本，散舌下的经脉是脾经。

81. 经脉上行与督脉会于头顶部的是肝经。

2004 年

10. 手少阴与足太阴的循行均通过其经别到达头部。

11. 加强足三阴、足三阳经脉与心脏联系的是经别。

60. 阳明经头痛的部位是在前额部及眉棱骨处。

2003 年

73. 连舌本，散舌下的经脉是脾经。

74. 到达颠顶的经脉是肝经。

91. 督脉、任脉经过会阴。

92. 督脉进入脑。

111. 十二经别的生理功能，主要是加强相为表里经脉在体内的联系、加强足三阳经脉与心脏的联系、加强手足三阴经脉与头面的联系。

2002 年

9. 十二经筋多结聚于关节和骨骼附近。

123. 十二正经循行中阴经与阳经的交接部位是手指端、足趾端。

2000 年

6. 奇经八脉中与任脉在咽喉部相会的经脉是阴维脉。

7. 其循行既至目外眦，又至目内眦的经脉是手太阳小肠经。

8. 足阳明与足少阳经脉的循行过程中经过气街。

1999 年

10. 胃经、肝经、冲脉、任脉环绕口唇。

101. 循行于腹部的是足阳明胃经和任脉。

102. 与督脉会于颠顶的是足厥阴肝经。

135. 手阳明大肠经和手太阳小肠经病证可见肩痛。

1998 年

7. 足阳明与足少阳经脉循行过程经过气街。

8. 十二经脉的别络都是从四肢肘膝以下分出。

105. 手阳明大肠经证可见鼻衄齿痛。

106. 足阳明胃经可见鼻衄齿痛、口歪。

1997 年

8. 十二经脉的别络都是从四肢肘膝以下分出。

10. 可用"离、入、出、合"来概括其循行特点的是十二经别。

1996 年

2. 手太阳小肠经既至目内眦又至目外眦。

3. 奇经八脉中与任脉在咽部相会的经脉是阴维脉。

10. 经络气血逆乱可以致"厥"。

1995 年

12. "一源三歧"的奇经是指冲、任、督脉。

13. 十二经脉气血流注的形式为循环贯注。

101. 具有司眼睑开合功能的是阴阳跷脉。

102. 具有司下肢运动功能的是阴阳跷脉。

1994 年

9. 十二经脉中循行于腹部的经脉、自内向外的顺序是足少阴、足阳明、足太阴、足厥阴。

10. 任脉的终点是目眶下。

57. 阳明经头痛的部位是在前额部及眉棱骨处。

125. 交会于督脉的经脉有足三阳经、手三阳经和阳维脉。

1992 年

10. 足阳明与足少阳经脉循行过程中经过气街。

11. 十二经别可用"离、入、出、合"来概括其循行特点。

12. 十二经筋的分布，多结聚于关节和骨骼附近。

105. 手阳明大肠经证见鼽衄齿痛。

106. 足阳明胃经证见鼽衄齿痛、口歪。

1991 年

132. 手阳明大肠经、手太阳小肠经、手厥阴心包经病证可见肩痛。

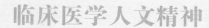

临床医学人文精神

一、医学职业素养

（一）医德规范的基本内容

（1）救死扶伤，实行社会主义的人道主义。时刻为病人着想，千方百计为病人解除病痛。

（2）尊重病人的人格与权利，对待病人，不分民族、性别、职业、地位、财产状况，都应一视同仁。

（3）文明礼貌服务。举止端庄，语言文明，态度和蔼，同情、关心和体贴病人。

（4）廉洁奉公。自觉遵纪守法，不以医谋私。

（5）为病人保守医密，实行保护性医疗，不泄露病人隐私与秘密。

（6）互学互尊，团结协作。正确处理同行同事间的关系。

（7）严谨求实，奋发进取，钻研医术，精益求精。不断更新知识，提高技术水平。

（二）医学专业精神的三项基本原则及十项专业责任

1.《医师宣言》提出的三项基本原则

（1）将患者利益放在首位的原则。这一原则建立在为患者利益服务的基础上。信任是医患关系的核心，而利他主义是这种信任的基础。市场力量、社会压力以及管理的迫切需要都绝不能影响这一原则。

（2）患者自主的原则。医师必须尊重患者的自主权。医师必须诚实地对待患者并使患者在了解病情的基础上有权对将要接受的治疗做出决定。只要这些决定和伦理规范相符合，并且不会导致要求给予不恰当的治疗，那么患者的这种决定就极为重要。

（3）社会公平原则。医学界必须在医疗卫生体系中促进公平，包括医疗卫生资源的公平分配。医师应该努力去消除医疗卫生中的歧视。

2. 医师的十项职业责任

（1）提高业务能力的责任。

（2）对患者诚实的责任。

（3）为患者保密的责任。

（4）和患者保持适当关系的责任。

（5）提高医疗质量的责任。

（6）促进享有医疗的责任。

（7）对有限的资源进行公平分配的责任。

（8）对科学知识负有责任。

（9）通过解决利益冲突而维护信任的责任。

（10）对职责负有责任。

二、医患关系

（一）医患关系的性质

1.医患关系是契约关系。

2.医患关系是信托关系。

（二）患者的权利与义务

1.患者的权利

（1）获得基本医疗保健的权利。

（2）人格受到尊重的权利，不得歧视、遗弃、侮辱等。

（3）知情同意权。

（4）隐私权。

（5）自主权。

（6）拒绝治疗权。

（7）有对医疗机构的批评建议权。

（8）因医疗事故所造成损害获得赔偿权利（包括请求鉴定权、请求调解权、诉权）。

2.患者的义务

（1）如实陈述病情的义务。

（2）配合医疗机构和医务人员进行一切检查治疗的义务（遵守医嘱的义务）。

（3）支付医疗费用及其他服务费用的义务。

（4）尊重医务人员的劳动及人格尊严的义务。

（5）遵守医疗机构规章制度的义务。

（6）不影响他人治疗，不将疾病传染给他人的义务。

（7）爱护公共财物的义务。

（8）接受强制性治疗的义务（急危病人、戒毒、传染病、精神病等）。

（三）医生的权利与义务

1.医生的权利

（1）诊治患者的疾病权（医疗权）。

（2）宣告患者的死亡权。

（3）医生的干涉权（特殊干涉权）。

（4）医疗自主权。

（5）保密权。

（6）工作学习权。

2. 医生的义务

（1）医生对患者的义务。

最基本的道德义务：维护健康，减轻痛苦。

①承担诊治的义务。

②解除痛苦的义务。

③解释、说明的义务（帮助患者知情）。

④医疗保密的义务（为患者保密）。

（2）医生对社会的义务。

①面向社会的预防保健义务。

②提高人类生命质量的义务。

③参加社会现场急救的义务。

④发展医学科学事业的义务。

（四）医患沟通的基本原则、内容与方法

1. 医患沟通的基本原则

（1）**以人为本的原则**。

（2）**诚信原则**。

（3）**平等原则**。

（4）**整体原则**。

（5）**同情原则**。

（6）**保密原则**。

（7）**反馈原则**。

（8）**共同参与原则**。

2. 医患沟通的内容

（1）**诊疗方案的沟通**：包括①既往史、现病史；②体格检查；③辅助检查；④初步诊断、确定诊断；⑤诊断依据；⑥鉴别诊断；⑦拟执行方案；⑧初期预后判断等。

（2）**诊疗过程的沟通**：

①**诊断：系统性、全面性、通俗性、及时性；**

②**诊疗流程：检查、治疗、手术、必要性、目的、药物副作用与检查的利弊等；**

③**疾病的预后：可能发生的问题；**

④应当注意的事项：健康教育与随访；

⑤医疗费用。

3. 医患沟通的方法

（1）预防为主的沟通。

（2）变换沟通。

（3）书面沟通。

（4）集体沟通。

（5）协调统一后沟通。

（6）实物对照讲解沟通。

4. 医患沟通的形式

（1）言语沟通：

①尊重病人；②有针对性；③及时反馈；④积极倾听；⑤换位思考；⑥善于提问；⑦适当解释；⑧有效指导。

（2）书面沟通

（3）非言语沟通：①面部表情；②身段表情；③目光接触；④人际距离；⑤语调表情。

三、临床伦理

（一）临床医疗的伦理原则及应用

（1）患者至上原则。

（2）最优化原则。

（3）知情同意原则。

（4）保密守信原则。

（二）临床试验的伦理原则及应用

共同原则：尊重、有利、无害、公正。

（1）医学目的。

（2）科学性。

（3）维护受试者利益。

（4）知情同意。

（5）伦理审查。

四、卫生法律法规

（一）中华人民共和国医师执业法

1. 总则

第一条 为了加强医师队伍的建设，提高医师的职业道德和业务素质，保障医师的合法权益，保护人民健康，制定本法。

第二条 依法取得执业医师资格或者执业助理医师资格，经注册在医疗、预防、保健机构中执业的专业医务人员，适用本法。

本法所称医师，包括执业医师和执业助理医师。

第三条 医师应当具备良好的职业道德和医疗执业水平，发扬人道主义精神，履行防病治病、救死扶伤、保护人民健康的神圣职责。

全社会应当尊重医师。医师依法履行职责，受法律保护。

第四条 国务院卫生行政部门主管全国的医师工作。

县级以上地方人民政府卫生行政部门负责管理本行政区域内的医师工作。

第五条 国家对在医疗、预防、保健工作中做出贡献的医师，给予奖励。

第六条 医师的医学专业技术职称和医学专业技术职务的评定、聘任，按照国家有关规定办理。

第七条 医师可以依法组织和参加医师协会。

2. 考试和注册

第八条 国家实行医师资格考试制度。医师资格考试分为执业医师资格考试和执业助理医师资格考试。

医师资格统一考试的办法，由国务院卫生行政部门制定。医师资格考试由省级以上人民政府卫生行政部门组织实施。

第九条 具有下列条件之一的，可以参加执业医师资格考试：

（1）具有高等学校医学专业本科以上学历，在执业医师指导下，在医疗、预防、保健机构中试用期满一年的；

（2）取得执业助理医师执业证书后，具有高等学校医学专科学历，在医疗、预防、保健机构中工作满二年的；具有中等专业学校医学专业学历，在医疗、预防、保健机构中工作满五年的。

第十条 具有高等学校医学专科学历或者中等专业学校医学专业学历，在执业医师指导下，在医疗、预防、保健机构中试用期满一年的，可以参加执业助理医师资格考试。

第十一条 以师承方式学习传统医学满三年或者经多年实践医术确有专长的，经县级以上人民政府卫生行政部门确定的传统医学专业组织或者医疗、预防、保健机构考核合格并推荐，可以参加执业医师资格或者执业助理医师资格考试。考试的内容和办法由国务院卫生行政部门另行制定。

第十二条 医师资格考试成绩合格，取得执业医师资格或者执业助理医师资格。

第十三条 国家实行医师执业注册制度。

取得医师资格的，可以向所在地县级以上人民政府卫生行政部门申请注册。

除有本法第十五条规定的情形外，受理申请的卫生行政部门应当自收到申请之日起三十日内准予注册，并发给由国务院卫生行政部门统一印制的医师执业证书。

医疗、预防、保健机构可以为本机构中的医师集体办理注册手续。

第十四条 医师经注册后，可以在医疗、预防、保健机构中按照注册的执业地点、执业类别、执业范围执业，从事相应的医疗、预防、保健业务。

未经医师注册取得执业证书，不得从事医师执业活动。

第十五条 有下列情形之一的，不予注册：

（1）不具有完全民事行为能力的；

（2）因受刑事处罚，自刑罚执行完毕之日起至申请注册之日止不满二年的；

（3）受吊销医师执业证书行政处罚，自处罚决定之日起至申请注册之日止不满二年的；

（4）有国务院卫生行政部门规定不宜从事医疗、预防、保健业务的其他情形的。

受理申请的卫生行政部门对不符合条件不予注册的，应当自收到申请之日起三十日内书面通知申请人，并说明理由。申请人有异议的，可以自收到通知之日起十五日内，依法申请复议或者向人民法院提起诉讼。

第十六条 医师注册后有下列情形之一的，其所在的医疗、预防、保健机构应当在三十日内报告准予注册的卫生行政部门，卫生行政部门应当注销注册，收回医师执业证书：

（1）死亡或者被宣告失踪的；

（2）受刑事处罚的；

（3）受吊销医师执业证书行政处罚的；

（4）依照本法第三十一条规定暂停执业活动期满，再次考核仍不合格的；

（5）中止医师执业活动满二年的；

（6）有国务院卫生行政部门规定不宜从事医疗、预防、保健业务的其他情形的。

被注销注册的当事人有异议的，可以自收到注销注册通知之日起十五日内，依法申请复议或者向人民法院提起诉讼。

第十七条 医师变更执业地点、执业类别、执业范围等注册事项的，应当到准予注册的卫生行政部门依照本法第十三条的规定办理变更注册手续。

第十八条 中止医师执业活动二年以上以及有本法第十五条规定情形消失的，申请重新执业，应当由本法第三十一条规定的机构考核合格，并依照本法第十三条的规定重新注册。

第十九条 申请个体行医的执业医师，须经注册后在医疗、预防、保健机构中执业满五年，并按照国家有关规定办理审批手续；未经批准，不得行医。

县级以上地方人民政府卫生行政部门对个体行医的医师，应当按照国务院卫生行政部门的规定，经常监督检查，凡发现有本法第十六条规定的情形的，应当及时注销注册，收回医师执业证书。

第二十条　县级以上地方人民政府卫生行政部门应当将准予注册和注销注册的人员名单予以公告，并由省级人民政府卫生行政部门汇总，报国务院卫生行政部门备案。

3. 执业规则

第二十一条　医师在执业活动中享有下列权利：

（1）在注册的执业范围内，进行医学诊查、疾病调查、医学处置、出具相应的医学证明文件，选择合理的医疗、预防、保健方案；

（2）按照国务院卫生行政部门规定的标准，获得与本人执业活动相当的医疗设备基本条件；

（3）从事医学研究、学术交流，参加专业学术团体；

（4）参加专业培训，接受继续医学教育；

（5）在执业活动中，人格尊严、人身安全不受侵犯；

（6）获取工资报酬和津贴，享受国家规定的福利待遇；

（7）对所在机构的医疗、预防、保健工作和卫生行政部门的工作提出意见和建议，依法参与所在机构的民主管理。

第二十二条　医师在执业活动中履行下列义务：

（1）遵守法律、法规，遵守技术操作规范；

（2）树立敬业精神，遵守职业道德，履行医师职责，尽职尽责为患者服务；

（3）关心、爱护、尊重患者，保护患者的隐私；

（4）努力钻研业务，更新知识，提高专业技术水平；

（5）宣传卫生保健知识，对患者进行健康教育。

第二十三条　医师实施医疗、预防、保健措施，签署有关医学证明文件，必须亲自诊查、调查，并按照规定及时填写医学文书，不得隐匿、伪造或者销毁医学文书及有关资料。

医师不得出具与自己执业范围无关或者与执业类别不相符的医学证明文件。

第二十四条　对急危患者，医师应当采取紧急措施进行诊治；不得拒绝急救处置。

第二十五条　医师应当使用经国家有关部门批准使用的药品、消毒药剂和医疗器械。

除正当诊断治疗外，不得使用麻醉药品、医疗用毒性药品、精神药品和放射性药品。

第二十六条　医师应当如实向患者或者其家属介绍病情，但应注意避免对患者产生不利后果。

医师进行实验性临床医疗，应当经医院批准并征得患者本人或者其家属同意。

第二十七条　医师不得利用职务之便，索取、非法收受患者财物或者牟取其他不正当利益。

第二十八条　遇有自然灾害、传染病流行、突发重大伤亡事故及其他严重威胁人民生命健康的紧急情况时，医师应当服从县级以上人民政府卫生行政部门的调遣。

第二十九条　医师发生医疗事故或者发现传染病疫情时，应当按照有关规定及时向所在机构或者卫生行政部门报告。

医师发现患者涉嫌伤害事件或者非正常死亡时，应当按照有关规定向有关部门报告。

第三十条 执业助理医师应当在执业医师的指导下，在医疗、预防、保健机构中按照其执业类别执业。

在乡、民族乡、镇的医疗、预防、保健机构中工作的执业助理医师，可以根据医疗诊治的情况和需要，独立从事一般的执业活动。

4. 考核和培训

第三十一条 受县级以上人民政府卫生行政部门委托的机构或者组织应当按照医师执业标准，对医师的业务水平、工作成绩和职业道德状况进行定期考核。

对医师的考核结果，考核机构应当报告准予注册的卫生行政部门备案。

对考核不合格的医师，县级以上人民政府卫生行政部门可以责令其暂停执业活动三个月至六个月，并接受培训和继续医学教育。暂停执业活动期满，再次进行考核，对考核合格的，允许其继续执业；对考核不合格的，由县级以上人民政府卫生行政部门注销注册，收回医师执业证书。

第三十二条 县级以上人民政府卫生行政部门负责指导、检查和监督医师考核工作。

第三十三条 医师有下列情形之一的，县级以上人民政府卫生行政部门应当给予表彰或者奖励：

（1）在执业活动中，医德高尚，事迹突出的；

（2）对医学专业技术有重大突破，做出显著贡献的；

（3）遇有自然灾害、传染病流行、突发重大伤亡事故及其他严重威胁人民生命健康的紧急情况时，救死扶伤、抢救诊疗表现突出的；

（4）长期在边远贫困地区、少数民族地区条件艰苦的基层单位努力工作的；

（5）国务院卫生行政部门规定应当予以表彰或者奖励的其他情形的。

第三十四条 县级以上人民政府卫生行政部门应当制定医师培训计划，对医师进行多种形式的培训，为医师接受继续医学教育提供条件。

县级以上人民政府卫生行政部门应当采取有力措施，对在农村和少数民族地区从事医疗、预防、保健业务的医务人员实施培训。

第三十五条 医疗、预防、保健机构应当按照规定和计划保证本机构医师的培训和继续医学教育。

县级以上人民政府卫生行政部门委托的承担医师考核任务的医疗卫生机构，应当为医师的培训和接受继续医学教育提供和创造条件。

5. 法律责任

第三十六条 以不正当手段取得医师执业证书的，由发给证书的卫生行政部门予以吊销；对负有直接责任的主管人员和其他直接责任人员，依法给予行政处分。

第三十七条 医师在执业活动中，违反本法规定，有下列行为之一的，由县级以上人民政府卫生行政部门给予警告或者责令暂停六个月以上一年以下执业活动；情节严重的，吊销其执业证书；构成犯罪的，依法追究刑事责任：

（1）违反卫生行政规章制度或者技术操作规范，造成严重后果的；

（2）由于不负责任延误急危患者的抢救和诊治，造成严重后果的；

（3）造成医疗责任事故的；

（4）未经亲自诊查、调查，签署诊断、治疗、流行病学等证明文件或者有关出生、死亡等证明文件的；

（5）隐匿、伪造或者擅自销毁医学文书及有关资料的；

（6）使用未经批准使用的药品、消毒药剂和医疗器械的；

（7）不按照规定使用麻醉药品、医疗用毒性药品、精神药品和放射性药品的；

（8）未经患者或者其家属同意，对患者进行实验性临床医疗的；

（9）泄露患者隐私，造成严重后果的；

（10）利用职务之便，索取、非法收受患者财物或者牟取其他不正当利益的；

（11）发生自然灾害、传染病流行、突发重大伤亡事故以及其他严重威胁人民生命健康的紧急情况时，不服从卫生行政部门调遣的；

（12）发生医疗事故或者发现传染病疫情，患者涉嫌伤害事件或者非正常死亡，不按照规定报告的。

第三十八条 医师在医疗、预防、保健工作中造成事故的，依照法律或者国家有关规定处理。

第三十九条 未经批准擅自开办医疗机构行医或者非医师行医的，由县级以上人民政府卫生行政部门予以取缔，没收其违法所得及其药品、器械，并处十万元以下的罚款；对医师吊销其执业证书；给患者造成损害的，依法承担赔偿责任；构成犯罪的，依法追究刑事责任。

第四十条 阻碍医师依法执业，侮辱、诽谤、威胁、殴打医师或者侵犯医师人身自由、干扰医师正常工作、生活的，依照治安管理处罚条例的规定处罚；构成犯罪的，依法追究刑事责任。

第四十一条 医疗、预防、保健机构未依照本法第十六条的规定履行报告职责，导致严重后果的，由县级以上人民政府卫生行政部门给予警告；并对该机构的行政负责人依法给予行政处分。

第四十二条 卫生行政部门工作人员或者医疗、预防、保健机构工作人员违反本法有关规定，弄虚作假、玩忽职守、滥用职权、徇私舞弊，尚不构成犯罪的，依法给予行政处分；构成犯罪的，依法追究刑事责任。

6. 附则

第四十三条 本法颁布之日前按照国家有关规定取得医学专业技术职称和医学专业技术职务的人员，由所在机构报请县级以上人民政府卫生行政部门认定，取得相应的医师资格。其中在医疗、预防、保健机构中从事医疗、预防、保健业务的医务人员，依照本法规定的条件，由所在机构集体核报县级以上人民政府卫生行政部门，予以注册并发给医师执业证书。具体办法由国务院卫生行政部门会同国务院人事行政部门制定。

第四十四条 计划生育技术服务机构中的医师，适用本法。

第四十五条 在乡村医疗卫生机构中向村民提供预防、保健和一般医疗服务的乡村医生，符合本法有关规定的，可以依法取得执业医师资格或者执业助理医师资格；不具备本法规定的执业医师资格或者执业助理医师资格的乡村医生，由国务院另行制定管理办法。

第四十六条 军队医师执行本法的实施办法，由国务院、中央军事委员会依据本法的原则制定。

第四十七条 境外人员在中国境内申请医师考试、注册、执业或者从事临床示教、临床研究等活动的，按照国家有关规定办理。

第四十八条 本法自 1999 年 5 月 1 日起施行。

（二）中华人民共和国侵权责任法

1. 医疗损害责任

第五十四条 患者在诊疗活动中受到损害，医疗机构及其医务人员有过错的，由医疗机构承担赔偿责任。

第五十五条 医务人员在诊疗活动中应当向患者说明病情和医疗措施。需要实施手术、特殊检查、特殊治疗的，医务人员应当及时向患者说明医疗风险、替代医疗方案等情况，并取得其书面同意；不宜向患者说明的，应当向患者的近亲属说明，并取得其书面同意。

医务人员未尽到前款义务，造成患者损害的，医疗机构应当承担赔偿责任。

第五十六条 因抢救生命垂危的患者等紧急情况，不能取得患者或者其近亲属意见的，经医疗机构负责人或者授权的负责人批准，可以立即实施相应的医疗措施。

第五十七条 医务人员在诊疗活动中未尽到与当时的医疗水平相应的诊疗义务，造成患者损害的，医疗机构应当承担赔偿责任。

第五十八条 患者有损害，因下列情形之一的，推定医疗机构有过错：

（1）违反法律、行政法规、规章以及其他有关诊疗规范的规定；

（2）隐匿或者拒绝提供与纠纷有关的病历资料；

（3）伪造、篡改或者销毁病历资料。

第五十九条 因药品、消毒药剂、医疗器械的缺陷，或者输入不合格的血液造成患者损害的，患者可以向生产者或者血液提供机构请求赔偿，也可以向医疗机构请求赔偿。患者向医疗机构请求赔偿的，医疗机构赔偿后，有权向负有责任的生产者或者血液提供机构追偿。

第六十条 患者有损害，因下列情形之一的，医疗机构不承担赔偿责任：

（1）患者或者其近亲属不配合医疗机构进行符合诊疗规范的诊疗；

（2）医务人员在抢救生命垂危的患者等紧急情况下已经尽到合理诊疗义务；

（3）限于当时的医疗水平难以诊疗。

前款第一项情形中，医疗机构及其医务人员也有过错的，应当承担相应的赔偿责任。

第六十一条　医疗机构及其医务人员应当按照规定填写并妥善保管住院志、医嘱单、检验报告、手术及麻醉记录、病理资料、护理记录、医疗费用等病历资料。

患者要求查阅、复制前款规定的病历资料的，医疗机构应当提供。

第六十二条　医疗机构及其医务人员应当对患者的隐私保密。泄露患者隐私或者未经患者同意公开其病历资料，造成患者损害的，应当承担侵权责任。

第六十三条　医疗机构及其医务人员不得违反诊疗规范实施不必要的检查。

第六十四条　医疗机构及其医务人员的合法权益受法律保护。干扰医疗秩序，妨害医务人员工作、生活的，应当依法承担法律责任。

（三）医疗事故处理条例

1. 总则

第一条　为了正确处理医疗事故，保护患者和医疗机构及其医务人员的合法权益，维护医疗秩序，保障医疗安全，促进医学科学的发展，制定本条例。

第二条　本条例所称医疗事故，是指医疗机构及其医务人员在医疗活动中，违反医疗卫生管理法律、行政法规、部门规章和诊疗护理规范、常规，过失造成患者人身损害的事故。

第三条　处理医疗事故，应当遵循公开、公平、公正、及时、便民的原则，坚持实事求是的科学态度，做到事实清楚、定性准确、责任明确、处理恰当。

第四条　根据对患者人身造成的损害程度，医疗事故分为四级：

一级医疗事故：造成患者死亡、重度残疾的；

二级医疗事故：造成患者中度残疾、器官组织损伤导致严重功能障碍的；

三级医疗事故：造成患者轻度残疾、器官组织损伤导致一般功能障碍的；

四级医疗事故：造成患者明显人身损害的其他后果的。

具体分级标准由国务院卫生行政部门制定。

2. 医疗事故的预防与处置

第五条　医疗机构及其医务人员在医疗活动中，必须严格遵守医疗卫生管理法律、行政法规、部门规章和诊疗护理规范、常规，恪守医疗服务职业道德。

第六条　医疗机构应当对其医务人员进行医疗卫生管理法律、行政法规、部门规章和诊疗护理规范、常规的培训和医疗服务职业道德教育。

第七条　医疗机构应当设置医疗服务质量监控部门或者配备专（兼）职人员，具体负责监督本医疗机构的医务人员的医疗服务工作，检查医务人员执业情况，接受患者对医疗服务的投诉，向其提供咨询服务。

第八条　医疗机构应当按照国务院卫生行政部门规定的要求，书写并妥善保管病历资料。

因抢救急危患者，未能及时书写病历的，有关医务人员应当在抢救结束后6小时内据实补记，并加以注明。

第九条　严禁涂改、伪造、隐匿、销毁或者抢夺病历资料。

第十条　患者有权复印或者复制其门诊病历、住院志、体温单、医嘱单、化验单（检验报告）、医学影像检查资料、特殊检查同意书、手术同意书、手术及麻醉记录单、病理资料、护理记录以及国务院卫生行政部门规定的其他病历资料。

患者依照前款规定要求复印或者复制病历资料的，医疗机构应当提供复印或者复制服务并在复印或者复制的病历资料上加盖证明印记。复印或者复制病历资料时，应当有患者在场。

医疗机构应患者的要求，为其复印或者复制病历资料，可以按照规定收取工本费。具体收费标准由省、自治区、直辖市人民政府价格主管部门会同同级卫生行政部门规定。

第十一条 在医疗活动中，医疗机构及其医务人员应当将患者的病情、医疗措施、医疗风险等如实告知患者，及时解答其咨询；但是，应当避免对患者产生不利后果。

第十二条 医疗机构应当制定防范、处理医疗事故的预案，预防医疗事故的发生，减轻医疗事故的损害。

第十三条 医务人员在医疗活动中发生或者发现医疗事故、可能引起医疗事故的医疗过失行为或者发生医疗事故争议的，应当立即向所在科室负责人报告，科室负责人应当及时向本医疗机构负责医疗服务质量监控的部门或者专（兼）职人员报告；负责医疗服务质量监控的部门或者专（兼）职人员接到报告后，应当立即进行调查、核实，将有关情况如实向本医疗机构的负责人报告，并向患者通报、解释。

第十四条 发生医疗事故的，医疗机构应当按照规定向所在地卫生行政部门报告。

发生下列重大医疗过失行为的，医疗机构应当在１２小时内向所在地卫生行政部门报告：

（１）导致患者死亡或者可能为二级以上的医疗事故；

（２）导致３人以上人身损害后果；

（３）国务院卫生行政部门和省、自治区、直辖市人民政府卫生行政部门规定的其他情形。

第十五条 发生或者发现医疗过失行为，医疗机构及其医务人员应当立即采取有效措施，避免或者减轻对患者身体健康的损害，防止损害扩大。

第十六条 发生医疗事故争议时，死亡病例讨论记录、疑难病例讨论记录、上级医师查房记录、会诊意见、病程记录应当在医患双方在场的情况下封存和启封。封存的病历资料可以是复印件，由医疗机构保管。

第十七条 疑似输液、输血、注射、药物等引起不良后果的，医患双方应当共同对现场实物进行封存和启封，封存的现场实物由医疗机构保管；需要检验的，应当由双方共同指定的、依法具有检验资格的检验机构进行检验；双方无法共同指定时，由卫生行政部门指定。

疑似输血引起不良后果，需要对血液进行封存保留的，医疗机构应当通知提供该血液的采供血机构派员到场。

第十八条 患者死亡，医患双方当事人不能确定死因或者对死因有异议的，应当在患者死亡后48小时内进行尸检；具备尸体冻存条件的，可以延长至7日。尸检应当经死者近亲属同意并签字。

尸检应当由按照国家有关规定取得相应资格的机构和病理解剖专业技术人员进行。承担尸检任务的机构和病理解剖专业技术人员有进行尸检的义务。

医疗事故争议双方当事人可以请法医病理学人员参加尸检，也可以委派代表观察尸检过程。拒绝或者拖延尸检，超过规定时间，影响对死因判定的，由拒绝或者拖延的一方承担责任。

第十九条 患者在医疗机构内死亡的，尸体应当立即移放太平间。死者尸体存放时间一般不得超过 2 周。逾期不处理的尸体，经医疗机构所在地卫生行政部门批准，并报经同级公安部门备案后，由医疗机构按照规定进行处理。

3. 医疗事故的技术鉴定

第二十条 卫生行政部门接到医疗机构关于重大医疗过失行为的报告或者医疗事故争议当事人要求处理医疗事故争议的申请后，对需要进行医疗事故技术鉴定的，应当交由负责医疗事故技术鉴定工作的医学会组织鉴定；医患双方协商解决医疗事故争议，需要进行医疗事故技术鉴定的，由双方当事人共同委托负责医疗事故技术鉴定工作的医学会组织鉴定。

第二十一条 设区的市级地方医学会和省、自治区、直辖市直接管辖的县（市）地方医学会负责组织首次医疗事故技术鉴定工作。省、自治区、直辖市地方医学会负责组织再次鉴定工作。必要时，中华医学会可以组织疑难、复杂并在全国有重大影响的医疗事故争议的技术鉴定工作。

第二十二条 当事人对首次医疗事故技术鉴定结论不服的，可以自收到首次鉴定结论之日起 15 日内向医疗机构所在地卫生行政部门提出再次鉴定的申请。

第二十三条 负责组织医疗事故技术鉴定工作的医学会应当建立专家库。

专家库由具备下列条件的医疗卫生专业技术人员组成：

（1）有良好的业务素质和执业品德；

（2）受聘于医疗卫生机构或者医学教学、科研机构并担任相应专业高级技术职务 3 年以上。

符合前款第（1）项规定条件并具备高级技术任职资格的法医可以受聘进入专家库。

负责组织医疗事故技术鉴定工作的医学会依照本条例规定聘请医疗卫生专业技术人员和法医进入专家库，可以不受行政区域的限制。

第二十四条 医疗事故技术鉴定，由负责组织医疗事故技术鉴定工作的医学会组织专家鉴定组进行。参加医疗事故技术鉴定的相关专业的专家，由医患双方在医学会主持下从专家库中随机抽取。在特殊情况下，医学会根据医疗事故技术鉴定工作的需要，可以组织医患双方在其他医学会建立的专家库中随机抽取相关专业的专家参加鉴定或者函件咨询。

符合本条例第二十三条规定条件的医疗卫生专业技术人员和法医有义务受聘进入专家库，并承担医疗事故技术鉴定工作。

第二十五条 专家鉴定组进行医疗事故技术鉴定，实行合议制。专家鉴定组人数为单数，涉及的主要学科的专家一般不得少于鉴定组成员的二分之一；涉及死因、伤残等级鉴定的，并应当从专家库中随机抽取法医参加专家鉴定组。

第二十六条 专家鉴定组成员有下列情形之一的，应当回避，当事人也可以以口头或者书面的方式申请其回避：

（1）是医疗事故争议当事人或者当事人的近亲属的；

（2）与医疗事故争议有利害关系的；

（3）与医疗事故争议当事人有其他关系，可能影响公正鉴定的。

第二十七条　专家鉴定组依照医疗卫生管理法律、行政法规、部门规章和诊疗护理规范、常规，运用医学科学原理和专业知识，独立进行医疗事故技术鉴定，对医疗事故进行鉴别和判定，为处理医疗事故争议提供医学依据。

任何单位或者个人不得干扰医疗事故技术鉴定工作，不得威胁、利诱、辱骂、殴打专家鉴定组成员。专家鉴定组成员不得接受双方当事人的财物或者其他利益。

第二十八条　负责组织医疗事故技术鉴定工作的医学会应当自受理医疗事故技术鉴定之日起 5 日内通知医疗事故争议双方当事人提交进行医疗事故技术鉴定所需的材料。

当事人应当自收到医学会的通知之日起 10 日内提交有关医疗事故技术鉴定的材料、书面陈述及答辩。医疗机构提交的有关医疗事故技术鉴定的材料应当包括下列内容：

（1）住院患者的病程记录、死亡病例讨论记录、疑难病例讨论记录、会诊意见、上级医师查房记录等病历资料原件；

（2）住院患者的住院志、体温单、医嘱单、化验单（检验报告）、医学影像检查资料、特殊检查同意书、手术同意书、手术及麻醉记录单、病理资料、护理记录等病历资料原件；

（3）抢救急危患者，在规定时间内补记的病历资料原件；

（4）封存保留的输液、注射用物品和血液、药物等实物，或者依法具有检验资格的检验机构对这些物品、实物做出的检验报告；

（5）与医疗事故技术鉴定有关的其他材料。

在医疗机构建有病历档案的门诊、急诊患者，其病历资料由医疗机构提供；没有在医疗机构建立病历档案的，由患者提供。

医患双方应当依照本条例的规定提交相关材料。医疗机构无正当理由未依照本条例的规定如实提供相关材料，导致医疗事故技术鉴定不能进行的，应当承担责任。

事故技术鉴定的材料、书面陈述及答辩之日起 45 日内组织鉴定并出具医疗事故技术鉴定书。负责组织医疗事故技术鉴定工作的医学会可以向双方当事人调查取证。

第二十九条　负责组织医疗事故技术鉴定工作的医学会应当自接到当事人提交的有关医疗

第三十条　专家鉴定组应当认真审查双方当事人提交的材料，听取双方当事人的陈述及答辩并进行核实。

双方当事人应当按照本条例的规定如实提交进行医疗事故技术鉴定所需要的材料，并积极配合调查。当事人任何一方不予配合，影响医疗事故技术鉴定的，由不予配合的一方承担责任。

第三十一条　专家鉴定组应当在事实清楚、证据确凿的基础上，综合分析患者的病情和个体差异，作出鉴定结论，并制作医疗事故技术鉴定书。鉴定结论以专家鉴定组成员的过半数通过。鉴定过程应当如实记载。

医疗事故技术鉴定书应当包括下列主要内容：

（1）双方当事人的基本情况及要求；

（2）当事人提交的材料和负责组织医疗事故技术鉴定工作的医学会的调查材料；

（3）对鉴定过程的说明；

（4）医疗行为是否违反医疗卫生管理法律、行政法规、部门规章和诊疗护理规范、常规；

（5）医疗过失行为与人身损害后果之间是否存在因果关系；

（6）医疗过失行为在医疗事故损害后果中的责任程度；

（7）医疗事故等级；

（8）对医疗事故患者的医疗护理医学建议。

第三十二条　医疗事故技术鉴定办法由国务院卫生行政部门制定。

第三十三条　有下列情形之一的，不属于医疗事故：

（1）在紧急情况下为抢救垂危患者生命而采取紧急医学措施造成不良后果的；

（2）在医疗活动中由于患者病情异常或者患者体质特殊而发生医疗意外的；

（3）在现有医学科学技术条件下，发生无法预料或者不能防范的不良后果的；

（4）无过错输血感染造成不良后果的；

（5）因患方原因延误诊疗导致不良后果的；

（6）因不可抗力造成不良后果的。

第三十四条　医疗事故技术鉴定，可以收取鉴定费用。经鉴定，属于医疗事故的，鉴定费用由医疗机构支付；不属于医疗事故的，鉴定费用由提出医疗事故处理申请的一方支付。鉴定费用标准由省、自治区、直辖市人民政府价格主管部门会同同级财政部门、卫生行政部门规定。

4. 医疗事故的行政处理与监督

第三十五条　卫生行政部门应当依照本条例和有关法律、行政法规、部门规章的规定，对发生医疗事故的医疗机构和医务人员做出行政处理。

第三十六条　卫生行政部门接到医疗机构关于重大医疗过失行为的报告后，除责令医疗机构及时采取必要的医疗救治措施，防止损害后果扩大外，应当组织调查，判定是否属于医疗事故；对不能判定是否属于医疗事故的，应当依照本条例的有关规定交由负责医疗事故技术鉴定工作的医学会组织鉴定。

第三十七条　发生医疗事故争议，当事人申请卫生行政部门处理的，应当提出书面申请。申请书应当载明申请人的基本情况、有关事实、具体请求及理由等。

当事人自知道或者应当知道其身体健康受到损害之日起 1 年内，可以向卫生行政部门提出医疗事故争议处理申请。

第三十八条　发生医疗事故争议，当事人申请卫生行政部门处理的，由医疗机构所在地的县级人民政府卫生行政部门受理。医疗机构所在地是直辖市的，由医疗机构所在地的区、县人民政府卫生行政部门受理。

有下列情形之一的，县级人民政府卫生行政部门应当自接到医疗机构的报告或者当事人提出医疗事故争议处理申请之日起7日内移送上一级人民政府卫生行政部门处理：

（1）患者死亡；

（2）可能为二级以上的医疗事故；

（3）国务院卫生行政部门和省、自治区、直辖市人民政府卫生行政部门规定的其他情形。

第三十九条　卫生行政部门应当自收到医疗事故争议处理申请之日起10日内进行审查，作出是否受理的决定。对符合本条例规定，予以受理，需要进行医疗事故技术鉴定的，应当自作出受理决定之日起5日内将有关材料交由负责医疗事故技术鉴定工作的医学会组织鉴定并书面通知申请人；对不符合本条例规定，不予受理的，应当书面通知申请人并说明理由。

当事人对首次医疗事故技术鉴定结论有异议，申请再次鉴定的，卫生行政部门应当自收到申请之日起7日内交由省、自治区、直辖市地方医学会组织再次鉴定。

第四十条　当事人既向卫生行政部门提出医疗事故争议处理申请，又向人民法院提起诉讼的，卫生行政部门不予受理；卫生行政部门已经受理的，应当终止处理。

第四十一条　卫生行政部门收到负责组织医疗事故技术鉴定工作的医学会出具的医疗事故技术鉴定书后，应当对参加鉴定的人员资格和专业类别、鉴定程序进行审核；必要时，可以组织调查，听取医疗事故争议双方当事人的意见。

第四十二条　卫生行政部门经审核，对符合本条例规定做出的医疗事故技术鉴定结论，应当作为对发生医疗事故的医疗机构和医务人员做出行政处理以及进行医疗事故赔偿调解的依据；经审核，发现医疗事故技术鉴定不符合本条例规定的，应当要求重新鉴定。

第四十三条　医疗事故争议由双方当事人自行协商解决的，医疗机构应当自协商解决之日起7日内向所在地卫生行政部门做出书面报告，并附具协议书。

第四十四条　医疗事故争议经人民法院调解或者判决解决的，医疗机构应当自收到生效的人民法院的调解书或者判决书之日起7日内向所在地卫生行政部门做出书面报告，并附具调解书或者判决书。

第四十五条　县级以上地方人民政府卫生行政部门应当按照规定逐级将当地发生的医疗事故以及依法对发生医疗事故的医疗机构和医务人员做出行政处理的情况，上报国务院卫生行政部门。

5. 医疗事故的赔偿

第四十六条　发生医疗事故的赔偿等民事责任争议，医患双方可以协商解决；不愿意协商或者协商不成的，当事人可以向卫生行政部门提出调解申请，也可以直接向人民法院提起民事诉讼。

第四十七条　双方当事人协商解决医疗事故的赔偿等民事责任争议的，应当制作协议书。协议书应当载明双方当事人的基本情况和医疗事故的原因、双方当事人共同认定的医疗事故等级以及协商确定的赔偿数额等，并由双方当事人在协议书上签名。

第四十八条　已确定为医疗事故的，卫生行政部门应医疗事故争议双方当事人请求，可以进行医疗事故赔偿调解。调解时，应当遵循当事人双方自愿原则，并应当依据本条例的规定计算赔偿数额。经调解，双方当事人就赔偿数额达成协议的，制作调解书，双方当事人应当履行；调解不成或者经调解达成协议后一方反悔的，卫生行政部门不再调解。

第四十九条　医疗事故赔偿，应当考虑下列因素，确定具体赔偿数额：

（1）医疗事故等级；

（2）医疗过失行为在医疗事故损害后果中的责任程度；

（3）医疗事故损害后果与患者原有疾病状况之间的关系。

不属于医疗事故的，医疗机构不承担赔偿责任。

第五十条　医疗事故赔偿，按照下列项目和标准计算：

（1）医疗费：按照医疗事故对患者造成的人身损害进行治疗所发生的医疗费用计算，凭据支付，但不包括原发病医疗费用。结案后确实需要继续治疗的，按照基本医疗费用支付。

（2）误工费：患者有固定收入的，按照本人因误工减少的固定收入计算，对收入高于医疗事故发生地上一年度职工年平均工资 3 倍以上的，按照 3 倍计算；无固定收入的，按照医疗事故发生地上一年度职工年平均工资计算。

（3）住院伙食补助费：按照医疗事故发生地国家机关一般工作人员的出差伙食补助标准计算。

（4）陪护费：患者住院期间需要专人陪护的，按照医疗事故发生地上一年度职工年平均工资计算。

（5）残疾生活补助费：根据伤残等级，按照医疗事故发生地居民年平均生活费计算，自定残之月起最长赔偿 30 年；但是，60 周岁以上的，不超过 15 年；70 周岁以上的，不超过 5 年。

（6）残疾用具费：因残疾需要配置补偿功能器具的，凭医疗机构证明，按照普及型器具的费用计算。

（7）丧葬费：按照医疗事故发生地规定的丧葬费补助标准计算。

（8）被扶养人生活费：以死者生前或者残疾者丧失劳动能力前实际扶养且没有劳动能力的人为限，按照其户籍所在地或者居所地居民最低生活保障标准计算。对不满 16 周岁的，扶养到 16 周岁。对年满 16 周岁但无劳动能力的，扶养 20 年；但是，60 周岁以上的，不超过 15 年；70 周岁以上的，不超过 5 年。

（9）交通费：按照患者实际必需的交通费用计算，凭据支付。

（10）住宿费：按照医疗事故发生地国家机关一般工作人员的出差住宿补助标准计算，凭据支付。

（11）精神损害抚慰金：按照医疗事故发生地居民年平均生活费计算。造成患者死亡的，赔偿年限最长不超过 6 年；造成患者残疾的，赔偿年限最长不超过 3 年。

第五十一条　参加医疗事故处理的患者近亲属所需交通费、误工费、住宿费，参照本条例第五十条的有关规定计算，计算费用的人数不超过 2 人。

医疗事故造成患者死亡的，参加丧葬活动的患者的配偶和直系亲属所需交通费、误工费、住宿费，参照本条例第五十条的有关规定计算，计算费用的人数不超过 2 人。

第五十二条 医疗事故赔偿费用，实行一次性结算，由承担医疗事故责任的医疗机构支付。

6. 罚则

第五十三条 卫生行政部门的工作人员在处理医疗事故过程中违反本条例的规定，利用职务上的便利收受他人财物或者其他利益，滥用职权，玩忽职守，或者发现违法行为不予查处，造成严重后果的，依照刑法关于受贿罪、滥用职权罪、玩忽职守罪或者其他有关罪的规定，依法追究刑事责任；尚不够刑事处罚的，依法给予降级或者撤职的行政处分。

第五十四条 卫生行政部门违反本条例的规定，有下列情形之一的，由上级卫生行政部门给予警告并责令限期改正；情节严重的，对负有责任的主管人员和其他直接责任人员依法给予行政处分：

（1）接到医疗机构关于重大医疗过失行为的报告后，未及时组织调查的；

（2）接到医疗事故争议处理申请后，未在规定时间内审查或者移送上一级人民政府卫生行政部门处理的；

（3）未将应当进行医疗事故技术鉴定的重大医疗过失行为或者医疗事故争议移交医学会组织鉴定的；

（4）未按照规定逐级将当地发生的医疗事故以及依法对发生医疗事故的医疗机构和医务人员的行政处理情况上报的；

（5）未依照本条例规定审核医疗事故技术鉴定书的。

第五十五条 医疗机构发生医疗事故的，由卫生行政部门根据医疗事故等级和情节，给予警告；情节严重的，责令限期停业整顿直至由原发证部门吊销执业许可证，对负有责任的医务人员依照刑法关于医疗事故罪的规定，依法追究刑事责任；尚不够刑事处罚的，依法给予行政处分或者纪律处分。

对发生医疗事故的有关医务人员，除依照前款处罚外，卫生行政部门并可以责令暂停 6 个月以上 1 年以下执业活动；情节严重的，吊销其执业证书。

第五十六条 医疗机构违反本条例的规定，有下列情形之一的，由卫生行政部门责令改正；情节严重的，对负有责任的主管人员和其他直接责任人员依法给予行政处分或者纪律处分：

（1）未如实告知患者病情、医疗措施和医疗风险的；

（2）没有正当理由，拒绝为患者提供复印或者复制病历资料服务的；

（3）未按照国务院卫生行政部门规定的要求书写和妥善保管病历资料的；

（4）未在规定时间内补记抢救工作病历内容的；

（5）未按照本条例的规定封存、保管和启封病历资料和实物的；

（6）未设置医疗服务质量监控部门或者配备专（兼）职人员的；

（7）未制定有关医疗事故防范和处理预案的；

（8）未在规定时间内向卫生行政部门报告重大医疗过失行为的；

（9）未按照本条例的规定向卫生行政部门报告医疗事故的；

（10）未按照规定进行尸检和保存、处理尸体的。

第五十七条　参加医疗事故技术鉴定工作的人员违反本条例的规定，接受申请鉴定双方或者一方当事人的财物或者其他利益，出具虚假医疗事故技术鉴定书，造成严重后果的，依照刑法关于受贿罪的规定，依法追究刑事责任；尚不够刑事处罚的，由原发证部门吊销其执业证书或者资格证书。

第五十八条　医疗机构或者其他有关机构违反本条例的规定，有下列情形之一的，由卫生行政部门责令改正，给予警告；对负有责任的主管人员和其他直接责任人员依法给予行政处分或者纪律处分；情节严重的，由原发证部门吊销其执业证书或者资格证书：

（1）承担尸检任务的机构没有正当理由，拒绝进行尸检的；

（2）涂改、伪造、隐匿、销毁病历资料的。

第五十九条　以医疗事故为由，寻衅滋事、抢夺病历资料，扰乱医疗机构正常医疗秩序和医疗事故技术鉴定工作，依照刑法关于扰乱社会秩序罪的规定，依法追究刑事责任；尚不够刑事处罚的，依法给予治安管理处罚。

7. 附则

第六十条　本条例所称医疗机构，是指依照《医疗机构管理条例》的规定取得《医疗机构执业许可证》的机构。

县级以上城市从事计划生育技术服务的机构依照《计划生育技术服务管理条例》的规定开展与计划生育有关的临床医疗服务，发生的计划生育技术服务事故，依照本条例的有关规定处理；但是，其中不属于医疗机构的县级以上城市从事计划生育技术服务的机构发生的计划生育技术服务事故，由计划生育行政部门行使依照本条例有关规定由卫生行政部门承担的受理、交由负责医疗事故技术鉴定工作的医学会组织鉴定和赔偿调解的职能；对发生计划生育技术服务事故的该机构及其有关责任人员，依法进行处理。

第六十一条　非法行医，造成患者人身损害，不属于医疗事故，触犯刑律的，依法追究刑事责任；有关赔偿，由受害人直接向人民法院提起诉讼。

第六十二条　军队医疗机构的医疗事故处理办法，由中国人民解放军卫生主管部门会同国务院卫生行政部门依据本条例制定。

第六十三条　本条例自 2002 年 9 月 1 日起施行。1987 年 6 月 29 日国务院发布的《医疗事故处理办法》同时废止。本条例施行前已经处理结案的医疗事故争议，不再重新处理。

临床医学人文精神考研真题

2017 年真题

17-74. 凡大医治病，必当安神定志，无欲无求，先发大慈恻隐之心，誓愿普救含灵之苦，体现的是（ A ）

A. 医乃仁术　　　B. 博极医源　　　C. 治病求本　　　D. 医患和谐

17-75. 由于医患双方在医学知识的不平等，在患者就医时处于依附和依赖的状态，患者就医时把自己的健康和生命交给医护人员，医生全心全意的给病人诊治，这种医患关系属于（ B ）

A. 权利与义务关系　　B. 信托关系　　　C. 依附关系　　　D. 契约关系

17-76. 医生给患者作腰椎手术，画了一个腰部什么图，手术过程中让患者指疼的区域，医生因为病人是聋哑人所以将信息写在纸上，与患者交流，这种交流方式是（ D ）

A. 上行方式　　　B. 下行方式　　　C. 平行方式　　　D. 非语言方式

17-77. 女性患者 36 岁，头痛，眩晕，血压 200/140mmHg，来院就诊，医生建议留院观察，患者坚持回家（ C ）

A. 尊重患者自主权，但是尽力劝阻患者回家

B. 为了生命安全，不顾患者反对留院观察

C. 告知患者风险，患者签字同意后让其回家

D. 尽力劝患者留院观察，必要时可以行使干涉权

17-78. 在患者所拥有的伦理权利中，患者的疾病认知权是指（ B ）

A. 任何人在患病情况下都有获得相应医疗服务的权利

B. 患者对其所患疾病的性质治疗情况及预后有知悉权利

C. 医生的诊疗方案须经患者了解并同意后方可实施

D. 患者由于患病可以免除承担相应社会责任的权利

17-79. 女性，23 岁，妊娠 27 周，因呼吸衰竭需行剖宫产手术挽救患者生命，患者指定其家属做医疗决定，家属因对手术治疗方案不理解而拒绝签字，由于抢救无效，患者和胎儿双双死亡，以下观点正确的是（ D ）

A. 只要医务人员履行知情同意程序，医务人员就可以免责

B. 义务人员不实施手术并不违法，符合伦理

　　C. 医务人员必须尊重患者的自主决定权

　　D. 抢救患者生命是医生的首要考虑

17-80. 某药企在社区进行"某药对高血压患者脑卒中发生率的影响"随机双盲空白对照实验，受试者为高血压危患者，时间为三年，患者发生脑卒中后停止观察，实验组服用研究药物，对照组服用安慰剂，社区医生每招募 1 名受试者给其 100 元作为酬劳，从伦理角度说，正确的是（ A ）

　　A. 实验设计不符合伦理学的要求，招募者之间存在利益冲突

　　B. 实验设计符合伦理学的要求，但招募者之间存在利益冲突

　　C. 实验设计完全科学，无伦理学的问题

　　D. 对于受试者有较大风险，但可得到伦理辩护

17-81. 女性，40 岁，有静脉吸毒病史，抽血检测 HIV（＋），患者要求医生对其家属保密，以下医生做法正确的是（ C ）

　　A. 帮患者保守秘密

　　B. 不告诉其他人，告诉患者直系家属

　　C. 不告诉其他人，医生上报疾控部门

　　D. 征得患者同意后，医生上报疾控部门

后记

一直以来，我都坚信——

坚韧是一种优秀的品质。

如果你能坚持做一件事情，不一定会成功；

但是如果你不能坚持，你一定失败。

20 岁以前，我觉得我可以对自己的毅力打 50 分。

为什么呢？

因为当我做我喜欢做的事情的时候，我总能坚持到底；

当我做我不喜欢的事情的时候，却总是半途而废。

可是，

并不是所有我们必须做的事情都是我们喜欢的。

渐渐的，

我问自己：我为什么会放弃？

通常而言，当你放弃做一件事情，往往有以下几个**原因**：

你认为这件事情继续做下去没有意义了，所以你理智地选择放弃；

你不喜欢做这件事，懒惰在侵蚀你，各种各样的诱惑让你放弃自己的计划；

你喜欢做这件事，但是遇到困难，在困难面前，你屈服了，退缩了。

世界上只有两种人最能坚持——

天才和傻子。

天才明白坚持对他而言多么重要，

他永远能用理性去克服惰性，克服情绪，

这种人是上等人，圣人；

还有一种人是傻子，

像阿甘，像幸福终点站里的男主人公维克多，

他们并没有那么"聪明"，

他们只知道傻傻地去做一件他们认为对的事情。

这两种人我都非常敬佩，
但是我们大多数人都做不到。
我们更多的时候，
是一个阿Q！

其实，坚持对一个人来说是很难，
特别是当摆在你前面的是各种各样的困难和诱惑的时候。
但是，当你有某种信念，
有某种精神力量的时候，
也就不再困难。

如果我们身处一个大家都在克服各种困难、坚持的环境里，
你是不是感觉到很有压力？
你是不是感觉到有人在监督你？
你是不是不轻易服输？
很幸运，我是江西中医药大学双惟实践班的一员，
这里塑造着坚持，
坚持"四自一养"的环境，
而不弃疗团队，
就是在双惟的基础上组建起来的，
能给你一个从这里扬帆起航，
改变人生的机会。
我们小组传播的是一种理念，
一种文化，一种生活态度。
那就是——
每天坚持进步一点点，沉淀自己。
做一个自由的人，让你的心不再受情绪奴役，
而是受理性指挥。
做一个有梦想的人，追逐自己的梦，永不言弃。

在这里，我们沉淀知识，学好中医，
阅读不一样的文字，领略不同的文化与思想。
于浮躁万千的世界，
单纯地学习，只为减少自己的无知。
在这里，我们接纳理性，
我们坚信，灵魂应该散发理性的光辉，

心灵自由必然引导我们走向快乐。

在这里，我们"愚蠢"地追梦，

矢志不移，历久弥坚。以梦为马，与君共勉。

你我来自五湖四海，各自生活，各自精彩。

于千万人之中，我们相聚于此。

你若不离，

我便不弃。

你若要离，

我亦不弃！

最后，

分享快乐，

给予快乐！

郑婉

2015 年元旦